# MICRONUTRIENTES EM PEDIATRIA

Durante o processo de edição desta obra, foram tomados todos os cuidados para assegurar a publicação de informações técnicas, precisas e atualizadas conforme lei, normas e regras de órgãos de classe aplicáveis à matéria, incluindo códigos de ética, bem como sobre práticas geralmente aceitas pela comunidade acadêmica e/ou técnica, segundo a experiência do autor da obra, pesquisa científica e dados existentes até a data da publicação. As linhas de pesquisa ou de argumentação do autor, assim como suas opiniões, não são necessariamente as da Editora, de modo que esta não pode ser responsabilizada por quaisquer erros ou omissões desta obra que sirvam de apoio à prática profissional do leitor.

Do mesmo modo, foram empregados todos os esforços para garantir a proteção dos direitos de autor envolvidos na obra, inclusive quanto às obras de terceiros e imagens e ilustrações aqui reproduzidas. Caso algum autor se sinta prejudicado, favor entrar em contato com a Editora.

Finalmente, cabe orientar o leitor que a citação de passagens da obra com o objetivo de debate ou exemplificação ou ainda a reprodução de pequenos trechos da obra para uso privado, sem intuito comercial e desde que não prejudique a normal exploração da obra, são, por um lado, permitidas pela Lei de Direitos Autorais, art. 46, incisos II e III. Por outro, a mesma Lei de Direitos Autorais, no art. 29, incisos I, VI e VII, proíbe a reprodução parcial ou integral desta obra, sem prévia autorização, para uso coletivo, bem como o compartilhamento indiscriminado de cópias não autorizadas, inclusive em grupos de grande audiência em redes sociais e aplicativos de mensagens instantâneas. Essa prática prejudica a normal exploração da obra pelo seu autor, ameaçando a edição técnica e universitária de livros científicos e didáticos e a produção de novas obras de qualquer autor.

Editora Manole

# MICRONUTRIENTES EM PEDIATRIA

### HEITOR PONS LEITE
### TULIO KONSTANTYNER
(ORGANIZADORES)

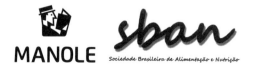

Copyright © Editora Manole Ltda., 2021,
conforme contrato com os organizadores.

**EDITORA GESTORA** Sônia Midori Fujiyoshi
**EDITORA RESPONSÁVEL** Cristiana Gonzaga S. Corrêa
**PROJETO GRÁFICO** Acqua Estúdio Gráfico
**CAPA** Departamento de Arte da Editora Manole
**DIAGRAMAÇÃO** Departamento Editorial da Editora Manole
**ILUSTRAÇÕES** Sirio José Braz Cançado

---

CIP-BRASIL. CATALOGAÇÃO NA PUBLICAÇÃO
SINDICATO NACIONAL DOS EDITORES DE LIVROS, RJ

M572

Micronutrientes em pediatria / editores Heitor Pons Leite, Tulio Konstantyner. - 1. ed. - Barueri [SP] : Manole, 2021.

Inclui bibliografia
ISBN 9786555760637

1. Pediatria. 2. Crianças - Nutrição. 3. Nutrição - Aspectos da saúde. I. Leite, Heitor Pons. II. Konstantyner, Tulio. III. Série.

20-65722                 CDD: 613.20832
                                 CDU: 613.22

Leandra Felix da Cruz Candido - Bibliotecária - CRB-7/6135

---

Todos os direitos reservados.
Nenhuma parte deste livro poderá ser reproduzida, por qualquer processo, sem a permissão expressa dos editores. É proibida a reprodução por fotocópia.

A Editora Manole é filiada à ABDR - Associação Brasileira de Direitos Reprográficos.

1ª Edição - 2021

**Editora Manole Ltda.**
Av. Ceci, 672 - Tamboré
06460-120 - Barueri - SP - Brasil
Tel.: (11) 4196-6000
www.manole.com.br
https://atendimento.manole.com.br/

Impresso no Brasil
*Printed in Brazil*

# Sumário

- **VII** **SOBRE OS AUTORES**
- **XI** **PREFÁCIO** *Os organizadores*
- **XIII** **APRESENTAÇÃO** *Olga Amancio*

- **1** Capítulo 1 **VITAMINA A**
  *Maysa Helena de Aguiar Toloni, Milena Serenini Bernardes*

- **21** Capítulo 2 **VITAMINA D E CÁLCIO**
  *Cristiane Kochi*

- **41** Capítulo 3 **VITAMINA C**
  *Hélio Fernandes da Rocha, Pedro Vidal Rodrigues*

- **57** Capítulo 4 **ASPECTOS ATUAIS DA DEFICIÊNCIA DE TIAMINA EM PEDIATRIA**
  *Benjamin Rakotoambinina, Laurent Hiffler*

- **104** Capítulo 5 **VITAMINA B12**
  *Josefina Aparecida Pellegrini Braga, Andrea Angel*

- **120** Capítulo 6 **ÁCIDO FÓLICO**
  *Cecília Zanin Palchetti, Fernanda Luísa Ceragioli Oliveira*

- **139** Capítulo 7 **FERRO**
  *Tulio Konstantyner*

**172** Capítulo 8 **ZINCO**
Cláudia Bezerra de Almeida

**194** Capítulo 9 **COBRE**
Heitor Pons Leite

**209** Capítulo 10 **SELÊNIO**
Emílio Lopes Junior, Cláudia Bezerra de Almeida, Heitor Pons Leite

**233** **ÍNDICE REMISSIVO**

# Sobre os autores

**ORGANIZADORES**

**HEITOR PONS LEITE**
Professor Afiliado da Disciplina Nutrologia do Departamento de Pediatria da Escola Paulista de Medicina da Universidade Federal de São Paulo (EPM-Unifesp).

**TULIO KONSTANTYNER**
Médico Pediatra com Área de Atuação em Nutrologia. Professor Adjunto e Vice-chefe da Disciplina de Nutrologia do Departamento de Pediatria da EPM-Unifesp. Pós-Doutorado em Epidemiologia e Saúde Pública pela London School of Hygiene & Tropical Medicine e em Medicina pela EPM-Unifesp.

**AUTORES**

**ANDREA ANGEL**
Médica Assistente da Hematologia Pediátrica do Departamento de Pediatria da Escola Paulista de Medicina da Universidade Federal de São Paulo (EPM-Unifesp). Mestre em Ciências Aplicadas à Pediatria Unifesp-EPM.

**BENJAMIN RAKOTOAMBININA**
Pediatra PhD. Professor de Fisiologia da Universidade Antananarivo, Madagascar.

## CECÍLIA ZANIN PALCHETTI
Graduada em Nutrição pela Pontifícia Universidade Católica de Campinas (PUCCAMP). Mestre e Doutora em Ciências pela EPM-Unifesp. Pós-doutorado pelo Departamento de Análises Clínicas e Toxicológicas da Faculdade de Ciências Farmacêuticas da Universidade de São Paulo (FCF-USP). Pós-doutoranda do Departamento de Nutrição da Faculdade de Saúde Pública (FSP) da USP.

## CLÁUDIA BEZERRA DE ALMEIDA
Médica Especialista em Pediatria e em Nutrologia Pediátrica pela Sociedade Brasileira de Pediatria (SBP). Mestre em Ensino de Ciências da Saúde pelo Centro de Desenvolvimento do Ensino Superior em Saúde (CEDESS)-Unifesp. Pós-graduanda do Programa de Pós-graduação em Pediatria e Ciências Aplicadas à Pediatria da EPM-Unifesp. Secretária do Comitê da Criança e do Adolescente da Sociedade Brasileira de Nutrição Parenteral e Enteral (BRASPEN). Coordenadora do Programa Nacional de Educação Continuada em Pediatria (PRONAP) da SBP. Membro do Departamento Científico de Suporte Nutricional da Sociedade de Pediatria de São Paulo (SPSP).

## CRISTIANE KOCHI
Professora Titular da Faculdade de Ciências Médicas da Santa Casa de Misericórdia de São Paulo. Médica Assistente da Unidade de Endocrinologia Pediátrica da Santa Casa de Misericórdia de São Paulo.

## EMÍLIO LOPES JUNIOR
Pediatra Intensivista pela Associação de Medicina Intensiva Brasileira (AMIB). Especialista em Nutrição Enteral e Parenteral pela BRASPEN. Mestre em Ciências pela EPM-Unifesp. Pós-graduando (Doutorado) do Programa de Pós-graduação em Pediatria e Ciências Aplicadas à Pediatria da EPM-Unifesp.

## FERNANDA LUÍSA CERAGIOLI OLIVEIRA
Doutora em Medicina pela Pós-graduação em Pediatria da Unifesp. Pediatra com Área de Atuação em Nutrologia Pediátrica e Nutrição Enteral e Parenteral em Pediatria. Pediatra da Disciplina de Nutrologia Pediátrica do Departamento de Pediatria da EPM-Unifesp. Especialista em Terapia Nu-

tricional pela BRASPEN. Pesquisadora da Pós-graduação em Nutrição da Unifesp. Membro do Departamento de Nutrologia da SBP e SPSP. Vice-presidente do Departamento de Suporte da SPSP. Membro e Vice-presidente do Comitê da Criança e Adolescente da BRASPEN.

### HEITOR PONS LEITE
Professor Afiliado da Disciplina Nutrologia do Departamento de Pediatria da EPM-Unifesp.

### HÉLIO FERNANDES DA ROCHA
Mestre em Pediatria pelo Instituto de Puericultura e Pediatria Martagão Gesteira (IPPMG) da Universidade Federal do Rio de Janeiro (UFRJ). Especialista na Área de Atuação de Nutrologia Pediátrica pela SBP. Chefe do Serviço de Nutrologia Pediátrica do IPPMG-UFRJ. Professor Assistente de Nutrologia Pediátrica da Faculdade de Medicina da UFRJ.

### JOSEFINA APARECIDA PELLEGRINI BRAGA
Professora Doutora Adjunta e Chefe do Setor de Hematologia Pediátrica do Departamento de Pediatria da EPM-Unifesp.

### LAURENT HIFFLER
Pediatra (Micronutrição), França.

### MAYSA HELENA DE AGUIAR TOLONI
Nutricionista pela Universidade Federal de Alfenas (UNIFAL). Professora do Departamento de Nutrição (DNU)/Programa de Pós-graduação em Nutrição e Saúde (PPGNS) da Universidade Federal de Lavras (UFLA). Doutora e Mestre em Ciências pela Unifesp. Especialista em Saúde, Nutrição e Alimentação Infantil pela Unifesp.

### MILENA SERENINI BERNARDES
Nutricionista pela UNIFAL. Doutoranda em Pediatria e Ciências Aplicadas à Pediatria pela Unifesp. Mestre em Saúde Coletiva – Políticas e Gestão em Saúde pela Universidade Estadual de Campinas (Unicamp). Especialista em Gestão em Saúde pela Universidade Federal de São João Del Rei (UFSJ).

**PEDRO VIDAL RODRIGUES**
Médico Pediatra com Residência em Nutrologia Pediátrica na UFRJ. Professor de Pediatria da Faculdade de Medicina Souza Marques.

**TULIO KONSTANTYNER**
Médico, Pediatra, Área de Atuação em Nutrologia. Professor Adjunto e Vice-chefe da Disciplina de Nutrologia do Departamento de Pediatria da EPM-Unifesp. Pós-Doutorado em Epidemiologia e Saúde Pública pela London School of Hygiene & Tropical Medicine e em Medicina pela EPM-Unifesp.

# Prefácio

As manifestações da deficiência de micronutrientes sobre organismo têm um amplo espectro, podendo passar por estágios que vão desde alterações bioquímicas e fisiológicas inespecíficas até que apareçam, com o tempo, sinais clínicos óbvios de deficiência. Esse conceito, formulado pelo professor Alan Shenkin, da Universidade de Liverpool, denota a necessidade de se investigar e caracterizar melhor o diagnóstico da deficiência de micronutrientes, de modo a identificar, tratar ou suplementar oportunamente os pacientes em risco.

Na faixa etária pediátrica, o conhecimento científico sobre os micronutrientes tem se tornado cada vez mais necessário, em todos os níveis de atenção à saúde. A compreensão da fisiologia e da fisiopatologia relacionadas a cada uma das vitaminas e oligoelementos tem sido buscada não apenas pelo especialista, mas também pelo generalista. Seja para aplicar na prática clínica assistencial e no ensino em saúde ou para identificar lacunas do saber que devem ser preenchidas com novas pesquisas.

Incentivados pela professora Olga Amancio e motivados pela possibilidade de reunir em um único livro os diversos aspectos dos micronutrientes relacionadas à saúde das crianças e adolescentes, procuramos sintetizar e, ao mesmo tempo, agregar as informações da literatura científica da forma mais completa e atual. Nossa finalidade maior foi fornecer subsídios cientificamente embasados para prevenção, reconhecimento e manejo clínico dos distúrbios nutricionais (deficiência e excesso) relativos aos micronutrientes mais importantes. Optamos por padronizar a estrutura dos capítulos de modo a facilitar ao leitor a busca do assunto de interesse.

Esperamos que este livro seja útil no dia a dia dos profissionais que se dedicam a cuidar do grupo etário pediátrico e, também, estimule o interesse na pesquisa e no aprimoramento do conhecimento científico.

Por fim, agradecemos aos colegas que contribuíram para a realização deste livro e a todos os que nos têm ajudado no trabalho de manter ativa a educação continuada em nutrição infantil.

*Os organizadores*

# Apresentação

A deficiência de micronutrientes (vitaminas e minerais) é definida pela Organização Mundial da Saúde como fome oculta. Ocorre quando o consumo dos alimentos-fonte de micronutrientes é insuficiente.

Diferentemente da fome clássica, visceral, na qual o organismo tem a sensação de estômago vazio, a fome oculta não apresenta o componente visceral, ou seja, o organismo não sente falta, ela é silenciosa. Tanto que a fome oculta pode aparecer em pessoas que ingerem calorias adequadamente e também naquelas que apresentam excesso de peso ou obesidade.

No entanto, há que se lembrar que os micronutrientes são elementos essenciais necessários ao organismo em pequenas quantidades (mg ou $\mu$g), desempenhando papel importante na formação celular de energia, no carreamento de oxigênio, no efeito antioxidante, na regulação da saúde óssea e na participação no metabolismo de hormônios, isto é, são fundamentais para as funções metabólicas. Essa importância estende-se ao longo da vida, porém torna-se maior para a faixa pediátrica, quando o organismo se encontra em formação.

Dada a relevância do tema, a Sociedade Brasileira de Alimentação e Nutrição (SBAN) teve o cuidado de primar pela excelência e profundo conhecimento do assunto, convidando dois pediatras pesquisadores, Dr. Heitor Pons Leite e Dr. Tulio Konstantyner, para organizarem este volume sobre micronutrientes em Pediatria.

Neste livro, serão encontradas, à luz da ciência atual, todas as abordagens pelas quais os micronutrientes têm sido estudados: o metabolismo, incluindo absorção, transporte e excreção; a deficiência, incluindo fisiopatologia, diagnóstico, manifestações clínicas, fatores de risco e tratamento; além dos alimentos-fonte, recomendação de ingestão diária e a toxicidade.

Além disso, esses tópicos foram desenvolvidos por especialistas em cada micronutriente enfocado.

Assim sendo, a SBAN se orgulha em apresentar este volume que considera, sem medo de exagerar, a "bíblia" sobre os principais micronutrientes.

*Olga Amancio*
*Presidente da Sociedade Brasileira*
*de Alimentação e Nutrição (SBAN)*

# Vitamina A

MAYSA HELENA DE AGUIAR TOLONI
MILENA SERENINI BERNARDES

## Introdução

A vitamina A é formada por três compostos metabólicos: o retinol, o retinal (retinaldeído) e o ácido retinoico. Os agentes precursores da vitamina A fazem parte de um grande grupo conhecido como carotenoides ou provitamina A. Participa de processos biológicos como crescimento, reprodução, funcionamento do sistema visual, expressão gênica, manutenção da integridade celular epitelial, resposta imune e defesa antioxidante.[1,2]

Esta vitamina, que é obtida por meio da alimentação sob a forma de vitamina A pré-formada (ésteres de retinila) de origem animal ou provitamina A de origem vegetal (carotenoides) possui absorção variada e influenciada pela digestibilidade das proteínas ligadas aos carotenoides e pela quantidade e tipo de gordura na dieta. O retinol, obtido diretamente dos alimentos ou convertido no organismo humano a partir do betacaroteno, é mais eficientemente absorvido do que os carotenoides.[1-5]

A vitamina A é indispensável para a função visual. Sua participação se dá como componente da rodopsina ou púrpura visual, pigmento fotossensível das células da retina – os cones e os bastonetes – que são os responsáveis pela excitação visual mediante a ação da luz.[2]

Do ponto de vista da saúde pública, a deficiência de vitamina A (DVA) traz consequências negativas, particularmente entre os grupos mais vulneráveis, como as crianças, gestantes e mulheres em idade fértil. A deficiência de vitamina A tem como principal fator determinante a ingestão alimentar insuficiente em qualidade e quantidade, principalmente por ausência de aleitamento materno.[4,6-11]

Durante o período gestacional a vitamina A exerce importante influência no desenvolvimento fetal. Há evidências de que o ácido retinoico é a forma biologicamente ativa da vitamina A, essencial para o desenvolvimento do sistema cardiovascular, pâncreas, rins e pulmões, durante o período embrionário, por interagir com receptores nucleares e regular as ações de diferentes fatores de crescimento.[9,12,13]

## Absorção, transporte, metabolismo e excreção

A vitamina A é uma vitamina lipossolúvel e compreende tanto o retinol e seus derivados metabólicos e sintéticos, como os carotenoides que possuem atividade provitamina A. Existem três formas metabolicamente ativas no organismo: ácido retinoico, retinal e retinol, este último o mais ativo.[14]

Os carotenoides são pigmentos naturais responsáveis pelas colorações em tons de amarelo, laranja e vermelho dos alimentos. São sintetizados por algas, plantas, fungos, bactérias e leveduras, e aproximadamente 100 tipos diferentes de carotenoides já foram identificados em alimentos. Possuem capacidade de conversão em retinol por processo denominado bioconversão, e o betacaroteno é carotenoide com maior atividade provitamina A.[15]

Os ésteres de retinol presentes nos alimentos são hidrolisados em retinol pela ação de enzimas digestivas do estômago e no intestino delgado, e os carotenoides são incorporados em micelas para que possam ser absorvidos pelas células da mucosa intestinal. Dentro dos enterócitos, o retinol junta-se à proteína de ligação ao retinol (RBP) e é reesterificado em ésteres de retinila, os quais são incorporados, juntamente com os carotenoides, aos quilomícrons para serem transportados, via sistema linfático, até a corrente sanguínea. Entre 70 e 90% dos ésteres de retinol ingeridos são absorvidos.[14,16]

Já a eficiência de absorção dos carotenoides fica entre 50 e 60%, e sua biodisponibilidade pode ser influenciada por diferentes fatores: a) quantidade e natureza do carotenoide presente nos alimentos; b) formas de cultivo, tempo de maturação, tipo de solo e clima; c) método de preparo e processamento; d) matriz alimentar (maior absorção quando dissolvido em óleos); e) presença de outros componentes na dieta (fibras podem diminuir a biodisponibilidade por aumentar a excreção fecal de ácidos biliares); f) fatores individuais (genética, idade, estado nutricional, consumo de álcool e outras drogas, infecções e infestações parasitárias).

A taxa de bioconversão também varia de acordo com o tipo de carotenoide. O betacaroteno possui bioatividade de 100%, enquanto alfa e gamacaroteno, e beta e gamacriptoxantina apresentam apenas 50% da bioatividade do betacaroteno. Cada molécula de betacaroteno é convertida em duas moléculas de retinol.[17,18]

O fígado é o órgão responsável pelo metabolismo e por armazenamento de aproximadamente 80-95% da vitamina A na forma de ésteres retilínicos. Os pulmões, rins e tecido adiposo também são capazes de armazenar a vitamina A.[19] No fígado, as células de Ito (perissinusoidais) são responsáveis pela esterificação do retinol ligado à proteína celular de ligação ao retinol, liberando ésteres de retinila que serão armazenados. Esse processo é mediado pela enzima lecitina-retinol aciltransferase (LRAT). O fígado controla ainda a liberação de retinol para outros tecidos. A mobilização ocorre a partir da hidrólise dos ésteres de retinila, e o retinol ligado à RPB cai na corrente sanguínea, liga-se a pré-albumina, formando um complexo que levará o retinol para os outros tecidos do organismo.[14]

Entre 18 e 37% da vitamina A é excretada pela bile e pelas fezes. As formas de vitamina A de cadeia curta e oxidadas, de 38 a 60%, são excretadas pela urina, e uma parcela entre 18 e 30% é eliminada pela transpiração.[14]

**Diagnóstico laboratorial e limites de normalidade**

A dosagem de retinol sérico é o método mais utilizado para diagnosticar a DVA. No entanto, a dosagem sérica de retinol não é capaz de refletir a reserva hepática de vitamina A, o que dificulta o diagnóstico da DVA em seus estágios mais precoces.[20] A Tabela 1 apresenta os pontos de corte para classificação das concentrações séricas de retinol.

A reserva hepática pode ser avaliada indiretamente por dosagem da concentração de RBP no sangue ou por avaliação da resposta relativa à dose (*relative dose response* – RDR). Ressalta-se que a concentração de RBP pode ser influenciada por quadros de infecção ou desnutrição energético-proteica, contribuindo com sua diminuição no sangue. A dosagem de RDR é considerada o padrão-ouro para o diagnóstico subclínico da DVA, por ser capaz de refletir sua reserva hepática. Esse método consiste na dosagem de retinol em dois momentos: com o indivíduo em jejum e cinco horas após a administração oral de 450 a 1.000 mg de éster de retinila. Existe ainda a possibilidade da administração de uma dose de deidroretinol-A2. Nesse caso, realiza-se apenas a dosagem do retinol sérico cinco horas após a administração (RDR modificada).[21,22]

O RDR é expresso em porcentagem, e resultados iguais ou superiores a 20% sugerem estoques hepáticos inadequados da vitamina A.[23,24]

$$RDR\,(\%) = \frac{\text{Retinol plasmático de 5 horas} - \text{Retinol plasmático inicial}}{\text{Concentração plasmática de retinol de 5 horas}} \times 100$$

A adequação da vitamina A também pode ser avaliada pela sua concentração no leite materno, apresentando-se como um método de fácil obtenção e pouco invasivo. Esse indicador pode ser utilizado na avaliação precoce da DVA no binômio mãe-filho e para a avaliação da eficácia de ações de intervenção e monitoramento do estado nutricional da vitamina A. O ponto de corte proposto pela Organização Mundial da Saúde (OMS) para este indicador é de 1,05 mcmol/L. Fatores como a ingestão materna, paridade, idade materna e a situação socioeconômica podem influenciar na quantidade de vitamina A no leite materno.[6,8,25,26]

**TABELA 1.** Pontos de corte para classificação das concentrações séricas de retinol*

| Classificação | Concentrações séricas de retinol |
|---|---|
| Normal | ≥ 30 mcg/dL ou ≥ 1,05 mcmol/L |
| Aceitável | 20-29 mcg/dL ou 0,7-1,04 mcmol/L |
| Baixa | 10-19 mcg/dL ou 0,35-0,69 mcmol/L |
| Deficiente | < 10 mcg/dL ou < 0,35 mcmol/L |

**Fonte:** WHO, 1996.[6]
*A presença e o grau de eventual resposta inflamatória sistêmica podem diminuir as concentrações séricas ou plasmáticas de retinol e devem ser levados em conta na interpretação dos resultados da análise laboratorial.

Além dos indicadores bioquímicos, os indicadores histológicos e a avaliação clínico-funcional e do consumo alimentar podem ser utilizados para avaliar situações de risco e de DVA em indivíduos ou grupos populacionais.[27]

## Fisiopatologia da deficiência

Toda a vitamina A de que necessitamos deve vir da ingestão alimentar, a qual será armazenada no fígado, garantindo uma reserva que será utilizada na medida de sua necessidade. A ingestão insuficiente levará ao armazenamento inadequado e não atenderá às necessidades fisiológicas. Além disso, a DVA influencia o metabolismo do ferro por diminuição da incorporação deste mineral às hemácias e por redução na mobilização de seus depósitos hepáticos.[2,28,29]

O adequado estado nutricional da vitamina A também é essencial para o desenvolvimento e a maturação pulmonar durante o período pós-natal precoce. Sua importância engloba também a participação na manutenção do ciclo visual e do sistema de defesa imune. Alguns estudos demonstram que a DVA, durante o primeiro trimestre gestacional, está associada com o desenvolvimento de doenças crônicas na vida adulta, como as doenças cardiovasculares, respiratórias, *diabetes mellitus* e insuficiência renal.[2,12,30]

Em especial para o grupo materno-infantil, a DVA apresenta implicações fortemente associadas às elevadas taxas de morbidade e mortalidade materna, principalmente por causas infecciosas, além de complicações oftalmológicas. O aleitamento materno é essencial para o recém-nascido e o lactente, uma vez que após o nascimento são necessários vários meses de ingestão adequada para concluir a formação das reservas hepáticas iniciadas no terceiro trimestre gestacional.[2,8]

## Fatores de risco para deficiência em diferentes contextos clínicos e epidemiológicos

Com base em evidências científicas encontradas no âmbito da DVA e de seus fatores associados, pode-se listar os principais fatores de risco: vulnerabilidade socioeconômica, crianças de menor idade, estado nutricional antropométrico, idade materna, consumo alimentar, condições ambientais, área territorial de moradia, acesso a serviços de saúde e doenças infecciosas.[11,31-38]

No Brasil, elevadas prevalências de DVA foram encontradas, principalmente entre as crianças de 6 a 24 meses, que constituem a faixa de maior risco. Cabe ressaltar que esta é a fase do ciclo da vida mais sensível à deficiência de ferro, pois a necessidade natural desse nutriente é mais elevada, mas na maioria das vezes está em quantidades insuficientes na alimentação infantil contemporânea. Além disso, nessa fase ocorre a etapa importante de desenvolvimento e maior vulnerabilidade do sistema nervoso central às privações nutricionais.

A Pesquisa Nacional de Demografia e Saúde da Criança e da Mulher (PNDS-2006)[39] evidenciou concentrações baixas de retinol sérico em 17,4% das crianças menores de 5 anos no Brasil. Em relação às regiões do país, as prevalências encontradas no Nordeste (19%) e no Sudeste (21,6%) foram estatisticamente diferentes das prevalências encontradas nas outras regiões. Morar na zona urbana e idade materna (> 35 anos) associaram-se à maior prevalência de hipovitaminose A. Entre as mulheres adultas, a prevalência de DVA foi de 12,3%, e observou-se menor prevalência entre aquelas que residiam na zona rural. No entanto, levantamentos pontuais em diferentes áreas do Brasil sugerem que 20 a 63% da população apresentam carência subclínica ou marginal de vitamina A, ultrapassando a recomendação da OMS para caracterização de grave problema de saúde pública.[11,31,33,36,38-41]

Em estudo realizado no Estado da Paraíba, a DVA foi observada em 21,8% das crianças com idade entre 6 e 59 meses. Estudos realizados com amostras representativas de crianças menores de cinco anos nos Estados do Sergipe, da Bahia e de Alagoas apresentaram prevalências de DVA de 32,1, 44,7 e 44,8%, respectivamente.[37]

A literatura aponta a baixa renda *per capita* como fator de risco para a DVA, uma vez que a privação socioeconômica e a falta de conhecimentos sobre alimentação influenciam à inadequação alimentar no sentido de prover às necessidades de vitamina A e outros nutrientes de grupos vulneráveis, particularmente, as crianças em idade pré-escolar, mulheres grávidas e lactantes. Presume-se que estes grupos também sejam mais vulneráveis em decorrência de maior exposição a diversas patologias associadas e menor acesso aos serviços de saúde. Além disso, o consumo alimentar é condicionado por fatores culturais, tais como hábitos alimentares, preferências individuais e familiares, que afetam a capacidade de escolha e compra desses alimentos-fonte.[7,32,35,36,42]

Por outro lado, o maior tempo em aleitamento materno é fator de proteção para a DVA, o leite materno muitas vezes é o único alimento-fonte da alimentação da criança. Já as crianças desnutridas estão mais predispostas à deficiência em função da menor absorção intestinal, da circulação de retinol no sangue diminuído (em razão do déficit na produção da RBP) e da excreção urinária de retinol aumentada. Portanto, ressalta-se que as crianças com baixo peso têm maior risco de apresentar baixas concentrações séricas de retinol.[8,36,38]

Diferentes fatores ambientais, como o suprimento insuficiente de água para consumo, má higiene pessoal e dificuldade de cultivo de alimentos, são agravantes de processos infecciosos e de DVA.[33,37] Alguns autores acrescentam maior idade materna e residência em área urbana como fatores de risco do ambiente imediato da criança.[31,36,39]

Além de se caracterizar como um indicador de áreas de risco à saúde, a DVA pode ser um marcador de mortalidade em crianças gravemente doentes. Estudo recente demonstrou que a prevalência de DVA foi elevada em crianças com sepse internadas em unidade de terapia intensiva. Apesar de mais estudos serem necessários para melhor esclarecer esta associação, a suplementação de vitamina A nessas crianças pode eventualmente contribuir com o tratamento, uma vez que exerce papel importante na modulação do sistema imune e na integridade epitelial.[43]

Alguns estudos investigaram um possível efeito da vitamina A via intramuscular em reduzir o risco de displasia broncopulmonar em lactentes prematuros. Uma revisão cuidadosa da literatura, porém, indica serem necessários ensaios clínicos com maior poder estatístico e que tenham foco na estratificação dos resultados por peso ao nascer e na dose ideal de vitamina A para que sejam definidas diretrizes de suplementação.[44]

## Manifestações clínicas da deficiência

A primeira e a mais prevalente manifestação clínica da deficiência é a visão prejudicada pela perda dos pigmentos visuais, que constitui a cegueira noturna, quadro caracterizado por capacidade de enxergar em locais com baixa luminosidade. Se o baixo consumo de alimentos-fonte permanecer, os olhos anteriormente úmidos, lisos e brilhantes, tornam-se secos, ásperos e sem brilho, caracterizando a xeroftalmia (Tabela 2), que é definida por problemas no sistema visual que atingem três estruturas oculares: retina, conjuntiva e córnea. Como consequência pode haver diminuição da sensibilidade à luz até cegueira parcial ou total.

O baixo consumo e a falta de tratamento levam ao aparecimento de xerose da conjuntiva ocular e de manchas de cor esbranquiçada (manchas de

Bitot) e, posteriormente, de xerose da córnea e úlceras, que descamam e culminam no surgimento da ceratomalácia e cicatrizes nos olhos, que podem resultar em cegueira irreversível.[2,3,11,25,27,45]

**TABELA 2.** Classificação clínica da xeroftalmia e a prevalência populacional mínima das lesões oculares para determinação de um problema de saúde pública

| Sinal ocular | Prevalência mínima | Descrição |
|---|---|---|
| Cegueira noturna – XN | ·1,0% | Indicador funcional mais precoce da DVA, caracterizado pela inadequada adaptação à baixa luminosidade. Em crianças de 24 a 71 meses de idade a investigação deve ser realizada a partir de entrevista com a mãe |
| Xerose da conjuntiva – XIA | – | Afeta a conjuntiva e a córnea. Infecções oculares locais são frequentes. É um indicador pouco confiável, pois está sujeito a grandes variações entre os observadores |
| Mancha de Bitot – XIB | 0,5% | Resultado final do processo de xerose que afeta a conjuntiva bulbar, com manchas que variam em tamanho e forma. Embora as manchas possam afetar várias partes, o mais comum é a existência de apenas uma mancha no olho, com aspecto semelhante ao de espuma. A resposta ou não ao tratamento determina se a mancha está relacionada à DVA |
| Xerose da córnea – X2 | 0,01% | Córnea com aspecto opaco em virtude do processo de xerose iniciado na conjuntiva. Pode evoluir para a deformação da córnea (ceratomalácia). Até esta etapa a administração de megadoses de vitamina A é capaz de reverter o quadro e preservar a função visual |
| Ulceração córnea/ceratomalácia (< 1/3) – X3A | 0,01% | Quadro decorrente da xerose crescente do epitélio, com liquefação da córnea a partir de processo de necrose. Normalmente é observada uma úlcera por olho. Evolui com rápida progressão (às vezes em algumas horas, principalmente em crianças mais novas) e pode levar à cegueira irreversível |
| Ulceração córnea/ceratomalácia (≥ 1/3) – X3B | 0,01% | |
| Cicatriz da córnea – XS | 0,05% | O grau da deficiência visual dependerá da densidade da cicatriz. Infecções concomitantes podem afetar as estruturas oculares internas, o que impossibilita melhorias da condição visual |

(continua)

**TABELA 2.** Classificação clínica da xeroftalmia e a prevalência populacional mínima das lesões oculares para determinação de um problema de saúde pública. (*Continuação*)

| Sinal ocular | Prevalência mínima | Descrição |
|---|---|---|
| Fundo xeroftálmico – XF | – | Danos estruturais nos bastonetes, resultado da deficiência prolongada da vitamina A. Tem sido observado principalmente em escolares |

**Fonte:** Adaptada de WHO. Indicators for assessing vitamin A deficiency and their application in monitoring and evaluating intervention programmes. WHO/NUT/96.10. 1996.[6]

O termo "xeroftalmia" significa olho seco; a xerose é uma alteração que pode ocorrer não só no olho, mas em outras partes do organismo, como a pele. O termo inclui todas as alterações, os sinais e os sintomas clínicos que acometem o olho decorrentes da DVA (Figura 1).[2,3,27,45]

Particularmente, a mancha de Bitot é o agrupamento de células epiteliais queratinizadas e esfoliadas, as quais formam uma estrutura elevada que pode ser retirada facilmente. As manchas variam em tamanho e forma, e as áreas afetadas podem ser múltiplas. Em geral, existe apenas uma

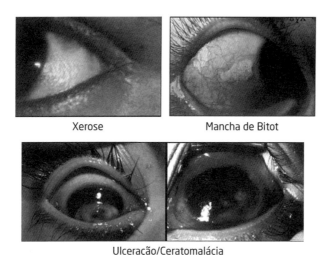

**FIGURA 1.** Manifestações clínicas oculares da DVA.
**Fonte:** Brasil. Ministério da Saúde. Secretaria de Atenção à Saúde. Departamento de Atenção Básica.[45]
Veja a imagem colorida em http://manoleeducacao.com.br/conteudo-complementar/saude (voucher: SBAN).

mancha no olho, cujo aspecto assemelha-se à espuma, resultante, possivelmente, da ação de bactérias responsáveis pela formação de gases. A resposta ou não ao tratamento com vitamina A determina se a mancha de Bitot se relaciona à sua deficiência ou a fatores externos, como traumatismo local e exposição a raios ultravioletas em grandes altitudes.[2,45]

A ceratomalácia é uma complicação que compromete a córnea, caracterizada por xerose crescente do epitélio e liquefação da córnea a partir da necrose, quando o estroma se torna edemaciado. Como resultado final, haverá algum grau de lesão ou deformidade visual, podendo levar à cegueira irreversível. Normalmente, é observada uma úlcera por olho e, em 20% dos casos, os dois olhos estão afetados com características similares. Esse processo pode progredir muito rapidamente, em questão de horas, especialmente em crianças mais jovens. Dessa forma, a ceratomalácia pode apresentar-se sem nenhum indício de xerose na conjuntiva ou na córnea, o que acontece principalmente em quadros infecciosos.[2,3,31]

## Toxicidade

Enquanto o processo absortivo em plano fisiológico do retinol é um processo saturável, em doses farmacológicas torna-se não saturável, representando um aspecto importante na toxicidade da vitamina A. Os quadros de intoxicação são caracterizados por altas concentrações de ésteres de retinila associados a lipoproteínas no sangue, que ultrapassa a capacidade do fígado de armazenar a vitamina. Na maior parte dos casos, a intoxicação decorre da suplementação excessiva de vitamina A. O consumo regular de fígado, especialmente em locais com alta prevalência de DVA, geralmente não é um fator de risco para a intoxicação de vitamina A. No entanto, existem relatos na literatura de intoxicação após o consumo regular de fígado associado à ingestão de suplementos de vitamina A, e após o consumo de fígado de animais com alta concentração de vitamina A (foca barbuda e urso polar).[20,46,47]

A toxicidade aguda da vitamina A pode ser provocada pela administração de doses de retinol superiores a 200 mg em adultos, ou maiores do que 100 mg em crianças, e é caracterizada por náusea, vômito, fragilidade muscular, visão turva, perda de peso, fadiga, cefaleia e hipertensão intracraniana. Na maior parte dos casos, os sintomas desaparecem em alguns dias.[45,48-51]

A ingestão diária persistente de doses superiores a 25.000 UI/dia de vitamina A pode levar à toxicidade crônica em lactentes, que se manifesta por meio dos seguintes sintomas: a) descamação da pele, xerose cutânea, alopecia; b) hipertensão intracraniana, cefaleia, ataxia; c) hepatomegalia; d) dores articulares; e) hiperlipidemia, hipercalcemia e calcificação de tecidos moles; f) anorexia; g) náuseas.[51-52]

A administração excessiva de vitamina A entre o 15° e 60° dia após a concepção está associada ao maior risco de efeitos teratogênicos e abortos espontâneos. Neste período da gestação não é recomendável administrar doses superiores a 10.000 UI/dia ou 25.000 UI/semana.[50,53]

O consumo excessivo de betacaroteno parece não estar associado a desfechos teratogênicos. A ingestão elevada de betacaroteno pode acarretar a carotenodermia, que se expressa por coloração alaranjada da pele e é reversível com a diminuição do consumo.[54,55]

## Tratamento da deficiência

As medidas de prevenção e controle da DVA incluem a suplementação de megadoses, a fortificação de alimentos e o estímulo à produção e ao consumo de alimentos-fonte por meio de ações de educação alimentar e nutricional.[2,10,45,56]

No Brasil, a suplementação profilática medicamentosa para crianças de 6 a 59 meses de idade e mulheres no pós-parto é feita pelo Programa Nacional de Suplementação de Vitamina A, desde 2005. O programa distribui cápsulas gelatinosas moles em duas dosagens: 100.000 e 200.000 UI (Tabela 3).[2,10,45,57] Já em médio e longo prazos, a fortificação de alimentos como o trigo, a farinha de milho e o arroz constitui-se em uma intervenção relevante.[2,4,45]

Outra estratégia para o controle e prevenção da DVA e de outras carências por micronutrientes é a modificação e a diversificação dietética por meio de ações de educação alimentar e nutricional, visando à promoção de hábitos alimentares mais saudáveis, que incluem o estímulo à amamentação. Isso envolve mudanças culturais e nas práticas de produção e no padrão de seleção de alimentos, assim como nos métodos domésticos tradicionais de processamento destes.[4,45,56]

**TABELA 3.** Esquema de fornecimento de suplementos de vitamina A para prevenir a deficiência de vitamina A (DVA) em crianças de 6 a 59 meses de idade e puérperas no pós-parto imediato, antes da alta hospitalar

| Período | Dose (UI) | Frequência |
| --- | --- | --- |
| Crianças: 6-11 meses | 100.000 | Uma dose |
| Crianças: 12-59 meses | 200.000 | Uma dose a cada 6 meses |
| Puérpera no pós-parto imediato antes da alta hospitalar | 200.000 | Uma dose |

Fonte: Brasil, 2007.[2]

A Academia Americana de Pediatria e a Sociedade Brasileira de Pediatria recomendam o tratamento medicamento da xeroftalmia segundo as prescrições da Tabela 4.

**TABELA 4.** Tratamento medicamentoso da xeroftalmia

| Administração | Dose* |
| --- | --- |
| Imediatamente após o diagnóstico | 110 mg de palmitato de retinila ou 66 mg de acetato de retinila (200.000 UI), via oral |
| No dia seguinte | 110 mg de palmitato de retinila ou 66 mg de acetato de retinila (200.000 UI), via oral |
| Dentro de 1 a 4 semanas, quando houver piora clínica; a cada 2 a 4 semanas no caso de kwashiorkor persistente | 110 mg de palmitato de retinila ou 66 mg de acetato de retinila (200.000 UI), via oral. |

* Crianças entre 6 e 11 meses recebem metade da dose demonstrada na tabela e crianças < 6 meses um quarto da dose

Fonte: American Academy of Pediatrics, 2004.[58]

## Fontes na dieta e recomendações de ingestão (RDA, EAR, AI, UL)

A vitamina A pré-formada é encontrada nos alimentos de origem animal, como o fígado (órgão de reserva), leite e ovos, e os carotenoides são encontrados nos alimentos de origem vegetal (folhas verde-escuro, óleos e frutas e vegetais com coloração do amarelo ao vermelho).[45] Os animais não são capazes de sintetizar carotenoides e dependem da alimentação para sua obtenção. Entre os carotenoides, o alfa, beta e gamacaroteno e a criptoxantina possuem atividade provitamina A, enquanto o licopeno, as luteínas e a zeaxantina não possuem atividade provitamínica.[59] A vitamina A é sensível à oxidação pelo ar, à exposição à luz e ao calor. O processo de oxidação das gorduras presentes nos alimentos-fonte, como a manteiga e os óleos de cocção, pode acarretar a destruição da vitamina A. Entre os carotenoides o betacaroteno é o mais estável, mas dependendo do tipo de processamento dos vegetais e da matriz alimentar as perdas podem chegar a 44%.[60,61]

A ação antioxidante dos carotenoides tem sido amplamente estudada, especialmente em relação ao licopeno, às luteínas e à zeaxantina. Os resultados dos estudos apoiam a observação de que o consumo de alimentos-fonte é benéfico para a prevenção de doenças crônicas não transmissíveis, distúrbios de visão, doenças neurológicas e do sistema imune.[55] Em uma revisão sistemática, que avaliou o consumo alimentar e adequação nutricional em crianças brasileiras, observou-se que a vitamina A está entre os micronutrientes cujo consumo é baixo.[62]

A quantidade de vitamina A pode ser expressa em mcg de equivalentes da atividade do retinol (RAE), que corresponde a 1 RAE = 1 mcg de retinol ou 12 mcg de betacaroteno ou 24 mcg de outros carotenoides provitamina A.[14] A Tabela 5 apresenta alguns alimentos popularmente consumidos no Brasil e a quantidade de vitamina A em cada porção. Cabe ressaltar que após os seis meses de idade, além da oferta frequente dos alimentos-fonte, o aleitamento materno deve ser mantido, visto que o mesmo fornece quase metade da quantidade de vitamina A que a criança precisa até os 2 anos de idade.[8]

A adequação da consistência e a variação das preparações e do tipo de alimento oferecido durante as refeições podem contribuir para maior aceitação. O envolvimento das crianças no processo de escolha, compra e preparo dos alimentos também é importante para melhorar a aceitação alimentar e formação de hábito alimentar saudável.[4]

A Tabela 6 apresenta os valores diários de referência para ingestão de vitamina A de acordo com o grupo etário.

**TABELA 5.** Quantidade de vitamina A em porções e medidas caseiras presente nos alimentos

| Alimento | Porção | Medida caseira | Quantidade de vitamina A (RAE) |
|---|---|---|---|
| Abóbora moranga cozida | 36 g | 1 colher de sopa cheia | 385,37 |
| Acerola | 120 g | 10 unidades | 91,8 |
| Agrião cru | 21 g | 3 colheres de sopa cheia | 98,7 |
| Azeite de dendê | 2 g | 1 colher de chá | 118,4 |
| Brócolis cozido | 30 g | 3 colheres de sopa cheia picado | 78,6 |
| Caqui | 110 g | 1 unidade média | 238,7 |
| Cenoura cozida | 50 g | 2 colheres de sopa cheia picada | 1227,5 |
| Cenoura crua | 24 g | 2 colheres de sopa cheia ralada | 675,12 |
| Chicória refogada | 45 g | 1 colher de sopa cheia | 252,5 |
| Couve refogada | 20 g | 1 colher de sopa cheia | 143,27 |
| Espinafre cozido | 50 g | 2 colheres de sopa cheia | 409,5 |
| Fígado bovino grelhado | 100 g | 1 bife médio | 14574 |
| Goiaba | 170 g | 1 unidade média | 134,3 |
| Leite de vaca integral | 240 mL | 1 copo cheio | 74 |
| Manga | 140 g | 1 unidade média | 544,6 |
| Manteiga com sal | 4 g | 1 colher de chá rasa | 30,16 |
| Melancia | 200 g | 1 fatia média | 73,2 |
| Ovo de galinha cozido | 45 g | 1 unidade média | 85,95 |
| Tomate | 45 g | 3 fatias médias | 28,03 |

**Fonte:** Pinheiro, 2008; Philippi, 2016.[63,64]
1 RAE = 1 mcg de retinol ou 12 mcg de betacaroteno.

**TABELA 6.** Valores diários de referência para ingestão de vitamina A

| Grupo | Equivalência de retinol | | | Equivalência para RDA em Unidades Internacionais (UI) |
|---|---|---|---|---|
| Crianças | AI* ou RDA | EAR | UL | |
| < 6 meses | 400* | | 600 | 1.333 |
| 6-12 meses | 500* | | 600 | 1.667 |
| 1-3 anos | 300 | 210 | 600 | 1.000 |
| 4-8 anos | 400 | 275 | 900 | 1.333 |

(continua)

**TABELA 6.** Valores diários de referência para ingestão de vitamina A (*continuação*)

| Grupo | Equivalência de retinol | | Equivalência para RDA em Unidades Internacionais (UI) | |
|---|---|---|---|---|
| **Mulheres** | | | | |
| 9-13 anos | 600 | 420 | 1.700 | 2.000 |
| 14-18 anos | 700 | 485 | 2.800 | 2.333 |
| > 19 anos | 700 | 500 | 3.000 | 2.333 |
| **Homens** | | | | |
| 9-13 anos | 600 | 445 | 1.700 | 2.000 |
| 14-18 anos | 900 | 630 | 2.800 | 3.000 |
| > 19 anos | 900 | 625 | 3.000 | 2.333 |
| **Gestantes** | | | | |
| 14-18 anos | 750 | 530 | 2.800 | 2.500 |
| 19-50 anos | 770 | 550 | 3.000 | 2.567 |
| **Nutrizes** | | | | |
| 14-18 anos | 1.200 | 885 | 2.800 | 4.000 |
| 19-50 anos | 1.300 | 900 | 3.000 | 4.333 |

**Fonte:** *Dietary Reference Intakes*, 2011.[14]

## PRINCIPAIS PONTOS DO CAPÍTULO

- A vitamina A compreende o retinol (fonte em alimentos de origem animal – leite e derivados, ovo, carne e vísceras) e carotenoides (fonte em alimentos de origem vegetal: vegetais verde-escuros e amarelo-alaranjados).

- A avaliação da adequação de vitamina A no organismo pode feita pela dosagem de retinol sérico e a reserva hepática pode ser mensurada pela avaliação da resposta relativa à dose de retinol (RDR). Além disso, a concentração de vitamina A no leite materno é um importante indicador para avaliar a deficiência de vitamina A no binômio mãe-filho.

- A absorção do retinol dos alimentos varia de 70 a 90%, e a dos carotenoides de 50 a 60%. O fígado é o principal órgão responsável pelo metabolismo e armazenamento da vitamina A.

- O incentivo ao aleitamento materno exclusivo nos primeiros 6 meses e continuado até 2 anos ou mais e a suplementação medicamentosa profilática são importantes estratégias de prevenção da DVA.

- A intoxicação apresenta-se na forma aguda ou crônica, geralmente associada à suplementação inadequada. Em gestantes, o excesso de vitamina A aumenta o risco de efeitos teratogênicos.

## Referências bibliográficas

1. Sommer A, Vyas KS. A global clinical view on vitamin A and carotenoids. Am J Clin Nutr. 2012;96(5):1204S-6S.
2. Brasil. Ministério da Saúde. Unicef. Cadernos de Atenção Básica: Carências de Micronutrientes/Ministério da Saúde, Unicef; Bethsáida de Abreu Soares Schmitz. Brasília: Ministério da Saúde, 2007. 60 p.
3. von Lintig J. Provitamin A metabolism and functions in mammalian biology. Am J Clin Nutr. 2012;96(5):1234S-44S.
4. Sociedade Brasileira de Pediatria. Departamento de Nutrologia – Manual de Alimentação: orientações para alimentação do lactente ao adolescente, na escola, na gestante, na prevenção de doenças e segurança alimentar/Sociedade Brasileira de Pediatria. Departamento Científico de Nutrologia. 4. ed. São Paulo: SBP, 2018. 172 p.
5. Strobel M, Tinz J, Biesalki HK. The importance of beta-carotene as a source of vitamin A with special regard to pregnant and breastfeeding women. Eur J Nutr. 2007;1:1-20.
6. [WHO] World Health Organization. Indicators for assessing vitamin A deficiency and their application in monito-ring and evaluating intervention programmes 1996. Micronutrient Series, OMS/NUT. Geneva: WHO.
7. World Health Organization. Global prevalence of vitamin A deficiency in populations at risk 1995-2000. WHO Global database on vitamin A deficiency. Geneva: WHO; 2009.
8. Brasil. Ministério da Saúde. Secretaria de Atenção Primária. Departamento de Promoção à Saúde. Guia alimen-tar para menores de 2 anos. Ministério da Saúde, Secretaria de Atenção Primária. Departamento de Promoção à Saúde. Brasília: Ministério da Saúde, 2019. 256 p.
9. Ramalho A, Padilha P, Saunders C. Critical analysis of Brazilian studies about vitamin A deficiency in maternal-child group. Rev Paul Pediatr. 2008;26(4):392-9.
10. World Health Organization. Guideline: vitamin A supplementation in infants and children 6-59 months of age. Geneva: WHO; 2011.
11. Ramalho A, Flores H, Saunders C. Hipovitaminose A no Brasil: um problema de saúde pública. Rev Panam Salud Publica. 2002;12(2):117-23.

12. Arranz CT, Costa MA, Tomat AL. Orígenes fetales de las enfermedades cardiovasculares en la vida adulta por deficiencia de micronutrientes. Clin Invest Arterioscler. 2012;24(2):71-81.

13. Santos EM, Velarde LG, Ferreira VA. Association between vitamin A deficiency and socioeconomic, nutritional and obstetric variables. Ciência & Saúde Coletiva. 2010;15(S1):1021-30.

14. Institute of Medicine, Food and Nutrition Board. Dietary Reference Intakes for vitamin a, vitamin k, arsenic, boron, chromium, copper, iodine, iron, manganese, molybdenum, nickel, silicon, vanadium and zinc. Washington, DC: National Academy; 2011.

15. Rodrigues-Amaya DB, Kimura M, Amaya-Farfan M. Fontes brasileiras de carotenoides: tabela brasileira de composição de carotenoides em alimentos. Brasília: Ministério do Meio Ambiente/Secretaria de Biodiversidade e Floresta, 2008. 100 p.

16. Reboul E. Absorption of vitamin A and carotenoids by the enterocyte: focus on transport proteins. Nutrients. 2013;5(9):3563-81.

17. Meléndez-Martínez AJ, Vicario IM, Heredia FJ. Importancia nutricional de los pigmentos Carotenoides. Archivos Latinoamericanos de Nutrición. 2004;54(2):149-55.

18. Mourão DM, Sales NS, Coelhor SB, Pinheiro-Santana HM. Biodisponibilidade de vitaminas lipossolúveis. Rev Nutr. 2005;18(4):529-39.

19. Dawson HD, Yamamoto Y, Zolfaghari R, Rosales FJ, Dietz J, Shimada T, et al. Regulation of hepatic vitamin A sto-rage in a rat model of controlled vitamin A status during aging. J Nutr. 2000;130(5):1280-6.

20. Ramalho A. Vitamina A. ILSI Brasil-International Life Sciences Institute do Brasil (Série de publicações ILSI Brasil: funções plenamente reconhecidas de nutrientes; 12). 2. ed. São Paulo, 2017.

21. Underwood BA. Methods for assessment of vitamin A status. J Nutrition. 1990;120:1459-63.

22. Tanumihardjo SA. Assessing vitamin A status: past, present and future. J Nutr. 2004;134:290s-3s.

23. Tanumihardjo S. The modified relative dose-response assay. In: A Brief Guide do Current Methods of Assessing Vitamin A Consultative Group. Washington, DC: The Nutrition Foundation; 1993. p.14-5.

24. Russell R. The vitamin A spectrum: from deficiency to toxicity. Am J Clin Nutr. 2000;71:878-4.

25. Souza G, Saunders C, Dolinsky M, Queiroz J, Campos A, Ramalho A. Vitamin A concentration in mature human milk. J Pediatr (Rio J). 2012;88(6):496-502.

26. Caminha MF Batista Filho M, Fernandes TF. Vitamin A supplementation durig puerperium: systematic review. Rev Saude Publica. 2009;43(4):699-706.

27. Diniz AS, Santos LMP. Hipovitaminose A e xeroftalmia. J Pediatr. 2000;76(3):311-22.

28. Imdad A, Yakoob MY, Sudfeld C, Haider BA, Black RE, Bhutta ZA. Impact of vitamin A supplementation on infant and childhood mortality. BMC Public Health. 2011;11(Suppl 3):3-20.
29. Hovdenak N, Haram K. Influence of mineral and vitamin supplements on pregnancy outcome. Eur J Obstet Gyne-col Reprod Biol. 2012;164(2):127-32.
30. Menegozzo JMO, Bergamaschi DP, Middleton P. Vitamin A supplementation for postpartum women. Cochrane Database Syst Rev. 2010;(10):CD005944.
31. Konstantyner T, Warkentin S, Taddei JAAC. Prevalence and determinants of vitamin A deficiency among Brazilian children under 2 years of age from the 2006 National Demographic Health Survey. Food and Nutrition Bulletin. 2014;35(4):422-30.
32. Lima RBM, Ferreira HS, Cavalcante AL, Santos LGML, Vieira RCS, Assunção ML. Coverage and educational ac-tions related to the national vitamin A supplementation program: a study in children from the state of Alagoas. J Pediatr (Rio J). 2018.
33. Ferreira HS, Moura RMM, Assunção ML, Horta BL. Fatores associados à hipovitaminose A em crianças menores de cinco anos. Rev Bras Saude Mater Infant. 2013;13(3):223-35.
34. Milagres RCRM, Nunes LC, Pinheiro-Sant'Ana HM. Vitamin A deficiency among children in Brazil and worldwide. Ciência & Saúde Coletiva. 2007;12(5):1253-66.
35. Ferreira HS, Moura RMM, Assunção ML, Horta BL. Factors associated with hypovitaminosis A in children aged under five years. Rev Bras Saúde Matern Infant. 2013;13(3):223-35.
36. Lima DB, Damiani LC, Fujimori E. Vitamin A deficiency in Brazilian children and associated variables. Rev Paul Pediatr. 2018;36(2):176-85.
37. Queiroz D, Paiva AA, Pedraza DF, Cunha MA, Esteves GH, Luna JG et al. Vitamin A deficiency and associated factors in children in urban areas. Rev Saúde Pública. 2013;47(2):248-56.
38. Miglioli TC, Fonseca VM, Gomes-Junior SC, Lira PIC, Batista-Filho M. Vitamin A deficiency in mothers and children in the state of Pernambuco. Ciência & Saúde Coletiva. 2013;18(5):1427-40.
39. Brasil. Ministério da Saúde. Pesquisa Nacional de Demografia e Saúde da Criança e da Mulher – PNDS 2006: dimensões do processo reprodutivo e da saúde da criança/Ministério da Saúde, Centro Brasileiro de Análise e Planejamento. Brasília: Ministério da Saúde, 2009. 300 p.
40. Ribeiro-Silva RC, Nunes IL, Assis AMO. Prevalence and factors associated with vitamin A deficiency in children and adolescents. J Pediatr (Rio J). 2014;90(5):486-92.
41. Silva de Paula WKA, Caminha MFC, Figueiroa JN, Batista-Filho M. Anemia e deficiência de vitamina A em crianças menores de cinco anos assistidos pela Estratégia de Saúde da Família no Estado de Pernambuco, Brasil. Ciência Saúde Colet. 2014;19(4):1209-22.

42. Saunders C, Lea MD, Neves PA, Padilha PC, Silva LB, Schilithz AO. Determinants of gestational night blindness in pregnant women from Rio de Janeiro, Brazil. Public Health Nutr. 2015;19(5):851-60.

43. Zhang X, Yang K, Chen L, Liao X, Deng L, Chen S, Ji Y. Vitamin A deficiency in critically ill children with sepsis. Crit Care. 2019;23(1):267.

44. Schwartz E, Zelig R, Parker A, Johnson S. Vitamin A supplementation for the prevention of bronchopulmonary dysplasia in preterm infants: an update. Nutr Clin Pract. 2017;32(3):346-53.

45. Brasil. Ministério da Saúde. Secretaria de Atenção à Saúde. Departamento de Atenção Básica. Manual de condutas gerais do Programa Nacional de Suplementação de Vitamina A/Ministério da Saúde, Secretaria de Atenção à Saúde, Departamento de Atenção Básica – Brasília: Ministério da Saúde, 2013. 34 p.

46. McLaren DS, Frigg M. Manual de ver y vivir sobre los trastornos por deficiencia de vitamina A (VADD). Washington: OPS, 1999.

47. Majchrzak D, Fabian E, Elmadfa I. Vitamin A contents (retinol and retinyl esters) in liver of different animals. Food Chemistry. 2006;98(1):704-10.

48. Van den Berg H, Hulshof KF, Deslypere JP. Evaluation of the effect of the use of vitamin supplements on vitamin A intake among (potentially) pregnant women in relation to the consumption of liver and liver products. Eur. J. Obstet. Gynecol. Reprod. Biol. 1996;66:17-21.

49. Olsen JA. Benefits and liabilities of vitamin A and carotenoids. J Nutr. 1996;126:1208S-12S.

50. Organização Mundial da Saúde. Diretriz: Suplementação de vitamina A em gestantes. Genebra: OMS; 2013.

51. Debelo H, Novotny JA, Ferruzzi MG. Vitamin A. Adv Nutr. 2017;8(6):992-4.

52. Shenai JP. Vitamin A supplementation in newborns: a conceptual framework for biological plausibility. In: Report: WHO technical consultation on vitamin A in newborn health: mechanistic studies. Geneva: WHO; 2012.

53. West KP Jr, Katz J, Khatry SK, LeClerq SC, Pradhan EK, Shrestha SR et al. Double blind, cluster randomized trial of low dose supplementation with vitamin A or beta carotene on mortality related to pregnancy in Nepal. The NNIPS-2 Study Group. Br Med J. 1999;318:570-5.

54. [IOM] Institute of Medicine. Dietary reference intakes: the essential guide to nutrient requirements. Washington (DC): Nacional Academy, 2006. p. 170-81.

55. Fiedor J, Burda K. Potential role of carotenoids as antioxidants in human health and disease. Nutrients. 2014;6(2):466-88.

56. Ramalho RA; Saunders C. The nutrition education role in the combat against micronutrient deficiencies. Rev Nutr. 2000;13(1):11-6.

57. Neves PAR, Saunders C, Barros DC, Ramalho A. Suplementação com vitamina A em gestantes e puérperas brasileiras: uma revisão sistemática. Rev Bras Epidemiol. 2015;18(4):824-36.

58. American Academy of Pediatrics. Committee on Nutrition. Vitamins. In: Pediatric Nutrition Handbook. 5. ed. USA: AAP; 2004. p. 339-65.

59. Mesquita SS, Teixeira CMLL, Servulo EFC. Carotenoides: propriedades, aplicações e mercado. Rev. Virtual Quim. 2017;9(2):672-88.

60. Ferrari CKB. Oxidação lipídica em alimentos e sistemas biológicos: mecanismos gerais e implicações nutricionais e patológicas. Rev Nutr.1998;11(1):3-14.

61. Bertin RL, Schulz M, Amante ER. Estabilidade de vitaminas no Processamento de alimentos: uma revisão. CEPPA Bulletin. 2016;34(2):1-14.

62. Carvalho CA, Fonseca PCA, Priore SE, Franceschini SC, Novaes JF. Consumo alimentar e adequação nutricional em crianças brasileiras: revisão sistemática. Rev Paul Pediatr. 2015;33(2):211-21

63. Pinheiro ABV, Lacerda EMA, Benzecry EH, Gomes MCS, Costa VM. Tabela para avaliação de consumo alimentar em medidas caseiras. 4. ed. São Paulo: Atheneu; 2008.

64. Philippi ST. Tabela de Composição de Alimentos: Suporte para Decisão Nutricional. 5. ed. Barueri: Manole, 2016.

# Vitamina D e Cálcio

CRISTIANE KOCHI

## Introdução

O cálcio tem várias funções importantes no organismo, como coagulação, adesão celular, integridade das membranas, divisão celular, secreção de proteínas, contração muscular, excitabilidade neuronal e metabolismo do glicogênio.[1,2] Portanto, as concentrações séricas de cálcio devem ficar dentro de uma variação bem restrita, que garanta a estabilidade dessas funções metabólicas.

Aproximadamente 99% do cálcio corporal total está no tecido ósseo e o restante está presente no líquido extracelular. Do cálcio encontrado no líquido extracelular, quase metade está na forma ativa, ionizada; cerca de 10% está na forma de complexos quelados ao citrato, fosfato, lactato, bicarbonato e sulfato, e ao redor de 40% está ligada à albumina.[3,4]

## Fatores que alteram a calcemia

Aproximadamente 75% da variabilidade da concentração total de cálcio sérico é explicada por fatores genéticos. Para manutenção da calcemia é necessária a interação entre vários hormônios, como paratormônio (PTH), vitamina D, calcitonina, além de fatores como receptor sensor de cálcio, concentrações séricas de magnésio e albumina e pH sanguíneo.

Alterações na albumina sérica não mudam o valor do cálcio ionizado. Porém, para cada 1 g/dL de redução da concentração de albumina (quando a albumina está abaixo de 4 g/dL), o cálcio total sérico diminui ao redor de 0,8 mg/dL.[5] Portanto, quando não se dispõe da dosagem de cálcio ionizado, para uma estimativa segura, deve-se corrigir o cálcio sérico pela concentração de albumina.[6]

Por outro lado, o cálcio ionizado depende do pH do sangue. Na alcalose, há aumento da ligação do cálcio à albumina, o que reduz o cálcio ionizado, ao passo que na acidose metabólica, a ligação cálcio-albumina é menor, aumentando o cálcio ionizado.[7]

Em relação ao magnésio, observa-se que concentrações baixas de magnésio podem reduzir a atividade do PTH ou causar resistência à ação do PTH, enquanto a deficiência crônica de magnésio impede a liberação de PTH.[6]

### Regulação hormonal das concentrações de cálcio

A redução do cálcio sérico é reconhecida pelo receptor sensor de cálcio na paratireoide, estimulando a secreção de PTH. O PTH age no osso, aumentando a reabsorção óssea. Nos rins, aumenta a atividade da 1-alfa-hidroxilase nos túbulos proximais, aumentado a forma ativa da vitamina D. Além disso, aumenta a excreção de fosfato e a reabsorção de cálcio e magnésio pelos túbulos distais. Desse modo, o aumento da secreção de PTH pelas paratireoides promove aumento do cálcio sérico.

A vitamina D aumenta a mineralização osteoide e a absorção intestinal de cálcio e fósforo, além de reduz a excreção renal do cálcio e do fósforo. Além disso, inibe a secreção de PTH pelas paratireoides.

Por sua vez, a calcitonina, produzida pelas células C da tireoide, reduz o cálcio sérico pela inibição da reabsorção óssea osteoclástica, aumenta a excreção renal de cálcio e fósforo e reduz sua absorção intestinal. No entanto, parece ter papel menor na regulação da concentração de cálcio, visto que pacientes com agenesia de tireoide ou tireoidectomizados não apresentam distúrbios do cálcio.[6]

### Vitamina D

A vitamina D é considerada um hormônio, pois é produzida em um local do organismo e age à distância.

O termo vitamina D engloba um grupo de moléculas secosteroides derivadas do 7-deidrocolesterol (7-DHC), interligadas por uma cascata de reações fotolíticas e enzimáticas que ocorrem em células de diferentes tecidos. Entre essas moléculas estão a 1-alfa,25-diidróxi-vitamina D ou calcitriol, que é a forma ativa da vitamina D, seus precursores (vitamina D3 ou colecalciferol, vitamina D2 ou ergosterol e a 25-hidróxi-vitamina D ou calcidiol) e os produtos de degradação, os quais ainda podem manter alguma atividade metabólica.[8]

### Síntese, metabolização, transporte e ação da vitamina D

Apenas 10 a 20% da vitamina D provêm da dieta, o restante é sintetizado de maneira endógena.

As principais fontes dietéticas são a vitamina D3 (colecalciferol, de origem animal, presente nos peixes gordurosos de água fria e profunda, como atum e salmão) e a vitamina D2 (ergosterol, de origem vegetal, presente nos fungos comestíveis).

A síntese endógena de vitamina D depende dos raios ultravioletas (de 290 a 315 nm), que vão quebrar o anel-B do 7-deidrocolesterol (presente na pele), gerando um secosterol. Posteriormente ocorre rearranjo da molécula, induzido pelo calor corporal, formando-se o colecalciferol.[9] A síntese de vitamina D pela ação dos raios ultravioleta (UVB) depende da altitude, latitude, estação do ano e da quantidade de melanina da pele (quanto maior a quantidade de melanina, menor a conversão de 7-deidrocolesterol). Os indivíduos de pele mais escura são capazes de produzir vitamina D, porém necessitam de maior tempo de exposição ao sol.[8,9]

Em casos de exposição solar prolongada, a pré-vitamina D é isomerizada a dois produtos fotolíticos inertes: o lumisterol e o taquisterol. Esse é um mecanismo protetor para evitar a intoxicação pela vitamina D.[10]

O colecalciferol e o ergosterol são carreados no sangue por proteína carreadora (DBP) e vão para o fígado, onde serão hidroxilados no carbono 25. Essa hidroxilação é mediada pela enzima CYP2R1, que faz parte da família do citocromo P450, e dá origem à 25(OH)vitamina D ou calcidiol (25(OH)$D_3$ e 25(OH)$D_2$). No fígado, a vitamina D pode sofrer ação da enzima CYP24A1, que formará a 24,25(OH)2vitamina $D_3$, que tem menos atividade.

A 25(OH)D, acoplada à DBP, vai até os rins (túbulos proximais), onde sofre ação de outra enzima do citocromo P450, a CYP27B1, que fará a hidroxilação do carbono 1 da 25(OH)D formando a 1-alfa,25-diidróxi-vitamina D (1,25(OH)2 D ou calcitriol), que é a forma ativa da vitamina D.[8]

Nos rins, o PTH aumenta a expressão do gene CYP27B1, enquanto o fósforo, o fator de crescimento do fibroblasto 23 (FGF23) e o Klotho (correceptor do FGF23) reduzem sua expressão.[8]

Aproximadamente 90% da vitamina D está ligada à sua proteína carreadora (DBP), que tem afinidade de 10 a 100 vezes maior pela 25(OH)vitamina D do que pela 1,25(OH)2D.

A vitamina D liga-se ao seu receptor (VDR), que faz parte da família dos receptores nucleares. O VDR age como fator de transcrição quando ligado à 1,25(OH)2D e regula muitos genes-alvo que possuem o elemento responsivo à vitamina D em sua região promotora. Algumas das respostas rápidas de vitamina D, tais como o estímulo do transporte intestinal de cálcio, parecem envolver o receptor localizado na membrana plasmática e não são mediadas pelos efeitos na transcrição. Além disso, parece haver diferentes receptores para diferentes metabólitos da vitamina D.[11]

As principais ações da vitamina D estão relacionadas ao metabolismo do cálcio e fósforo. Porém, algumas ações pleiotrópicas na função de diferentes células têm sido descritas, tais como proliferação, diferenciação, apoptose, senescência, migração e mecanismos de proteção e de reparo. Essas funções são reguladas por diferentes vias de transdução de sinal iniciadas predominantemente por ações genômicas e não genômicas do VDR, sendo dependente do tipo celular e da localização anatômica. A 1,25(OH)2D tem ações anti-inflamatória e imunomoduladora; tem papel importante na reprodução, na gestação, nas funções placentárias e no desenvolvimento fetal e da criança; é importante no desenvolvimento neurológico; inibe a progressão de tumor; e também tem importância no sistema cardiovascular.[11]

Com relação ao metabolismo ósseo, a vitamina D estimula a absorção ativa de cálcio no duodeno e a absorção passiva no jejuno. A absorção ativa é regulada pelo estímulo à expressão de proteínas responsáveis pela captação do cálcio pelos enterócitos (TRPV5 e TRPV6), de proteínas envolvidas no transporte intracelular do cálcio (calbindina) e dos canais de membrana ATP-dependentes para extrusão do cálcio para o fluido extracelular. No jejuno, a vitamina D estimula a expressão de paracelinas, proteínas intercelulares que formam canais por onde o cálcio é transferido passivamente por gradiente de concentração. Em relação ao metabolismo do fosfato, a vitamina D aumenta a sua absorção intestinal, por meio de mecanismos complexos, em associação ao fator de crescimento de fibroblasto 23 (FGF23) e da proteína cotransportadora de sódio e fosfato tipo 2b (NaPi2b) presente na membrana apical dos enterócitos do duodeno e jejuno. A NaPi2b promove a absorção intestinal de fosfato, e sua expressão pode ser estimulada pela 1,25(OH)2D ou inibida pelo FGF23. Ao mesmo tempo, a expressão do FGF23 pode ser regulada por via de sinalização dependente ou independente da ativação do VDR.

Nos rins, a 1,25(OH)2D atua nos túbulos distais promovendo a reabsorção do cálcio filtrado pela regulação da expressão de TRPV5 e CaBP-9k. O calcitriol também regula ainda a expressão e síntese de FGF23 nos osteoblastos e nos osteócitos, que inibe a atividade da proteína cotransportadora de sódio e fosfato tipo 2a (NaPi2a) nos túbulos proximais, regula a fosfatemia e a fosfatúria e mantém concentrações adequadas de cálcio e fósforo para mineralização óssea. Além disso, a 1,25(OH)2D atua diretamente nos condrócitos da placa de crescimento, regulando a diferenciação dessas células, a angiogênese e a osteoclastogênese.[8] O metabolismo da vitamina D está resumido na Figura 1.

## Necessidades diárias de cálcio, fósforo e vitamina D, e fontes dietéticas

As necessidades de cálcio, fósforo e vitamina D variam de acordo com a faixa etária e estão resumidas na Tabela 1.

**TABELA 1.** Necessidades diárias e principais fontes de cálcio e vitamina D

| Idade | Cálcio (mg/dia) | Vitamina D (UI/dia) |
|---|---|---|
| < 6 meses | 200* | 400* |
| 6 a 12 meses | 260* | 400* |
| 1 a 3 anos | 700 | 600 |
| 4 a 8 anos | 1000 | 600 |
| 9 a 13 anos | 1300 | 600 |
| 14 a 18 anos | 1300 | 600 |
| Fontes | Leite e derivados, produtos fortificados, alguns vegetais verdes | Óleo de fígado de peixes, peixes gordos, gema do ovo e produtos fortificados |

**Fonte:** Institute of Medicine, Food and Nutrition Board. Dietary Reference Intakes for calcium and vitamin D. Washington, DC: National Academy; 2011.
* Valor expresso como *adequate intakes* (AI); *recommended dietary allowances* (RDA).

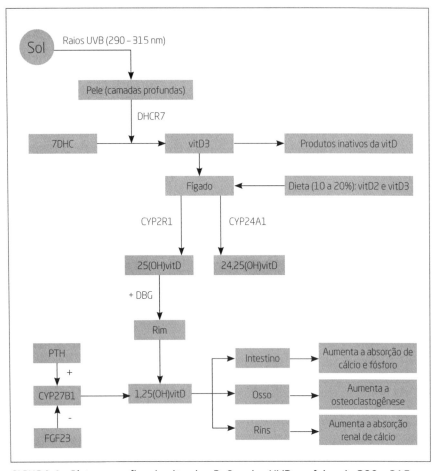

**FIGURA 1** Síntese e ações da vitamina D. Os raios UVB, na faixa de 290 a 315 nm, atuam nas camadas mais profundas da pele, convertendo 7DHC em pré-vitamina D ou vitamina D3, por meio da enzima DHCR7. A vitamina D3 vai até o fígado, onde é convertida em 25(OH)vitamina D pela enzima CYP2R1. No fígado, a vitamina D3 pode ser convertida em 24,25(OH)D pela enzima CYP24A1, sendo esta a forma inativa. A 25(OH)vitamina D liga-se no sangue à sua proteína carreadora (DBG) e vai aos rins onde é transformada em sua forma ativa, a 1,25(OH)2D, pela ação da enzima CYP27B1. O PTH ativa a expressão desta enzima, enquanto o fator de crescimento de fibroblastos 23 (FGF 23) inibe.

As principais fontes dietéticas de cálcio são o leite e seus derivados (queijos e iogurtes). Lactentes em aleitamento materno absorvem cerca de 55 a 60% do cálcio do leite materno. Lactentes alimentados com fórmula infantil recebem mais cálcio que aqueles em aleitamento materno, pois as fórmulas contêm praticamente o dobro da quantidade de cálcio em relação ao leite materno. No entanto, a absorção do cálcio da fórmula é menor que a do leite humano. Embora o excesso de cálcio raramente seja causado por ingestão a partir da dieta, tem havido aumento da prática de fortificação de alimentos que não são naturalmente fonte de cálcio, o que pode levar ao aumento do consumo de cálcio. O excessivo consumo de cálcio pode acarretar vários efeitos adversos, uma vez que atua praticamente em todas as células e também interfere com outros nutrientes. Os principais efeitos adversos do consumo excessivo são a litíase renal, a interação com a absorção de outros nutrientes (Tabela 2) e a síndrome do leite-álcali.[12]

**TABELA 2.** Potenciais interações do cálcio com outros nutrientes

| Substâncias que afetam o cálcio | Interação |
|---|---|
| Cafeína | Aumenta a perda urinária e diminui a absorção de cálcio (efeitos discretos) |
| Magnésio | Deficiência de magnésio pode causar hipocalcemia |
| Ácido oxálico | Pode inibir a absorção de cálcio. Fontes: espinafre, batata-doce, feijão, ruibarbo |
| Fósforo | Ingestão excessiva pode interferir na absorção de cálcio |
| Fitatos | Inibem a absorção de cálcio |
| Proteína | A proteína da dieta pode aumentar a perda urinária de cálcio (o efeito é controverso) |
| Sódio | Ingestão moderada ou alta pode aumentar a perda urinária de cálcio |
| **Efeito do cálcio sobre outros nutrientes** | |
| Ferro | O cálcio pode inibir a absorção de ferro, contudo, não há relato de deficiência de ferro por alta ingestão de cálcio |
| Magnésio | Ingestão alta de cálcio diminui a absorção de magnésio |
| Fósforo | Doses farmacológicas de cálcio podem interferir na absorção de fósforo |
| Zinco | Há evidências ainda não definitivas de que o cálcio pode diminuir a absorção de ferro |

**Fonte:** Institute of Medicine, Food and Nutrition Board. Dietary Reference Intakes for calcium and vitamin D. Washington, DC: National Academy; 2011.

Em relação à vitamina D, as principais fontes são peixes gordurosos (sardinha, salmão, atum), óleo de fígado de peixe, gema de ovo e fígado. No entanto, a contribuição dessas fontes na manutenção de concentrações adequadas de vitamina D é pequena. A Tabela 3 mostra as concentrações de vitamina D em porções de alimentos-fonte.

**TABELA 3.** Concentrações de vitamina D em porções de alimentos-fonte

| Alimentos | Vitamina (1 mcg = 40 UI) |
|---|---|
| Óleo de fígado de bacalhau (1 colher de chá) | 400 a 1.000 UI |
| Sardinha enlatada (100 g) | 300 UI |
| Atum (90 g) | 230 UI |
| Salmão selvagem (100 g) | 600 a 1.000 UI |
| Salmão criado em fazendas de piscicultura (100 g) | 100 a 250 UI |
| Fígado de boi (100 g) | 50 UI |
| Iogurte (100 g) | 90 UI |
| Gema de ovo (1 unidade) | 25 UI |
| Fórmulas lácteas fortificadas (1 L) | 400 UI |
| Leite materno (1 L) | 20 a 40 UI |
| Leite de vaca (1 L) | 40 UI |

## Biodisponibilidade do cálcio

Os humanos absorvem cerca de 30% do cálcio presente nos alimentos, mas isso varia de acordo com o tipo de alimento ingerido.

Nem todo o cálcio consumido é absorvido. Em geral, a eficiência da absorção do cálcio é inversamente proporcional à quantidade consumida por vez.

A biodisponibilidade é maior quando o cálcio presente no alimento está bem solubilizado. Os alimentos que contêm substâncias que se ligam ao cálcio ou que interferem na sua absorção (ácido oxálico e ácido fítico) são considerados fontes pobres em cálcio. Exemplos de alimentos com alta concentração de ácido oxálico incluem espinafre, couve, batata-doce, feijão. Entre os alimentos ricos em ácido fítico estão os produtos integrais de fibra e farelo de trigo, feijão, sementes, nozes e soja. Portanto, fontes vegetais de cálcio podem ter menor biodisponibilidade.[13]

A ingestão de proteína aumenta a absorção de cálcio, porém a proteína também aumenta a excreção de cálcio urinário. No entanto, este aumento da excreção renal não parece prejudicar o conteúdo corpóreo total de cálcio.[13]

O consumo de álcool e cafeína (café e chás) reduz a absorção de cálcio e a cafeína também aumenta a sua excreção renal.[12]

## Causas de hipocalcemia

A hipocalcemia é definida como cálcio sérico total menor do que 8 mg/dL ou cálcio iônico menor de 4,4 mg/dL (1,11 mmo/L) para recém-nascidos a termo e prematuros com peso de nascimento acima de 1500 g. Para prematuros com peso inferior a 1500 g, os pontos de corte são 7 mg/dL para cálcio total e 4 mg/dL (1,11 mmo/L) para cálcio iônico. Os principais sintomas de hipocalcemia são cianose, apneia, dificuldade de sucção, vômitos, taquicardia, intervalo QT prolongado, irritabilidade, tremor, tetania e convulsões.[6]

As principais causas de hipocalcemia estão resumidas na Tabela 4.

**TABELA 4** Causas de hipocalcemia na infância

| Hipocalcemia precoce | Hipocalcemia tardia |
|---|---|
| Prematuridade | Aumento da carga de fosfato (leite de vaca, fórmula com alto conteúdo de fibra, insuficiência renal) |
| Baixo peso de nascimento | |
| Asfixia | |
| Pré-eclâmpsia | Hipomagnesemia |
| Sepse | Deficiência de vitamina D |
| Filho de mãe diabética | Hipoparatireoidismo primário (hipoparatireoidismo isolado, mutações ativadoras do receptor sensor de cálcio, síndromes genéticas, como Di George, síndrome autoimune poliglandular) |
| Deficiência materna grave de vitamina D | |
| Hiperparatireoidismo materno | |
| Uso de anticonvulsivos pela mãe (fenobarbital, fenitoína) | |
| Consumo materno de altas doses de antiácidos | Hipoparatireoidismo secundário (mãe com hiperparatireoidismo, pós-cirúrgico por remoção das paratireoides) |
| Uso de aminoglicosídeos e anticonvulsivantes pelo neonato | Pseudo-hipoparatireoidismo |
| Iatrogenia (alcalose, uso de infusões lipídicas, diuréticos e fototerapia) | Iatrogenia (infusão lipídica, tratamento com fosfato, com bicarbonato e diurético de alça) |
| | Sepse |

Fonte: Vuralli, D. Clinical Approach to Hypocalcemia in Newborn Period and Infancy: Who Should Be Treated? Int J Pediatr. 2019 Jun 19;2019:4318075.

Na abordagem da criança com hipocalcemia é importante realizar a anamnese detalhada, inclusive com dados de gestação. No exame físico, deve-se identificar sinais e sintomas sugestivos de síndrome associada à hipocalcemia, principalmente secundária ao hipoparatireoidismo.

Com relação à avaliação laboratorial para o diagnóstico etiológico da hipocalcemia, deve-se estar atento à coleta da "amostra crítica", a ser feita no momento em que o paciente está sintomático e antes do início da reposição de cálcio, com dosagem sérica de cálcio, creatinina, fósforo, fosfatase alcalina, magnésio, PTH.

## Deficiência de vitamina D

A deficiência de vitamina D pode se manifestar como raquitismo ou osteomalácia. O raquitismo é a mineralização deficiente da placa de crescimento e a osteomalácia é a mineralização deficiente do osso já formado, durante o processo de remodelamento.

A prevalência de deficiência de vitamina D tem aumentado nas últimas décadas, inclusive em países desenvolvidos, com grande impacto na saúde pública. Em alguns países europeus, no inverno, quase 18% da população tem deficiência de vitamina D[14]. Estudos *post mortem* em adultos europeus mostram que a prevalência de osteomalácia chega a 25%[15].

A baixa concentração de cálcio ou de vitamina D, isoladamente, não causa problemas, desde que uma das duas esteja dentro do normal. As consequências clínicas só vão aparecer se tanto o cálcio quanto a vitamina D estiverem insuficientes ou deficientes (Tabela 5)[16]. No entanto, essa situação é diferente em neonatos nascidos e lactentes menores de seis meses, quando a deficiência da vitamina D pode se tornar sintomática, mesmo com a oferta adequada de cálcio pelo leite. Isso sugere que em períodos de rápido crescimento, há necessidade de oferta ótima de substrato para o osso em formação[16].

**TABELA 5.** Mineralização óssea de acordo com o suprimento de vitamina D e de cálcio

| Estado nutricional em vitamina D | Ingestão de cálcio | Mineralização óssea |
|---|---|---|
| Suficiente | Suficiente | Normal |
| Suficiente | Insuficiente | Normal |
| Insuficiente | Suficiente | Normal |
| Suficiente | Deficiente | Normal |
| Deficiente | Suficiente | Normal |
| Insuficiente | Insuficiente | Alterações bioquímicas precoces |
| Insuficiente | Deficiente | Raquitismo |
| Deficiente | Insuficiente | Raquitismo |
| Deficiente | Deficiente | Raquitismo |

Portanto, quando há falta de vitamina D e de oferta de Cálcio, ocorre a deficiência de cálcio, que é rapidamente sentida pelo receptor sensor de cálcio nas paratireoides, estimulando a secreção de PTH. O hiperparatireoidismo secundário estimula a reabsorção óssea pelo osteoclasto, com o objetivo de liberar os minerais estocados no osso. Esse mecanismo compensatório consegue manter a calcemia normal, porém o hiperparatireoidismo causa, como complicação, alterações estruturais do osso e redução da reabsorção renal de fosfato[17].

No momento em que há depleção dos estoques de cálcio e esse mecanismo compensatório não é mais capaz de manter a calcemia, pode haver hipocalcemia e suas complicações (convulsões, tetania e até miocardiopatia). Além disso, o hiperparatireoidismo mantido leva à hipofosfatemia, que causa raquitismo, osteomalácia e fraqueza muscular. Portanto, as alterações que ocorrem na placa de crescimento (apoptose dos condrócitos da camada hipertrófica) e a osteomalácia são decorrentes da hipofosfatemia[16,17].

## Quadro clínico

A deficiência de vitamina D durante a gestação raramente compromete o desenvolvimento do feto. No entanto a baixa reserva de vitamina D passa para o feto. Portanto, o recém-nascido deve ser suplementado para que não desenvolva as complicações da deficiência de cálcio, como o raquitismo, potencialmente danoso nessa fase de rápido crescimento[17].

Dependendo da gravidade e duração da deficiência materna de vitamina D, o lactente que não recebe suplementação pode apresentar complicações hipocalcêmicas nos primeiros dias ou meses de vida. Dentre elas, convulsões, tetania, e miocardiopatia dilatada, que pode evoluir para insuficiência cardíaca e óbito[18,19,20].

As complicações da hipofosfatemia incluem a fraqueza muscular, que leva à hipotonia e atraso do desenvolvimento, craniotabes, fontanelas amplas e deformidades ósseas, incluindo o rosário raquítico, e sulco de Harrison, que geralmente se apresentam nos primeiros 18 meses de vida[21,22]. Nos casos graves e de longa duração de deficiência materna de vitamina D os recém-nascidos podem apresentar alterações esqueléticas, conhecidas como raquitismo congênito[17].

Em crianças maiores, o quadro clínico pode se manifestar por atraso motor, miopatia proximal, complicações dentárias e baixa estatura. As alterações ósseas incluem as deformidades de ossos longos, com genu valgo ou varo, alargamento dos punhos e junções costocondrais. Na fase de estirão puberal, pode haver novamente maior risco de convulsões secundárias à hipocalcemia[17].

A evolução clínica, radiológica e laboratorial, de acordo com a gravidade e duração da deficiência de vitamina D e/ou ingestão de cálcio está resumida na Figura 2.

## Apresentação radiológica

A avaliação radiológica no raquitismo é fundamental para confirmação do diagnóstico. Já na osteomalácia, a radiografia pode ser pouco informativa.

As principais alterações radiológicas encontradas são alargamento epifisário e epífises irregulares (aspecto de dentes de pente).

Os locais mais importantes para se radiografar são os punhos e, no recém-nascido, os joelhos.

As principais características clínicas e radiológicas do raquitismo carencial estão resumidas na Tabela 6.

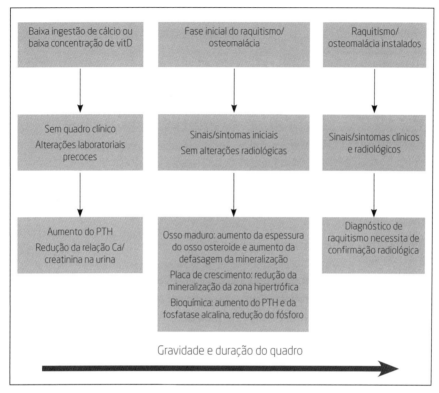

**FIGURA 2.** Evolução clínica, laboratorial e radiológica de acordo com a gravidade e duração da deficiência de vitamina D e/ou ingestão de cálcio.
Fonte: adaptada de Högler W. Complications of vitamin D deficiency from the foetus to the infant: One cause, one prevention, but who's responsibility? Best Pract Res Clin Endocrinol Metab. (2015);29:385-98.

**TABELA 6** Principais características clínicas e radiológicas do raquitismo carencial

| Sinais e sintomas ósseos |
|---|
| Edema de punhos e tornozelos |
| Atraso do fechamento de fontanelas e da erupção dentária |
| Genu varo/valgo |
| Rosário raquiítico |
| Bossa frontal |
| Craniotabes |
| Dor óssea, irritabilidade |

*(continua)*

**TABELA 6** Principais características clínicas e radiológicas do raquitismo carencial

| Características radiológicas |
|---|
| Alargamento da placa de crescimento |
| Metáfises com aspecto grosseiro, escavado e desgastado |
| Osteopenia |
| Deformidades pélvicas, que podem futuramente atrapalhar o trabalho de parto |
| Fratura com trauma mínimo |
| **Características clínicas não ósseas** |
| Convulsão e tetania (hipocalcemia) |
| Miocardiopatia dilatada hipocalcêmica |
| Baixo ganho ponderoestatural |
| Hipertensão intracraniana |

## Diagnóstico laboratorial

Os sinais bioquímicos mais precoces do raquitismo são aumento do PTH e redução do cálcio urinário. Além disso, também ocorre redução do fósforo sérico (consequente ao hiperparatireoidismo) e aumento da fosfatase alcalina.

A dosagem de vitamina D é atualmente considerada o melhor marcador para avaliar a vitamina D. Uma vez que ocorre precocemente hiperparatireoidismo secundário, geralmente a dosagem sérica de cálcio estará dentro do normal e, portanto, a calcemia não é um bom marcador do raquitismo.

O *status* da vitamina D é avaliado pela dosagem sérica da 25(OH)D total. A 25(OH)D total é utilizada, pois se assume que tanto a 25(OH)D2 quanto a 25(OH)D3 tem valor biológico equivalente. Há considerável variabilidade entre os métodos laboratoriais de dosagem de 25(OH)D. Os imunoensaios são os mais utilizados, pois são mais convenientes. Porém ocorre reação cruzada entre vários metabólitos da vitamina D e pode haver viés em vários métodos automatizados de dosagem, particularmente em concentrações mais altas ou mais baixas de vitamina D. Recentemente, a precisão da dosagem da vitamina D tem melhorado, e redução da variabilidade interlaboratorial tem sido observada com a utilização da técnica da cromatografia líquida/espectrometria de massas[23].

Não há um único consenso sobre o ponto de corte que defina a suficiência, insuficiência ou deficiência da vitamina D. Esses valores, são baseados em estudos populacionais avaliando quais valores de 25(OH)D se associam à elevação da fosfatase alcalina, aumento do PTH e dos marcadores de remodelação óssea, que indicam alteração na homeostasia do cálcio e deficiência da mineralização óssea.

Os critérios mais utilizados são os da Endocrine Society Clinical Practice Guideline[23] e o recente Global Consensus for Nutritional Rickets[24], que são apresentados na Tabela 7.

TABELA 7. Pontos de corte para suficiência, insuficiência ou deficiência de vitamina D[23, 24]

| Diagnóstico | Endocrine Society Clinical Practice Guideline[23] (2011) | Global Consensus on Prevention and Management of Nutritional Rickets[24] (2016) |
|---|---|---|
| | Níveis séricos de 25(OH)D (ng/mL) | |
| Suficiência | 30 -100 | > 20 |
| Insuficiência | 21 -29 | 12-20 |
| Deficiência | < 20 | < 12 |
| Toxicidade | > 100 | > 100 |

Nota: 1 ng/mL = 2,5 nmol/L

O primeiro critério foi recentemente adotado pelo Departamento Científico de Endocrinologia da Sociedade Brasileira de Pediatria[25] e os valores do Global Consensus for Nutritional Rickets[24] foram adotados pela Sociedade de Endocrinologia e Metabologia em conjunto com a Sociedade Brasileira de Patologia Clínica[26].

As concentrações de 25(OH)D tipicamente associadas ao aumento do PTH são aquelas abaixo de 34 nmol/L (13,6 ng/mL)[16].

A concentração de 25(OH)D considerada tóxica é acima de 250 nmol/L (100ng/mL), na presença de hipercalciúria e PTH suprimido[24,26].

É importante ressaltar que algumas crianças apresentarão raquitismo carencial mesmo com concentrações de vitamina D acima de 30 nmol/L (principalmente em grupos de risco, e algumas culturas que não ingerem cálcio de maneira adequada) e algumas não apresentam mesmo com concentrações baixas.

Em relação à ingestão diária de cálcio para crianças acima de 12 meses de idade, o mesmo consenso também recomenda a seguinte classificação[24]:

- suficiente: > 500 mg/dia

- insuficiente: entre 300 e 500 mg/dia
- deficiente: < 300 mg/dia

Como não há um marcador bioquímico para avaliar adequadamente o status do cálcio. É importante fazer o inquérito alimentar relativo a este micronutriente.

## Tratamento

O tratamento do raquitismo deve ser feito com vitamina D, com dose mínima de 2000 UI/dia (50 μg) via oral, por período mínimo de três meses[23]. Recomenda-se também a associação de, no mínimo, 500 mg/dia de cálcio oral, ou pela ingestão de alimentos ou de suplementos, independentemente da idade ou do peso[24].

As doses habituais de vitamina D geralmente são seguras e levam ao aumento da concentração da vitamina D em aproximadamente uma semana e restabelecimento à normalidade dos parâmetros bioquímicos em 3 a 10 semanas. A associação de cálcio e vitamina D tem mais chance de levar à melhora clínica, laboratorial e radiológica do que o uso isolado da vitamina D ou do cálcio. A vitamina D pode ser administrada diariamente por período mínimo de 3 meses ou em dose única. A dose única não mostrou vantagem em relação à rapidez de melhora clínica, laboratorial ou radiológica e o risco de intoxicação é maior nesse regime de tratamento. A maior vantagem da dose única parece ser a aderência ao tratamento[24]. As doses da vitamina D estão descritas na Tabela 8.

TABELA 8 Doses de vitamina D para tratamento do raquitismo carencial

| Idade | Dose diária (UI) por 3 meses | Dose única (UI) | Dose diária de manutenção (UI) |
|---|---|---|---|
| < 3 meses | 2000 | NA | 400 |
| 3 a 12 meses | 2000 | 50000 | 400 |
| 12 meses a 12 anos | 3000-6000 | 150000 | 600 |
| > 12 anos | 6000 | 300000 | 600 |

Os principais preparados de vitamina D disponíveis atualmente no mercado brasileiro são mostrados na Tabela 9[27].

**TABELA 9** Preparados com vitamina D disponíveis no mercado brasileiro

| Nome | Apresentação |
|---|---|
| Vitax D3 (Arese Pharma) | Cápsula gelatinosa com 200UI (5 μg) <br> Gotas (1 gota = 200UI) |
| DeSol gotas (Apsen) | 1 gota = 200UI |
| Maxxi D3 Kids Gotas (Myralis) | 1 gota = 200UI |
| Adderitos Frutas Vermelhas (Hypera) | 1 goma mastigável = 200UI |
| Addera D3 (Mantecorp Farmasa) | 1 cápsula = 1000UI, 7000UI, 50000UI <br> 3300UI:1 gota = 132UI <br> 10000UI: 1 gota = 500UI |
| Multivit D3 Kids (Brasterápica) | 1 comprimido mastigável = 2000UI <br> 1 comprimido mastigável = 1000UI |
| DePura (Sanofi) | 1 gota = 500UI <br> Cápsula = 7000UI <br> Cápsula = 50000UI |
| Ad-Til (Takeda) | 2 gotas = 2500UI (vitamina A) + 500UI (vitamina D) |
| Dprev (Myralis) | 1 cápsula = 1000UI |
| FontD (União Química) | 1 gota = 200 UI (zero açúcar) |
| Dose D (Ache) | 1 gota = 200 UI (zero açúcar) |
| Supra D (Hertz) | 1 gota = 200UI |

## Monitoração

A análise da 25(OH)D no soro deve ser feita a cada três meses, até que sejam atinjidos valores acima de 20ng/mL, juntamente com as dosagens de cálcio, fósforo, fosfatase alcalina e PTH. O controle radiológico pode ser realizado três meses após iniciado o tratamento.

## Prevenção

Segundo os consensos internacionais, não há necessidade de se avaliar 25(OH)D de rotina, sendo a dosagem indicada apenas para grupos de risco. Dentre estes estão os neonatos prematuros, os filhos de mãe com hipovitaminose D durante a gestação, pessoas com pouca exposição solar ou uso excessivo de protetor solar), de pele mais escura, uso de roupas que cobrem quase todo o corpo, poluição atmosférica, ingestão e/ou absorção diminuídas (dieta vegana, síndrome de má absorção), uso de medicamentos que interferem com a absorção da vitamina D (anticonvulsivantes, corticosteroides, antifúngicos azólicos, antirretrovirais, colestiramina, orlistat, rifampicina)[24].

As doses de vitamina D para prevenção dependem da idade. Em gestantes e mulheres em aleitamento materno, a dose recomendada é de 600 UI/dia, do nascimento até 12 meses de idade, a dose diária é de 400 UI e, a partir dessa idade, 600 UI/dia[24]. Além da suplementação, é importante orientar a dieta com alimentos ricos em vitamina D e cálcio, com pelo menos 500 mg de cálcio/dia[24] e a prática de atividades físicas ao ar livre.

## Diagnóstico diferencial

Dentre os diagnósticos diferenciais, podemos citar o hiperparatireoidismo primário (nesses casos, geralmente há hipercalcemia associada), tumores produtores de FGF23 (pode haver osteomalácia induzida pelo FGF23, sendo que o status da vitamina D e do cálcio são normais), osteoporose (em alguns casos, a osteomalácia pode coexistir), causas genéticas de raquitismo (raquitismo hipofosfatêmico, raquitismo por deficiência da CYP27B1, raquitismo por resistência ao receptor da vitamina D).

### PRINCIPAIS PONTOS DO CAPÍTULO

- A prevalência de deficiência de vitamina D continua alta, tanto em países em desenvolvimento quanto em países desenvolvidos

- O cálcio é elemento extremamente importante para o organismo humano e exerce várias funções. Sua homeostase é complexa.

- A vitamina D não deve ser dosada indiscriminadamente e sim, em grupos de risco

- Ainda há grande variabilidade laboratorial na dosagem de vitamina D (25(OH)D)

- Nos quadros clínicos de deficiência, geralmente há associação de ingestão inadequada de cálcio e baixa concentração de vitamina D

## Referências bibliográficas

1. Campbell AK. Calcium as an intracellular regulator. Proc Nutr Soc.1990; 49(1):51-6.
2. Bootman MD, Collins TJ, Peppiatt CM, et al. Calcium signaling-an overview. Semin Cell Dev Biol. 2001;12:3-10.
3. Singh J, Moghal, N, Pearce S, Cheetham T. The investigation of hypocalcaemia and rickets. Arch Dis Child. 2003;88(5):403-7.
4. Robertson WG, Marshall RW. Calcium measurements in serum and plasma-total and ionized. CRC Crit Rev Clin Lab Sci. 1979;11(3):271-304.
5. Moe SM. Disorders involving calcium, phosphorus, and magnesium. Primary Care 2008;35(2):215-37.
6. Vuralli D. Clinical Approach to Hypocalcemia in Newborn Period and Infancy: Who Should Be Treated? Int J Pediatr. 2019;2019:4318075.
7. Dewitte K, Stockl D, Thienpont, LM. pH dependency of serum ionized calcium. Lancet 1999;354:1793-4.
8. Castro LCG. O sistema endocrinológico vitamina D. Arq Bras Endocrinol Metab 2011;55(8):566-75.
9. Allgrove J. Physiology of Calcium, Phosphate and Magnesium. In: Allgrove J, Shaw NJ. Calcium and Bone Disorders in Children and Adolescent., Endocrine Development. V.16. Karger, 2009. p.8-31.
10. Holick MF, MacLaughlin JA, Doppelt SH. Regulation of cutaneous previtamin D3 photosynthesis in man: skin pigment is not an essential regulator. Science 1981;211:590-3.
11. Tuckey RC, Cheng CYS, Slominski, AT. The serum vitamin D metabolome: What we know and what is still to discover. J Steroid Biochem Mol Biol 2019;186:4-21.
12. Institute of Medicine, Food and Nutrition Board. Dietary Reference Intakes for Calcium and Vitamin D. Washington, DC: National Academy Press; 2011.
13. Weaver CM. Should dairy be recommended as part of a healthy vegetarian diet? Am J Clin Nutr 2009;89(suppl):1634S-7S.
14. Cashman KD, Dowling KG. Vitamin D deficiency in Europe: pandemic? Am J Clin Nutr 2016;103(4):1033-44.
15. Priemel M, Domarus C, Von Klatte TO, Kessler S, Schlie J, Meier S, et al. Bone mineralization defects and vitamin D deficiency: histomorphometric analysis of iliac crest bone biopsies and circulating 25-hydroxyvitamin D in 675 patients. J Bone Miner Res 2010;25(2):305-12.
16. Högler W. Complications of vitamin D deficiency from the foetus to the infant: One cause, one prevention, but who's responsibility? Best Pract Res Clin Endocrinol Metab 2015; 29:385-98.

17. Uday S, Högler W. Nutritional Rickets and Osteomalacia in the Twenty-first Century: Revised Concepts, Public Health, and Prevention Strategies. Curr Osteoporos Rep 2017;15:293-302.

18. Cesur Y, Yuca SA, Kaya A, Yilmaz C, Bay A. Vitamin D deficiency rickets in infants presenting with hypocalcaemic convulsions. West Indian Med J. 2013;62(3):201-14.

19. Thomas TC, Smith JM, White PC, Adhikari S. Transient neonatal hypocalcemia: presentation and outcomes. Pediatrics 2012;129(6):e1461-7.

20. Fabi M, Gesuete V, Petrucci R, Ragni L. Dilated cardiomyopathy due to hypocalcaemic rickets: is it always a reversible condition. Cardiol Young 2013;23(5):769-72.

21. Shaw NJ, Mughal MZ. Vitamin D and child health part 1 (skeletal aspects). Arch Dis Child 2013;98(5):363-7.

22. Robinson PD, Högler W, Craig ME, Verge CF, Walker JL, Piper AC, et al. The reemerging burden of rickets: a decade of experience from Sydney. Arch Dis Child 2006;91(7):564-8.

23. Holick MF, Brinkley NC, Biscchoff-Ferrari HA, et al. Evaluation, treatment and prevention of vitamin D deficiency: an Endocrine Society Clinical Practice Guideline. J Clin Endocrinol Metab. 2011;96:1911-30.

24. Munns CF, Shaw N, Kiely M et al. Global Consensus Recommendations on Prevention and Management of Nutritional Rickets. J Clin Endocrinol Metab. 2016;101:394-415.

25. Sociedade Brasileira de Pediatria. Hipovitaminose D em pediatria: Recomendações para o diagnóstico, tratamento e prevenção. Guia Prático de Atualização. Departamento Científico de Endocrinologia. Documento Científico, n. 1, 2016. Disponível em: https://www.sbp.com.br/fileadmin/user_upload/2016/12/.

26. Ferreira CES, Maeda SS, Batista MC et al. Consensus – reference ranges of vitamin D [25(OH)D] from the Brazilian medical societies. Brazilian Society of Clinical Pathology/Laboratory Medicine (SBPC/ML) and Brazilian Society of Endocrinology and Metabolism (SBEM). J Bras Patol Med Lab 2017;53 (6):377-81.

27. Uday S, Högler W. Spot the silent sufferers: A call for clinical diagnostic criteria for solar and nutritional osteomalacia. J Steroid Biochem and Mol Biol. 2019;188:141-6.

# 3

# Vitamina C

HÉLIO FERNANDES DA ROCHA
PEDRO VIDAL RODRIGUES

## Introdução

A ingestão insuficiente de vitamina C leva ao desenvolvimento de uma síndrome conhecida desde a antiguidade, relatada no Papiro de Ebers (1550 a.C.), como escorbuto. Neste, afirmava-se que a moléstia poderia ser combatida com a ingestão de cebolas frescas.[1,2] A palavra escorbuto, para alguns, aparece pela primeira vez na Europa das grandes navegações em 1560 d.C., como *scheurbuik*, em holandês, e escorbuto, em francês, em referência à doença caracterizada por gengivas inchadas e sangrantes, prostração e dores intensas.[2] Em 1747, o cirurgião da Marinha Real Britânica, James Lind, encontrou a cura para o escorbuto, uma doença que matava milhares de marinheiros anualmente. Ele descobriu que: "... laranjas e limões eram os remédios mais eficazes para essa perturbação no mar". Em 1928, o húngaro Albert Szent-Györgyi isolou o ácido hexurônico, e, em 1932, o químico britânico Walter Haworth determinaria a estrutura molecular do ácido hexurônico, renomeando-o para ácido ascórbico. No ano seguinte, Haworth liderou uma equipe de cientistas capazes de produzir ácido ascórbico sinteticamente[1], o que ocorre naturalmente nas plantas e na maioria dos animais. Esta substância é hoje conhecida como vitamina C e alternaremos a denominação aqui entre as duas, existindo ainda a forma oxidada e reversível, chamada de ácido desidroascórbico (DHAA). Entre os humanos, o ácido ascórbico é uma vitamina. O gene para a gulonolactona oxidase, a enzima que executa a última transformação na síntese em animais, sofreu mutações ao longo da evolução que a tornaram não funcional para os homens e outros animais como cobaias (porquinhos da Índia)[3]. O escorbuto não tratado é fatal e apenas a vitamina C tem a capacidade de curá-lo[4].

## Absorção, transporte, metabolismo e excreção

O ácido ascórbico e o DHAA derivam de fontes alimentares e são absorvidos pelos enterócitos e reabsorvidos pelas células epiteliais renais. Posteriormente, a vitamina C circula no sangue e entra em todas as outras células do corpo. A difusão simples pela membrana plasmática é insignificante; os mecanismos mais efetivos de entrada nas células são ativos e específicos, concentrando a vitamina C intracelularmente para suas ações como cofator enzimático e antioxidante. Os mecanismos de transporte conhecidos são a difusão facilitada de DHAA por meio de transportadores sensíveis à glicose e não sensíveis, a difusão facilitada e o transporte ativo secundário de ácido ascórbico por meio da via dependente de sódio das proteínas transportadoras de vitamina C (SVCT1 e SVCT2), que são codificadas pelos genes Slc23a1 e Slc23a2, respectivamente. Esses transportes e suas vias são regulados pelas condições fisiológicas e alterados pelo envelhecimento e pela doença[5], tornando o indivíduo mais vulnerável à carência em tais condições.

### Metabolismo do ascorbato

O ácido ascórbico é oxidado reversivelmente com a perda de um elétron para formar o radical livre, ácido semi-dehidroascórbico, que é posteriormente oxidado em DHAA (Figura 1). Por ser "doador" de elétrons, é também conhecido como um antioxidante orgânico e é muito hidrossolúvel.

O ácido DHAA pode ser reduzido a ácido ascórbico pelo mesmo radical intermediário ou estrutura do anel do DHAA que, ao ser hidrolisado irreversivelmente, produz o ácido dicetogulônico. Este último pode ser metabolizado ainda mais na direção irreversível, formando oxalato (que nos excessos de ingestão de vitamina C pode ser causa de cálculos renais), treonato, xilose, ácido xilônico e ácido lixônico. O DHAA é instável em solução aquosa e tem meia-vida a 37°C entre 6 e 20 minutos, dependendo da concentração. Em termos fisiológicos, o ácido ascórbico fornece elétrons para enzimas e compostos químicos oxidantes. Além de seu potencial re-

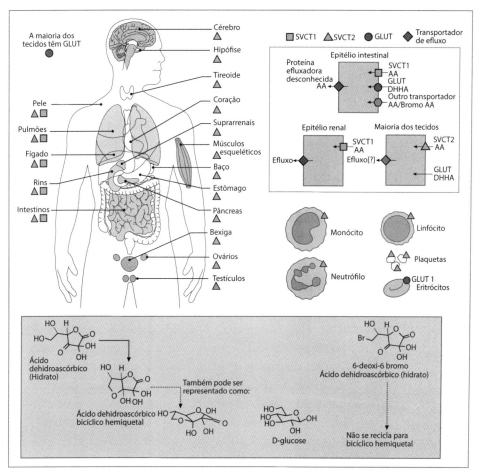

**FIGURA 1** Transportadores de vitamina C e sua distribuição em tecidos humanos. Os transportadores de vitamina C dependentes de sódio (SVCTs) são os principais responsáveis pelo transporte de vitamina C para as células em humanos e outros mamíferos. A SVCT1 é ativa principalmente em tecidos absorventes, incluindo epitélio intestinal, epitélio renal, túbulos contornados proximais e a parte descendente da alça de Henle, nos rins. A SVCT1 também é expressa no fígado. A SVCT2 é ativa na maioria dos tecidos do corpo, assim como os GLUTs. SVCT1 e SVCT2 transportam ácido ascórbico, mas não DHHA para as células. Os GLUTs 1, 2, 3, 4 e 8 (mas não outros GLUTs) transportam DHHA, mas não o ácido ascórbico, para dentro células. Ainda não foi identificado um transportador responsável pela exportação de ácido ascórbico das células para o líquido extracelular ou plasma. A única célula que contém ácido ascórbico conhecida sem ter um SVCT é o glóbulo vermelho maduro. O DHHA é transportado para as hemácias humanas pelo GLUT1, sofrendo redução a ácido ascórbico ao entrar no glóbulo. A D-glicose se parece muito com a forma de anel (forma hemialdeídica hidratada) do DHHA. Esta semelhança espacial pode estar associada ao reconhecimento e transporte mediado por alguns GLUTs. A distribuição das proteínas SVCT foi observada pela presença de mRNA específico para SVCT1 e SVCT2 em experimentos com camundongos e, em alguns casos, por anticorpos anti-SVCT.
Fonte: adaptada de Padayatty et al., 2016.[4]

dox, outras propriedades fazem do ácido ascórbico um excelente doador de elétrons em outros sistemas. Primeiro, seu radical livre intermediário é relativamente reativo, especialmente com oxigênio. Segundo, o ácido ascórbico oxidado resulta no DHAA, que, quando é reduzido, retorna a ácido ascórbico e fica disponível para reutilização[6].

Nos tecidos, a vitamina C é transportada para dentro das células pelos transportadores de glicose (GLUTs), que geralmente têm afinidade maior para DHAA do que para glicose. A forma hidratada de DHAA gera estruturas hemialdeídicas bicíclicas, algumas das quais se assemelham à glicose em três dimensões[6,7]. Assim que o DHHA é transportado, sofre redução intracelular imediata para ascorbato. O processo de oxidação extracelular para DHHA, transporte de DHHA e redução intracelular imediata é denominado reciclagem de ácido ascórbico[8].

O aproveitamento do ácido ascórbico ingerido envolve as seguintes etapas e premissas: (1) biodisponibilidade e absorção no trato gastrointestinal; (2) estabilidade na circulação; (3) distribuição nos tecidos; (4) excreção; e (5) utilização. O estado químico da vitamina C e os mecanismos de transporte de membranas para cada estado químico é fundamental para sua absorção e utilização. Ambos os estados, reduzido e oxidado, atravessam as membranas celulares, porém existem diferenças na cinética de transporte, na dependência de cátions de sódio (pelas proteínas SVCT) e no consumo de energia, o que indica que os transportes se fazem por mecanismos separados de acordo com o estado redox. A forma de ácido ascórbico ativo na função redutora é a mais predominante no plasma e tecidos, o que indica ser esta forma a mais transportável. A forma oxidada, DHHA é rapidamente reduzida intracelularmente para ácido ascórbico por mecanismos enzimáticos e químicos. Apesar dos baixos níveis constitutivos de DHHA, as condições que promovem a oxidação do ácido ascórbico podem alterar profundamente a natureza e a disponibilidade desses compostos. Nos casos em que há carência de vitamina C, a compreensão dos mecanismos que modulam o transporte e a utilização sob diferentes condições metabólicas serão imprescindíveis para corrigir a carência de ácido ascórbico[6].

A capacidade do ácido ascórbico em ser um doador de elétrons ou antioxidante é responsável por todos os seus efeitos fisiológicos conhecidos. No entanto, algumas espécies reativas oxidantes (ERO), como cobre e ferro, quando já oxidadas, podem, ao receber esse elétron, tornar-se paradoxalmente indutores da formação tecidual de $O_2$ (superóxido) ou de $H_2O_2$

(peróxido de hidrogênio), ou seja, o efeito oposto do esperado, com consequente geração de ERO. Essa propriedade de se tornar um ERO ativo ao receber um elétron é própria do oxigênio. Assim, em algumas circunstâncias o ácido ascórbico, por sua ação como agente redutor, irá gerar paradoxalmente oxidantes muito potentes. Essa química ocorre *in vivo* quando concentrações elevadas de ácido ascórbico são alcançadas no plasma e nos fluidos extracelulares[9]. A perda de dois elétrons ao reduzir outros ERO no meio orgânico dá origem ao DHHA, que existe na forma de hidratos e tem meia-vida muito curta por rompimento do anel hidrofílico, produzindo o ácido 3-dicetogulônico e, dessa forma, deixando-se de perpetuar os efeitos e a reciclagem da vitamina C[6,7].

## Diagnóstico laboratorial

A hipovitaminose C é definida laboratorialmente pela concentração plasmática inferior a 23 uMol/L (0,4 mg/dL)[10]. O problema da análise das concentrações plasmáticas é que estas podem ser normais no caso de suplementação recente e mascarar uma deficiência eventual, sem o conhecimento real das reservas teciduais. Além disso, diminuem durante a resposta inflamatória sistêmica. Um método mais preciso é avaliar os níveis de vitamina C nos leucócitos, mas este método é de realização tecnicamente difícil e de alto custo[11]. Concentração nos leucócitos ≤ 10 mcg/$10^8$ células é indicativo de deficiência[12]. Outro método é a medida da excreção urinária após a infusão de ácido ascórbico via parenteral. Após a infusão de 100 mg por via intravenosa, 80% devem ser excretados em 5 horas se as reservas teciduais estão preservadas[11]. Um problema desse método é que pode ocorrer oxidação não enzimática do ascorbato com formação de oxalato, impedindo a interpretação correta.

Na investigação por imagem, as alterações radiológicas típicas ocorrem na parte distal dos ossos longos, particularmente nos joelhos e tornozelos[13]. O achado mais comum, porém inespecífico, é a osteopenia[11]. Ocorre desmineralização generalizada dos ossos, que adquirem a aparência de vidro fosco, e afinamento cortical. Os centros epifisários exibem rarefação central e são circundados por área radiológica opaca, conhecida como anel de Wimberger.

Na prática, o diagnóstico de escorbuto é baseado na combinação de achados clínicos e radiológicos. Deve-se fazer o diagnóstico diferencial com o raquitismo quando há história de baixa ingestão por, no mínimo, 1 a 3 meses associada aos sinais clínicos[14].

## Funções da vitamina C

Em razão do seu funcionamento global como componente essencial da síntese de colágeno e como um antioxidante, a vitamina C atua sobre vários tecidos. O ácido ascórbico participa da síntese de colágeno como cofator da enzima prolil-hidroxilase, que hidroxila o aminoácido prolina em hidroxiprolina, e da lisina hidroxilase, que hidroxila a lisina em hidroxilisina[15], base do tecido conjuntivo. A vitamina C participa do remodelamento do endotélio vascular, na manutenção da integridade das células vasculares por diferenciação de fibras musculares e na produção de proteínas do tecido conjuntivo. Em uma metanálise recente sobre vitamina C e vitamina E, foi demonstrado que a suplementação com vitamina C ou apenas a vitamina E melhorou a função endotelial. No sistema nervoso central, concentrações adequadas de ácido ascórbico são importantes para a formação da bainha de mielina, amidação peptídica e proteção contra a toxicidade do glutamato. Deleções dependentes de SVCT2, um transportador de vitamina C dependente e regulador de ácido ascórbico, resultam em hemorragias cerebrais e morte[2]. Sugeriu-se que o ácido ascórbico teria efeito preventivo contra a doença de Alzheimer por reduzir o estresse oxidativo[16]. Nos queratinócitos da epiderme, atua na síntese de colágeno e na cicatrização de feridas. O ácido ascórbico também reduz as espécies reativas de oxigênio resultantes da inflamação na derme e, como tal, pode funcionar como agente terapêutico contra a lesão de pele induzida por raios ultravioleta.

## Fatores de risco para deficiência em diferentes contextos clínicos e epidemiológicos

Epidemias de escorbuto estão associadas a fome e guerras, pela redução do suprimento alimentar. Em geral, o nível sérico de vitamina C é reflexo do uso regular de frutas e legumes, mas também das condições socioeconômicas, preferências culturais e estilo de vida[17]. Na gestação, particularmente durante o último trimestre, há um aumento moderado da necessidade de vitamina C e, durante a lactação, são secretados 20 mg/dia dessa vitamina pelo leite materno. Portanto, além da recomendação diária de vitamina C, recomenda-se acrescentar 10 mg na gestação e 25 mg na lactação[18]. A concentração de vitamina C no leite humano dependente da dieta materna e possíveis variações terão influência direta no lactente em aleitamento materno exclusivo[19], justificando-se assim atenção especial ao binômio mãe-filho e nas premissas dos mil dias.

Estudos da literatura sugerem haver ligação entre o metabolismo hepático do álcool e a maior excreção de vitamina C. Nos Estados Unidos, 10 em cada 12 casos de escorbuto ocorrem em alcoólatras, usuários de drogas ilícitas e pacientes psiquiátricos[19]. Outros fatores de risco foram revelados em estudos que mostram baixa concentração plasmática em pacientes com *diabetes mellitus*[20], infecções[21] e em fumantes[10].

## Manifestações clínicas da deficiência

O escorbuto, a mais antiga doença reconhecida por deficiência nutricional[1,18], é raro atualmente. Os sinais clínicos da deficiência em indivíduos saudáveis se desenvolvem geralmente após 2 a 3 meses de baixa ingestão[22] (< 10 mg/dia), quando as concentrações teciduais e plasmáticas estão reduzidas e as reservas corporais de ácido ascórbico < 300 mg. As manifestações iniciais são inespecíficas, como irritabilidade, inapetência, febre baixa e lesões dermatológicas, como petéquias, equimose e hiperqueratose folicular. As gengivas tornam-se edemaciadas e sangram sob a mínima pressão exercida. As manifestações hemorrágicas incluem púrpura, epistaxe e a característica hemorragia perifolicular[13,17]. Hemorragias petequiais podem ocorrer na pele espontaneamente ou, mais comumente, abaixo do local da aplicação de um torniquete (sinal de Rumpel-Leede), como manifestação da fragilidade capilar[23].

Por causa da má formação da dentina, há alterações na formação dos dentes. A deficiência de vitamina C causa má formação osteoide e formação óssea endocondral insuficiente[24], o que torna os ossos frágeis e facilmente fraturáveis. Pode-se palpar espessamento das junções costocondrais da caixa torácica que lembram rosário raquítico. A pseudoparalisia e a dificuldade para deambular também são manifestações comuns em crianças. Pode haver também anemia macrocítica (por deficiência de folato) ou hipocrômica (por deficiência de ferro), secundária ao sangramento e à menor absorção intestinal desses micronutrientes[11] e pelas principais fontes alimentares de vitamina C também serem as de folato.

## Toxicidade

Embora a vitamina C tenha papel bem documentado em muitas vias de intermediação do metabolismo[2], reações adversas parecem ser incomuns. A toxicidade potencial de doses excessivas de vitamina C suplementar está relacionada a eventos e aos efeitos dos metabólitos no sistema urinário, como cálculos de oxalato. O oxalato é um produto final do catabolismo do ácido ascórbico e desempenha um papel importante na formação de cálculos renais. Quantidades diárias excessivas de vitamina C produzem hiperoxalúria. A formação de cálculos de ácido úrico pode resultar de aumento da excreção de ácido úrico ou da acidificação da urina. Como um ácido orgânico fraco, o ácido ascórbico é potencialmente capaz de atuar por ambos os mecanismos[26]. Em quatro adultos voluntários, a ingestão diária de 5 a 10 g de vitamina C provocou o aumento da excreção urinária de oxalato de 50 a 87 mg/dia[24]. O risco de formação de cálculos de oxalato pode se tornar significativo a partir de ingestões diárias superiores a 1 g e isto é mais significativo em crianças, pois fazem maior ingestão de cálcio, particularmente naquelas com altas quantidades de cálcio na urina[25]. A ingestão diária de 2 a 3 g/dia de vitamina C produz diarreia osmótica na maioria das pessoas em razão do número excessivo de moléculas que não chegam a ser absorvidas no lúmen intestinal[18].

A vitamina C pode precipitar a hemólise em alguns indivíduos, incluindo aqueles com deficiência de 6-fosfato desidrogenase, hemoglobinúria noturna paroxística ou outras condições associadas ao risco aumentado de hemólise ou em que a proteção contra a remoção dos produtos do metabolismo do ferro esteja prejudicada, como em pessoas com fenótipo de haptoglobina Hp2-2[26]. Portanto, 1 g de vitamina C parece ser o limite superior aconselhável da ingestão alimentar para adultos, não havendo limite conhecido para crianças.

O ácido ascórbico tem sido consumido em grandes doses em uma variedade de condições, incluindo o resfriado comum e a esquizofrenia[26]. No entanto, seu valor terapêutico é reconhecido apenas no tratamento de escorbuto e para atividade redutora da vitamina C.

## Tratamento da deficiência

No paciente adulto, a dose recomendada de vitamina C é de 500 a 1.000 mg/dia. Em crianças, a dose é de 100 a 300 mg/dia, por 1 mês ou até a recuperação total dos sinais e sintomas[27]. Como tratamento para os sintomas do escorbuto clínico, são indicados analgésicos e repouso. Não há indicação para o uso de antibióticos. No caso de separação da epífise da metáfise, deve-se administrar a vitamina C na dose máxima para a faixa etária e fazer imobilização com talas. A redução cirúrgica raramente é necessária. Sintomas como fadiga, letargia, dor e anorexia melhoram em menos de 24 horas de tratamento. Hemorragias, sangramento gengival e fraqueza geralmente regridem após 1 a 2 semanas de tratamento. A recuperação total deve acontecer em 3 meses de tratamento[17].

## Fontes na dieta, recomendações de ingestão (RDA, EAR, AI, UL)

As frutas e sucos cítricos frescos são fontes particularmente ricas de vitamina C, e também frutos não cítricos, como melancia, melão, cerejas, kiwi, manga, mamão, morango e tomate, que também contêm quantidades variáveis. Legumes como repolho, brócolis, couve, couve-flor, mostarda, pimentão vermelho e verde, ervilha e batata podem ser fontes mais importantes de vitamina C do que frutas. Isso é particularmente verdadeiro, porque o suprimento de vegetais geralmente se estende por períodos mais longos durante o ano do que o suprimento de frutas[26]. Cabe salientar que a quantidade de vitamina C em um determinado alimento geralmente não é o principal determinante do suprimento individual adequado da vitamina, mas, sim, a regularidade da ingestão desse alimento.

**TABELA 1** Concentração de vitamina C em vegetais, alguns específicos da flora brasileira

| Alimento | Vitamina C (mg/100 g) |
| --- | --- |
| Araçá-boi | 9,5 ± 0,8 |
| Camu-camu | 397 ± 21 |
| Jaracatiá | 8,4 ± 0,9 |
| Araçá | 4,7 ± 0,5 |
| Umbu | 2,5 ± 0,1 |
| Coquinho | 43 ± 1 |
| Pana | 5,1 ± 0,6 |
| Maracujá | 4,3 ± 0,6 |

*(continua)*

**TABELA 1** Concentração de vitamina C em vegetais, alguns específicos da flora brasileira *(continuação)*

| Alimento | Vitamina C (mg/100 g) |
|---|---|
| Cagaita | 9,8 ± 0,2 |
| Acerola | 1500-4500 |
| Banana | 10 |
| Laranja-baía | 80,3 ± 1 |
| Goiaba | 302 |
| Morango | 60 |
| Passa de Corinto | 36 |
| Cantalupo | 50 |
| Limão | 50 |
| Lima | 27 |
| Laranja | 47 |
| Pimentão verde | 720 |
| Repolho | 50 |
| Chicória | 11 |
| Salsa | 193 |
| Batata | 17 |
| Quiabo cozido | 20 |
| Cebola | 24 |
| Tomate | 23 |
| Roseira-brava, folhas | 1000 |
| Groselha | 200 |
| Couve | 128 |
| Rabanete | 120 |
| Brócolis | 109 |
| Agrião | 79 |
| Espinafre | 51 |
| Ervilha | 8 |
| Cenoura | 6 |
| Maçã | 6 |
| Ameixa | 3 |

**Fonte:** adaptada de Chunming, 2001; Genovese et al., 2008; Couto et al., 2010; e Prakash et al., 2018.

Em muitos países em desenvolvimento, as limitações no fornecimento de vitamina C são frequentemente determinadas por fatores sazonais, como disponibilidade de água, tempo e mão de obra para o manejo de hortas domésticas e a curta temporada de colheita de muitas frutas. Por exemplo, a ingestão média mensal de ascorbato variou de 0 a 115 mg/dia em uma comunidade gambiana na qual o pico de ingestão coincidiu com a duração sazonal da safra de manga e, em menor grau, com as colheitas de laranja e toranja. Essas flutuações na ingestão de ascorbato na dieta refletiram diretamente sobre as variações do ácido ascórbico plasmático (11,4 a 68,4 mmol/L) e do leite humano (143 a 342 mmol/L)[26].

A vitamina C dos alimentos é muito instável. A perda de vitamina C pela fervura do leite de vaca é um exemplo comum de causa de escorbuto infantil. O conteúdo de vitamina C dos alimentos é fortemente influenciado pelas estações do ano, transporte para o mercado, prazo de validade, tempo de armazenamento, práticas de cozimento e cloração da água. O corte ou machucado de frutas e legumes libera ácido ascórbico oxidase, reduzindo a quantidade de vitamina C. Em países em que a batata é um alimento básico e as instalações de refrigeração são limitadas, as variações sazonais do ácido ascórbico plasmático são devidas à considerável deterioração no conteúdo de vitamina C da batata durante o armazenamento; o conteúdo pode diminuir de 30 para 8 mg/100 g em um período de 8 a 9 meses[26]. As técnicas de branqueamento inativam a enzima oxidase e ajudam a preservar o ácido ascórbico, como também o pH baixo ajuda a conservação, como acontece na preparação de chucrute (repolho em conserva). Por outro lado, o aquecimento e a exposição ao cobre ou ao ferro ou condições levemente alcalinas destroem a vitamina C, e o excesso de água pode lixiviá-la dos tecidos dos alimentos durante o cozimento.

As recomendações nutricionais propostas pelo Institute of Medicine dos Estados Unidos, em conjunto com a agência Health Canada, a partir de 1997, conhecidas como *Dietary Reference Intakes* (DRI), são organizadas em tabelas com as quatro categorias de nutrientes. Foram publicadas entre 1997 e 2005 e incluem parâmetros para regular a segurança da ingestão diária e balizar os limites de doses para tratamento, quais sejam:

1. *Estimated Average Requirement* (EAR): mediana da distribuição das necessidades de um nutriente em um grupo de indivíduos saudáveis do mesmo sexo e estágio de vida; atende às necessidades de 50% da população.

2. *Recommended Dietary Allowances* (RDA): esta categoria de valores, já empregada nas versões anteriores, deriva do EAR e deve atender às necessidades de um nutriente para 97 a 98% dos indivíduos saudáveis do mesmo sexo e estágio de vida.
3. *Adequate Intake* (AI): valor de consumo recomendável, baseado em levantamentos, determinações ou aproximações de dados experimentais, ou ainda de estimativas de ingestão de nutrientes para grupo(s) de pessoas sadias e que, *a priori*, se consideraria adequado. Nem sempre o conjunto de informações sobre o nutriente é suficientemente consistente para o estabelecimento de EAR. Nesses casos, deve-se empregar o valor de AI, projetado como possivelmente superior ao valor de RDA, mas sobre o qual ainda há considerável incerteza. Assim, o valor de AI é usado quando os valores de EAR ou de RDA não podem ser determinados.
4. *Tolerable Upper Intake Level* (UL): existe a compreensão equivocada de que, se um nutriente faz bem em pequena quantidade, faria melhor em doses maiores. Na verdade, existem nutrientes que podem ser nocivos em doses que às vezes são apenas pouco superiores aos valores de recomendação. O UL é definido como o mais alto valor de ingestão diária prolongada de um nutriente que, aparentemente, não oferece risco de efeito adverso à saúde em quase todos os indivíduos de um estágio de vida ou sexo.

Com as DRI pode-se aprimorar a avaliação e o planejamento da alimentação, ao considerar que, para cada uma dessas etapas da atenção dietética, deve-se aplicar uma ou mais das categorias citadas, de maneiras distintas. Assim, para indivíduos, EAR e UL são as categorias de referência mais adequadas para a avaliação de dietas, enquanto RDA ou AI devem ser utilizadas como metas de ingestão. Valores habituais de consumo abaixo do EAR denotam grande probabilidade de inadequação, e acima do UL, risco de desenvolvimento de efeitos adversos. Se o consumo habitual estiver um pouco acima dos valores da RDA, há maior chance de que as necessidades nutricionais, tanto de indivíduos quanto de populações, sejam atendidas. Quando não há valor de EAR e apenas o valor de AI se encontra disponível, há maior incerteza para avaliar se um determinado nutriente é fornecido em quantidade adequada pela dieta. Portanto, pela simples aplicação das tabelas não é possível chegar a uma conclusão sobre inadequação, quando os valores de consumo habitual forem menores do que este valor de referência[30].

**TABELA 2** UL, EAR, AI ou RDA de vitamina C

| | UL (mg) | EAR (mg) | AI* ou RDA (mg) |
|---|---|---|---|
| Bebês | | | |
| 0 a 6 meses | ND | ND | 40* |
| 7 a 12 meses | ND | ND | 50* |
| Crianças | | | |
| 1 a 3 anos | 400 | 13 | 15 |
| 4 a 8 anos | 650 | 22 | 25 |
| Homens | | | |
| 9 a 13 anos | 1200 | 39 | 45 |
| 14 a 18 anos | 1800 | 63 | 75 |
| 19 a 30 anos | 2000 | 75 | 90 |
| 31 a 50 anos | 2000 | 75 | 90 |
| 51 a 70 anos | 2000 | 75 | 90 |
| Mais de 70 anos | 2000 | 75 | 90 |
| Mulheres | | | |
| 9 a 13 anos | 1200 | 39 | 45 |
| 14 a 18 anos | 1800 | 56 | 65 |
| 19 a 30 anos | 2000 | 60 | 75 |
| 31 a 50 anos | 2000 | 60 | 75 |
| 51 a 70 anos | 2000 | 60 | 75 |
| Mais de 70 anos | 2000 | 60 | 75 |
| Gestantes | | | |
| Menos de 18 anos | 1800 | 66 | 80 |
| 19 a 30 anos | 2000 | 70 | 85 |
| 31 a 50 anos | 2000 | 70 | 85 |
| Lactantes | | | |
| Menos de 18 anos | 1800 | 96 | 115 |
| 19 a 30 anos | 2000 | 100 | 120 |
| 31 a 50 anos | 2000 | 100 | 120 |

**Fonte:** adaptada de Padovani et al., 2006.[31]

## PRINCIPAIS PONTOS DO CAPÍTULO

- A deficiência de vitamina C é reconhecida como a carência nutricional mais antiga da humanidade. A cura da deficiência foi inferida muitos séculos antes de se conhecer as vitaminas e até mesmo o tratamento. Embora a incidência no Brasil seja baixa, as populações de risco continuam sendo as crianças, por suas necessidades proporcionalmente maiores, as gestantes e as nutrizes, pacientes com doenças consumptivas, atletas de grande performance, tabagistas e alcoólatras.

- O escorbuto clássico é pouco visto entre nós, mas a importância da vitamina C na síntese do colágeno e suas ações antioxidantes e copartícipe na absorção de metais no tubo digestivo devem demandar maior atenção para o seu fornecimento alimentar e até mesmo na sua suplementação durante estados clínicos em que a carência possa ser suspeitada.

- Comparadas às de outras regiões geográficas, as frutas e vegetais do Brasil são, em geral, mais ricas em vitamina C, mas alterações nas colheitas, preparos equivocados e hábitos alimentares excludentes são elementos que nos levam a supor que a carência química seja provavelmente alta entre nós. O uso do leite de vaca *in natura*, fervido muitas vezes, e indicado equivocadamente para menores de 2 anos como fonte alimentar básica, também traz risco considerável, incluindo-se aí a carência associada de ferro. As formas de desnutrição, tanto primária quanto secundárias, e as fases rápidas do crescimento também são situações que aumentam o risco de deficiência.

- O diagnóstico de escorbuto deve se basear na combinação de achados clínicos, radiográficos e histórico alimentar compatível com ingestão insuficiente de vitamina C. No entanto, as manifestações iniciais são inespecíficas (irritabilidade, diminuição do apetite e atraso no desenvolvimento), o que pode atrasar o diagnóstico. Além disso, a concentração plasmática da vitamina C pode estar transitoriamente diminuída durante a inflamação sistêmica, dificultando o diagnóstico.

- Em crianças, a dose de tratamento é de 100 a 300 mg/dia, por 1 mês ou até a recuperação total dos sinais e sintomas. O tratamento sintomático do escorbuto clínico inclui analgésicos, repouso e, se necessário, imobilização com talas.

## Referências bibliográficas

1. Anonymous. Vitamin C timeline [Internet]. Science Learning Hub – Pokapü Akoranga Pütaiao. 2011 [cited 2019 Oct 11]. Available from: from www.sciencelearn.org.nz/resources/1690-vitamin-c-history-timeline.
2. Aghajanian P, Hall S, Wongworawat MD, Mohan S. The roles and mechanisms of actions of vitamin C in bone: new developments. JBMR. 2015;30(11):1945-55.
3. Linster CL, Schaftingen E Van. Biosynthesis, recycling and degradation in mammals. FEBS J. 2007;274:1-22.
4. Padayatty SJ, Levine M. Vitamin C: the known and the unknown and Goldilocks. Oral Dis. 2016;22(6):1-31.
5. Wilson JX. Regulation of vitamin C transport. Annu Rev Nutr. 2005;25(1):105-25.
6. Rumsey SC, Levine M. Absorption, transport, and disposition of ascorbic acid in humans. J Nutr Biochem. 1998;9(3):116-30.
7. Corpe CP, Eck P, Wang J, Al-Hasani H, Levine M. Intestinal dehydroascorbic acid (DHA) transport mediated by the facilitative sugar transporters, GLUT2 and GLUT8. J Biol Chem. 2013;288(13):9092-101.
8. Washko PW, Wang Y, Levine M. Ascorbic acid recycling in human neutrophils. J Biol Chem. 1993;268(21):15531-5.
9. Parrow NL, Leshin JA, Levine M. Parenteral ascorbate as a cancer therapeutic: a reassessment based on pharmacokinetics. Antioxid Redox Signal. 2013;19(17):2141-56.
10. Smith JL, Hodges RE. Serum levels of vitamin C in relation to Dietary and Supplemental Intake of vitamin C in smokers and nonsmokers. Ann NY Acad Sci. 1987;498(1):144-52.
11. Weinstein M, Babyn P, Zlotkin S. An orange a day keeps the doctor away: scurvy in the year 2000. Pediatrics. 2001;108(3):1-7.
12. Wilson CWM. Clinical pharmacological aspects of ascorbic acid. Ann NY Acad Sci. 1975;258(1):355-76.
13. Kliegman RM, Stanton BMD, St. Geme J, Schor NF. Nelson Textbook of pediatrics. 20.ed. Philadelphia: Elsevier; 2016. p.329-331.
14. Fain O. Musculoskeletal manifestations of scurvy. J Bone Spine. 2005;72(2):124-8.
15. Murad S, Grove D, Lindberg KA, Reynolds G, Sivarajah A, Pinnell SR. Regulation of collagen synthesis by ascorbic acid. Proc Natl Acad Sci USA. 1981;78(5):2879-82.
16. Harrison FE, Bowman GL, Polidori MC. Ascorbic acid and the brain: rationale for the use against cognitive decline. Nutrients. 2014;6(4):1752-81.

17. Agarwal A, Shaharyar A, Kumar A, Bhat MS, Mishra M. Scurvy in pediatric age group – a disease often forgotten? J Clin Orthop Trauma. 2015;6(2):101-7. Disponível em: http://dx.doi.org/10.1016/j.jcot.2014.12.003.

18. FAO/WHO Expert Consultation. Human vitamin and mineral requirements. Geneva World Heal Organ [Internet]. 2005;(2.ed):341. Disponível em: http://apps.who.int/iris/handle/10665/42716.

19. Olson JA, Hodges RE. Recommended dietary intakes (RDI) of vitamin C in humans. Am J Clin Nutr. 1987;45(4):693-703.

20. Schmidt LE, Arfken CL, Heins JM. Evaluation of nutrient intake in subjects with non-insulin-dependent diabetes mellitus. J Am Diet Assoc. 1994;94(7):773-4.

21. Hemilä H. Vitamin C and infections. Nutr Rev. 2017;9(339):2-28. Disponível em: www.mdpi.com/journal/nutrients.

22. Algahtani HA, Abdu AP, Khojah IM, Al-Khathaami AM. Inability to walk due to scurvy: a forgotten disease. Ann Saudi Med. 2010;30(4):325-8.

23. Riepe FG, Eichmann D, Oppermann HC, Schmitt HJ, Tunnessen WW Jr. Special feature: picture of the month. Infantile scurvy. Arch Pediatr Adolesc Med. 2001;155(5):607-8.

24. Nerubay J, Pilderwasser D. Spontaneous bilateral distal femoral physiolysis due to scurvy. Acta Orthop. 1984;55(1):18-20.

25. Schmidt KH, Hagmaier V, Hornig DH, Vuilleumier JP, G Rutishauser. Urinary oxalate excretion after large intakes of ascorbic acid in man. Am J Clin Nutr. 1981;34(3):305-11. Disponível em: https://doi.org/10.1093/ajcn/34.3.305

26. Chunming C. Chapter 6 Vitamin C. In: FAO/WHO expert consultation on human vitamin and mineral requirements. 2001. p.73-86.

27. Valentini D, Barbuti D, Grandin A, De Horatio LT, Villani A. A good growth in a child with scurvy. BMJ Case Rep. 2011;2011:bcr1020103383.

28. Genovese MI, Da Silva Pinto M, De Souza Schmidt Gonçalves AE, Lajolo FM. Bioactive compounds and antioxidant capacity of exotic fruits and commercial frozen pulps from Brazil. Food Sci Technol Int. 2008;14(3):207-14.

29. Couto MAL, Canniatti-Brazaca SG. Quantificação de vitamina C e capacidade antioxidante de variedades cítricas. Cienc e Tecnol Aliment. 2010;30(suppl. 1):15-9.

30. Prakash A, Baskaran R. Acerola, an untapped functional superfruit: a review on latest frontiers. J Food Sci Technol. 2018;55(9):3373-84. Disponível em: https://doi.org/10.1007/s13197-018-3309-5.

31. Padovani RM, Amaya-Farfán J, Colugnati FAB, Domene SMÁ. Dietary reference intakes: application of tables in nutritional studies. Rev Nutr. 2006;19(6):741-60.

# 4

# Aspectos atuais da deficiência de tiamina em Pediatria

BENJAMIN RAKOTOAMBININA
LAURENT HIFFLER

## Abreviaturas

| | |
|---|---|
| aETK: coeficiente de atividade da transcetolase do eritrócito | PDC: complexo piruvato desidrogenase |
| AI: *adequate intake* | PDH: piruvato desidrogenase |
| AThDP: adenosina tiamina difosfato | ROS: espécies reativas de oxigênio |
| AThTP: adenosina tiamina trifosfato | RDA *Recommended Dietary Allowance* |
| BCKA: cetoácido de cadeia ramificada | RM: ressonância magnética |
| BCKD: complexo enzimático cetoácido de cadeia ramificada desidrogenase | DT: deficiência de tiamina |
| | ThDP: tiamina difosfato |
| Hb: hemoglobina | ThTP: tiamina trifosfato |
| hTHTRs: transportador de tiamina humano | ThTr-1: transportador de tiamina 1 |
| MTPPT: *pyrophosphate transporter* | ThTr-2: transportador de tiamina 2 |
| hPP-T: tiamina mitocondrial | TKT: transcetolase |
| IC: insuficiência cardíaca | TPK: tiamina pirofosfoquinase |
| NADPH nicotinamida adenina dinucleotídeo | TMP: monofosfato de tiamina |
| OCT1: transportator de cátion orgânico 1 | |
| PAL: nível de atividade física | |

## Introdução

A tiamina (vitamina B1 ou aneurina) é um micronutriente não sintetizado pelo organismo humano, pertencente à categoria das vitaminas hidrossolúveis do complexo B. Suas características fisiológicas, incluindo estoque limitado nos tecidos humanos, alta taxa de *turnover* e depuração renal, contribuem para que haja propensão à deficiência de tiamina (DT) durante todos os períodos da vida.

Este capítulo aborda um tema importante e com frequência esquecido da prática clínica e de saúde pública abrangendo várias áreas geográficas, predominantemente as de baixa condição socioeconômica, mas também países industrializados, onde a prevalência de DT é provavelmente maior do que a estimada.

O principal objetivo deste capítulo é atualizar o conhecimento e o entendimento da DT para que estes sirvam de base para o raciocínio clínico.

A dupla função coenzimática e não coenzimática confere a esse micronutriente essencial um papel crucial no metabolismo celular de todo o organismo. Isto é enfatizado pela pletora e pela ubiquidade de distúrbios metabólicos da DT que, na criança, resultam em um extenso espectro de manifestações clínicas.

A ênfase na integração entre fisiologia e fisiopatologia básica e suas aplicações clínicas influi diretamente sobre estratégia de tratamento. Por exemplo, um parágrafo destaca a evidência de DT como campo de aplicação de assunto bastante atual – o HFI-1α (fator indutível por hipóxia-1α) –, que proporcionou o Prêmio Nobel de Fisiologia ou Medicina em 2019 a William G. Kaelin Jr., Peter J. Ratcliffe e Gregg L. Semenza[1].

Os avanços da neurociência têm permitido identificar o papel da tiamina e as consequências de sua deficiência no desenvolvimento neurológico do período fetal até a adolescência. Esses aspectos do desenvolvimento e o amplo espectro clínico da DT merecem atenção renovada no atendimento nutricional, seja em ambientes hospitalares bem equipados ou com recursos limitados, e também no âmbito da saúde pública.

## Absorção, transporte, metabolismo e excreção

### Absorção

Diferentemente dos procariontes, leveduras e plantas, os seres humanos não conseguem sintetizar tiamina[2,3]. Precisam obtê-la por meio da dieta. Algumas características fisiológicas explicam a propensão à deficiência em humanos de todas as idades, como a limitada e rapidamente esgotável capacidade de armazenamento. Portanto, a provisão de tiamina para o organismo depende da ingestão de sua forma fosforilada na dieta.

Antes de ser absorvida, a tiamina é hidrolisada para liberar tiamina livre, por ação das fosfatases intestinais. A captação de tiamina do lúmen intestinal para as células epiteliais polarizadas, que revestem o duodeno e o jejuno superior, ocorre por ação de transportadores de tiamina – transportador de tiamina (THTR-1, gene SLC19A2) e (THTR-2, gene SLC19A3). Os THTR-1 e 2 são expressos na membrana da borda em escova do lúmen intestinal, enquanto o THTR-1 está na membrana basolateral[4-6]. A absorção da tiamina ocorre por meio de uma dupla captação celular, comum em todo o organismo, que é um mecanismo ativo mediado por transportador saturável e de outro mediado por difusão passiva, em baixas e altas concentrações, respectivamente[7].

Além da dieta, uma segunda fonte de tiamina provem da síntese microbiana por bactérias do gênero *Prevotella*, pertencentes ao enterotipo 2 no lúmen do cólon, onde o TPP (pirofosfato de tiamina) é absorvido pelos colonócitos via TPP *transporter* (TPPT, codificado pelo gene SLC44A4)[8,9].

### Transporte

Quando a tiamina entra no sistema circulatório, seja por absorção jejunal ou via parenteral, suas diversas formas circulam livremente na corrente sanguínea. O *pool* de tiamina é repartido de maneira desigual entre três compartimentos: a) corrente sanguínea, b) órgãos-alvo, alguns dos quais constituem o armazenamento limitado de tiamina e c) órgãos encarregados por sua remoção, em especial os rins.

## TRANSPORTE NO SANGUE

No sangue, a tiamina circula no plasma (25%), a parte predominante entra nos eritrócitos (75%) e, em menor grau, nos leucócitos[14]. A tiamina é convertida em suas formas fosforiladas como a tiamina difosfato (ThDP ou TPP-pirofosfato de tiamina) pela enzima tiamina pirofosfoquinase (TPK) (ou difosfoquinase). Em humanos, aproximadamente 85% do total de tiamina no sangue e 96% da tiamina intraeritrocitária estão sob a forma de ThDP, 2% na forma de TTP (trifosfato de tiamina) e 3% como TMP (monofosfato de tiamina); no plasma, a tiamina livre está presente em baixas concentrações[10]. Nos eritrócitos, por não haver mitocôndrias, o ThDP atua como um cofator para a transcetolase, uma enzima citosólica essencial na via alternativa do metabolismo da glicose. A Figura 1 mostra uma visão simplificada das funções coenzimáticas da tiamina na célula.

## SISTEMA DE TRANSPORTE PARA OS ÓRGÃOS

Em seguida, a tiamina alcança a maioria dos órgãos por meio de grupos específicos de transportadores de tiamina expressos em diversos tecidos, incluindo: a) transportador de soluto (THTr-1 e THTr-2), e 2) transportadores de cátions orgânicos (ou seja, OCT1)[6,11-23].

### Metabolismo da tiamina na célula

Uma vez dentro da célula, a tiamina livre passa por reações de fosforilação ou defosforilação, realizadas por enzimas reguladoras específicas[3,24,25]. Em células de mamíferos, cinco derivados de éster de fosfato de tiamina foram identificados, incluindo tiamina monofosfato (ThMP), tiamina difosfato (ThDP) como forma predominante (80%), tiamina trifosfato (ThTP), a recentemente descoberta tiamina trifosfato de adenosina (AThTP), e a tiamina adenosina difosfato (AThDP)[2,3,25-27].

## DERIVADOS DE TIAMINA NAS CÉLULAS

Nas células, a tiamina livre é fosforilada em pirofosfato de tiamina (ou tiamina difosfato), sua forma fisiologicamente ativa (denominada TPP ou ThDP), pela enzima tiamina difosfoquinase (TDPK ou tiamina pirofosfoquinase)[28]. A maior parte do ThDP gerado (~90%) é então transportada do citosol para a membrana mitocondrial interna para ser utilizada em reações metabólicas e bioenergéticas via ciclo de Krebs ou ciclo do ácido tricarboxílico[24-26]. Essa transferência do ThDP envolve o transportador mitocondrial de tiamina-pirofosfato (MTPPT codificado pelo gene SLC25A19)[29]. O restante do ThDP é direcionado ao peroxissomo subcelular envolvido no catabolismo de ácidos graxos de cadeia muito longa e de cadeia ramificada, e na redução de ROS (espécies reativas de oxigênio).

## DERIVADOS DE TIAMINA E SUAS FUNÇÕES

Se as funções dos derivados da adenosina tiamina (AThTP, AThDP) estão em investigação, com enfoque em seu suposto papel não coenzimático, as funções dos derivados ThTP e ThMP são parcialmente conhecidas, sendo este último encontrado consistentemente no leite humano e no líquido cefalorraquidiano (LCR)[2,26,27,30-33]. O ThMP também pode preservar as concentrações de sódio e potássio para permitir uma função eletrofisiológica adequada na condução de impulsos nervosos[26,32,34]. Já o THTP parece regular a condutância dos canais de cloreto[26,32,35].

## LOCALIZAÇÃO CELULAR DAS ENZIMAS DEPENDENTES DE TIAMINA DIFOSFATO

Por outro lado, a tiamina difosfato (ThDP ou TPP), sua principal forma fisiologicamente ativa, atua como cofator para um conjunto de enzimas dentro da célula[3,24,26]. No compartimento mitocondrial, o ThDP é um componente essencial dos três eventos bioquímicos que serão abordados a seguir. A Figura 1 mostra uma visão simplificada das funções coenzimáticas da tiamina na célula.

1. A enzima do complexo de piruvato desidrogenase (PDHc) (Figura 1 B, C3) utiliza ThDP mitocondrial como cofator. O PDHc normalmente converte o piruvato em acetil-CoA, um subproduto da glicólise, em nova acetil-CoA, para que esta ingresse no ciclo mitocondrial de Krebs que irá resultar na fosforilação oxidativa, a principal fornecedora de ATP no organismo. Simultaneamente produz ROS que serão localmente contrabalanceados pela defesa antioxidante[36]. Em condições normais, a acetil-

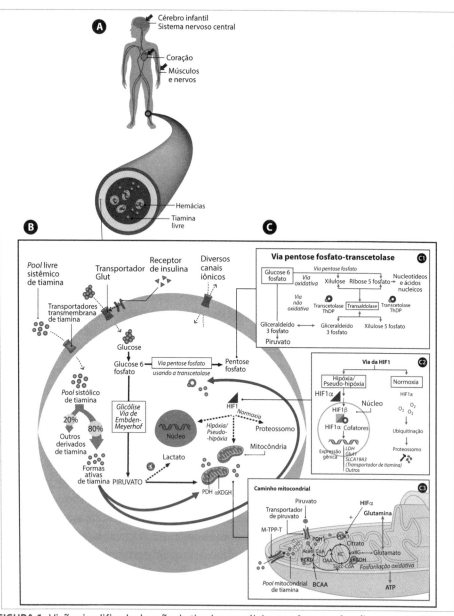

**FIGURA 1** Visão simplificada da ação da tiamina na célula, com foco nas funções coenzimáticas. (A) Distribuição da tiamina em seus três principais órgãos-alvo; (B) metabolismo celular da tiamina e seus *pools* principais, e vias metabólicas relacionadas à tiamina; (C) caixas de zoom: (C1) - vias citosólicas da pentose fosfato que usam a transcetolase; (C2) - vias alternativas do HIF-1$\alpha$, (C3) - eventos mitocondriais; ThDP é um cofator da PDH, $\alpha$-KGDH e BCKD. Sob hipóxia/pseudo-hipóxia, o HIF-1-$\alpha$ exerce regulação ascendente (upregulation) sobre a PDK1 que, por sua vez, exerce regulação descendente (downregulation) sobre a PDH.

Copyright © 2016 Hiffler, Rakotoambinina, Lafferty and Martinez Garcia.
BCKD: complexo cetoácido desidrogenase de cadeia ramificada; LDH: desidrogenase láctica levando à acidose tipo B; PDH: complexo de piruvato desidrogenase; PDK1: piruvato desidrogenase quinase; $\alpha$-KGDH: $\alpha$-cetoglutarato desidrogenase. ATP: trifosfato de adenosina; BCAA: aminoácidos de cadeia ramificada; Gluc transporter: transportador de glicose; HIF1: fator indutível por hipóxia 1 como fator transcricional dimérico (unidades $\alpha$, $\beta$); KC: ciclo de Krebs; M-TPP-T: transportador mitocondrial de pirofosfato de tiamina; OAA: oxaloacetato; Succ-CoA: succinil-coenzima A; ThDP (ou TPP): tiamina difosfato; $\alpha$-KG: $\alpha$-cetoglutarato. Em (B) as setas pontilhadas dentro da célula representam vias alternativas do eixo piruvato-lactato e de HIF-1 durante hipóxia/pseudo-hipóxia (como pode ocorrer na DT).
Veja a imagem colorida em http://manoleeducacao.com.br/conteudo-complementar/saude (voucher: SBAN).

-CoA é a principal intersecção entre a via para a síntese de acetilcolina/ mielina, útil para o sistema nervoso, e a via da oxidação da glicose através do ciclo de Krebs[36,37].

2. O complexo enzimático α-cetoglutarato desidrogenase (α-KGDH), ou oxoglutarato desidrogenase (Figura 1 B, C3) em conjunto com seu cofator, o ThDP mitocondrial, age para converter o α-cetoglutarato em succinil-CoA e perpetuar a geração de ATP na via oxidativa – tanto de carboidratos como de ácidos graxos – do ciclo de Krebs[36]. Além disso, a enzima oxoglutarato desidrogenase mantém o equilíbrio entre as concentrações de glutamato, aspartato, e ácido gama-aminobutírico (GABA, um neurotransmissor com efeito inibidor sobre o sistema nervoso central)[38]. O α-KGDH é também um sensor que aumenta a capacidade da mitocôndria de prevenir lesão oxidativa em caso de risco de liberação excessiva de ROS[39,40].

3. O complexo da enzima α-cetoácido desidrogenase de cadeia ramificada (BCKD) envolvido no catabolismo de aminoácidos (Figura 1 B, C3) também atua tendo o ThDP como cofator[41,42]. O fluxo de BCKA (L-isoleucina, L-valina, L-leucina) através do completo BCKD gera acil-CoA de cadeia ramificada, que sofre catabolismo adicional para entrar no ciclo de Krebs, ou servem como precursores da lipogênese e gliconeogênese[42,43].

4. No compartimento citosólico, a transketolase (TKT) (Figura 1 B, box C1) é a principal enzima dependente de ThDP nas ramificações da via citosólica da via da pentose fosfato, uma via alternativa de degradação da glicose[44]. Assim, em condições normais, o ThDP atua como um cofator das reações da transcetolase descritas a seguir:

   – Em uma fase irreversível, age para fornecer nicotinamida adenina dinucleotídeo fosfato (NADPH). O ThDP participa de uma série de processos que incluem regeneração da glutationa oxidada para reduzir o estresse oxidativo, explosão oxidativa nas células imunológicas, síntese de colesterol, esteroides e ácidos graxos[36,45].

   – Em uma fase reversível, no fornecimento de ribose-5-fosfato, servindo como um bloco de construção na síntese de nucleotídeos e ácidos nucleicos úteis para tecidos de alta rotatividade e como uma ponte com os intermediários da glicólise.

5. Finalmente, na organela do peroxissomo subcelular, a enzima 2-hidroxiacil-CoA liase 1 (HACL1) usa como cofator o ThDP ligado ao peroxis-

somo. O HACL1 peroxissômico, junto com seu cofator, decompõe o ácido fitânico, um ácido graxo de cadeia ramificada geralmente encontrado em gorduras[46]. Do ponto de vista fisiológico, evidências consistentes sugerem que a ação do ThDP se encaixa na função peroxissomal da HACL1, contribuindo para o metabolismo lipídico dos nervos e diversos componentes do cérebro, por exemplo, a β oxidação dos ácidos graxos e notavelmente para a síntese dos lipídios da bainha de mielina[46-51]. Além disso, o peroxissomo pode funcionar como um sensor celular redox/estresse, reduzindo os ROS, especialmente o peróxido de hidrogênio[52-54].

## Metabolismo da tiamina nos diversos órgãos

### EXPRESSÃO DOS TRANSPORTADORES DE TIAMINA COMO DETERMINANTE DA DISTRIBUIÇÃO DA TIAMINA

A tiamina tem meia-vida curta (9,5 a 18,5 horas) e suas reservas corporais (25 a 30 mg), principalmente no fígado, podem ser rapidamente esgotadas. O tropismo dos tecidos pela tiamina depende da demanda metabólica específica de órgãos com alto metabolismo glicídico e da expressão simultânea dos principais transportadores de tiamina nas membranas celulares[7,55]. O THTr-1 (codificado pelo gene SLC19A2) é largamente encontrado nos músculos esquelético e cardíaco, na placenta, fígado, rins e, em menor extensão, em outros lugares[4,5,56]. O THTr-2 (codificado pelo gene SLC19A3) é amplamente expresso, sendo mais abundante na placenta, rins, intestino e fígado[18,57,58]. O transportador OCT1 (codificado pelo gene SLC22A1) é expresso principalmente no fígado, rins e, em menor grau, no intestino, locais em que há competição interativa com medicamentos[20-22]. Não obstante essa característica onipresente, os órgãos-alvo da tiamina estão localizados principalmente nos sistemas cardiovascular, neurológico e gastrointestinal. A tiamina é mais abundante no tecido cardíaco (átrios, válvulas, pericárdio), seguido do músculo esquelético, rins, fígado e, finalmente do cérebro, órgão extremamente sensível à privação de tiamina e onde ela se encontra seletivamente compartimentada[24,59].

Na criança, esses sistemas e órgãos são caracterizados por crescimento, tendo-se em vista os processos de maturação gradual que ocorrem até a idade adulta[3,4,24,60,61].

Em relação ao binômio mãe-filho, durante o segundo e o terceiro trimestre da gravidez, a tiamina deve atravessar o epitélio de borda em escova da placenta por meio de proteínas transportadoras, para haver crescimento e desenvolvimento neurológico do feto, principalmente a mielinização[18,19,62,63]. Durante o período de lactação, a tiamina chega à glândula mamária da mãe via transportadores THTR-1 e THTR-2. No leite final fornecido aos lactentes, a tiamina é principalmente constituída por TMP, alguma tiamina livre e menor concentração de TPP[64].

## EXCREÇÃO

A tiamina pode ser excretada em pequenas quantidades pelo suor corporal, dependendo de exposição ao calor ou exercício extenuante[65]. Nos seres humanos, a maior parte é excretada pelos rins, cujo processo de crescimento e amadurecimento é determinado pelo fluxo sanguíneo renal e pela filtração glomerular, que ainda é baixa nos primeiros 2 anos de vida, ao passo que a função tubular é imatura até 8 meses[66]. Portanto, considerando-se o amadurecimento dos rins, a remoção renal de tiamina é não linear e depende da filtração glomerular, notadamente no início da infância, devido à depuração e capacidade de filtração dependentes da idade durante esse período[66,67].

Desse modo, a tiamina circulante (massa molecular < 500 Da) é facilmente filtrada pelos glomérulos e depois reabsorvida na circulação venosa renal. Essa recaptação da tiamina na membrana da borda da escova do túbulo proximal envolve os transportadores de tiamina de alta afinidade. Os transportadores THTR-1 (KM de 2,5 $\mu$M) e transportadores THTR-2 (KM de 27 nM) são expressos no lado apical, mas o THTR-1 apenas no lado basolateral. Assim, o rim atua na homeostase da tiamina em altas e baixas concentrações da vitamina[58].

Além disso, um transportador OCT1 (*organic cation transporter 1*) expresso no lado apical do túbulo proximal pode recaptar a tiamina em menor grau, promovendo sua reabsorção[21]. E a reabsorção tubular saturável minimiza a perda de tiamina. Diuréticos de alça, mesmo em doses baixas, podem aumentar a taxa de excreção de tiamina[68,69]. Sua exceção ocorre primariamente como tiamina livre, depois como monofosfato de tiamina (TMP) e, em menor proporção, como ThDP[59,70]. A excreção de tiamina livre em 24 horas pode ser usada como um índice de ingestão diária da vitamina[71].

## Diagnóstico laboratorial e valores de referência

Testes laboratoriais

### MÉTODO INDIRETO – ATIVIDADE DA TRANSCETOLASE DO ERITRÓCITO

Este método fornece, *in vivo*, informações qualitativas e quantitativas úteis para classificar o status da tiamina descritos a seguir:

- Atividade da transcetolase eritrocitária (ETKA). Com algumas limitações, ainda é uma boa indicadora do estado funcional *in vivo* da tiamina.
- O "efeito ThDP", usando o método enzimático[72], isto é, o aumento esperado na ativação da transcetolase após a adição de uma quantidade saturante de ThDP. O efeito ThDP é um teste funcional, que reflete o metabolismo *in vivo*[73].

A concentração de tiamina e seus ésteres nos componentes sanguíneos ou séricos ou a excreção urinária de 24 horas em condições basais ou após uma carga de tiamina são medidas que utilizam a cromatografia líquida de alta performance (HPLC).

A combinação de parâmetros (coeficiente de atividade da transcetolase eritrocitária [aETK] integrados aos valores de hemoglobina, tiamina eritrocitária e tiamina urinária) aumentou a confiabilidade na avaliação do status da tiamina utilizado na prática clínica. A classificação de risco de DT mostrada na Tabela 1 indica que um valor de aETK < 1,15 e um aumento do efeito ThDP inferior a 15% refletem ingestão adequada e que os valores da terceira coluna indicam DT grave[74,75].

**TABELA 1** Valores de referência de medidas do *status* de tiamina

| Indicador | Deficiência marginal | Deficiência |
|---|---|---|
| Atividade da transcetolase do eritrócito[a] | 1,20 a 1,25 | > 1,25 |
| Tiamina no eritrócito (nmol/L)[a] | 70 a 90 | < 70 |
| Efeito da ThDP (%)[b] | 15 a 24 | ≥ 25 |

*(continua)*

**TABELA 1** Valores de referência de medidas do *status* de tiamina *(continuação)*

| Indicador | Deficiência marginal | Deficiência |
|---|---|---|
| Tiamina urinária (nmol [µg]/g creatinina) | 90 a 220 (27 a 66) | < 27 |
| (nmol [µg]/d) | 133 a 333 (40 a 100) | < 40 |

a: (74).
b: Valor após estímulo, expresso em múltiplos do valor basal. Também denominado coeficiente de atividade (75).

## MÉTODO DIRETO – HPLC

O método HPLC analisa a tiamina em fluidos corporais acessíveis (líquor, suor, fezes, ThDP no sangue total e na urina)[76]. O sangue total é a matriz mais facilmente acessível para a análise de tiamina, sendo que os eritrócitos contêm mais de 80% da tiamina no sangue sob a forma de ThDP, além da forma TTP, enquanto o plasma contém baixas concentrações (~ 1 a 10 nmol/L), TTP (~ 1 a 13 nmol/L), além de tiamina livre (~ 2 a 15 nmol/L). As análises de tiamina no soro ou no plasma (menos de 10% do conteúdo de tiamina do sangue) têm baixa sensibilidade e especificidade. Em adultos saudáveis fora de áreas endêmicas de DT, a concentração de tiamina no sangue total é um indicador fidedigno dos estoques corporais, que variam de 70 a 190 nmol/L. Valores de ThDP inferiores a 70 nmol/L sugerem DT[77].

A prática laboratorial expressa o ThDP mensurado (nmol/L de sangue total) e o ThDP em função do hematócrito (nmol/L RBC) ou hemoglobina (nmol/grama Hb). A Tabela 2 mostra a distribuição dos derivados de tiamina em ordem de magnitude no sangue total e no plasma, com a porcentagem do total de derivados de tiamina em cada biomatriz[59].

**TABELA 2** Distribuição dos derivados da tiamina no sangue total e no plasma (média e desvio-padrão), com a porcentagem da tiamina total em cada biomatriz

| Biomatriz (n) | Tiamina (nmol/L) | ThMP (nmol/L) | ThDP (nmol/L) | ThTP (nmol/L) |
|---|---|---|---|---|
| Sangue total (7) | 4 ± 3 (2,4%) | 10 ± 4 (6,1%) | 138 ± 33 (83,6%) | 13 ± 4 (7,9%) |
| Plasma (3) | 11 ± 3 (68,7%) | 5 ± 2 (31,3%) | nd | nd |

ThMP: tiamina monofosfato; ThDP: tiamina difosfato; ThTP: tiamina trifosfato.
nd: não detectado
Fonte: adaptada de Gangolf et al.[59]

## Padrões de normalidade normais e especificidade em pediatria

### TIAMINA NO SANGUE E NO LCR

A concentração de TDP no sangue total varia de 90 a 220 nmol/L em pediatria, sendo inicialmente maior em lactentes e crianças menores e diminuindo com a idade[61]. A Tabela 3, versão adaptada do estudo de Wyatt et al. (1991) em crianças saudáveis, mostra valores de alguns marcadores de tiamina no sangue total e no líquor. Não são mostradas as concentrações de tiamina fosforilada e não fosforilada no sangue total. O líquor contém mais tiamina livre e TMP do que TPP[78].

**TABELA 3** Marcadores de tiamina no sangue total e líquor, conforme a faixa etária[61]

| Média (desvio-padrão) N = 323 indivíduos | Idade 0-3 m | Idade 3-6 m | Idade 6-9 m | Idade 9-12 m | Idade > 1 ano |
|---|---|---|---|---|---|
| Tiamina no sangue total (nmol/L) | 258 (63) | 258 (63) | 214 (44) | 214 (44) | 187 (39) |
| Tiamina no líquor (nmol/L) | nd | 135 (42) | 135 (42) | 107 (34) | 84 (51) |

nd: não detectado.

### TIAMINA NO LEITE HUMANO

O conteúdo de tiamina no leite materno é em média 70% na forma de TMP, cerca de 30% como tiamina livre e menos de 1% como TDP[64]. O teor de tiamina muda com o decorrer da lactação, sendo menor no colostro (1 a 5 dias) e aumentando levemente no leite de transição (5 a 13 dias). No leite maduro permanece estável e é de 0,21 ± 0,04 mg/L até o sexto mês, tomando-se como base as AI de tiamina para a faixa etária[79].

### TIAMINA NA URINA

A tiamina urinária está presente como formas livre e TMP e, em menor concentração, como ThDP[59,70]. A excreção de tiamina na urina de 24 horas indica ingestão diária de tiamina, mesmo em curto prazo, mas não é um marcador confiável de suas reservas corporais[71]. As diretrizes da OMS indicam que uma excreção urinária livre de tiamina inferior a 0,04 mg/24 horas é indicativa de baixa ingestão e alto risco de DT[79].

TABELA 4 Guia para interpretação da excreção urinária da tiamina

| Estágio da vida | Deficiente (alto risco) | Deficiência leve (médio risco) | Aceitável (baixo risco) |
|---|---|---|---|
| Tiamina urinária (Fg/g creatinina) | | | |
| 1 a 3 anos | < 120 | 120 a 175 | 176 |
| 4 a 6 anos | < 85 | 85 a 120 | 121 |
| 7 a 9 anos | < 70 | 70 a 180 | 181 |
| 10 a 12 anos | < 60 | 60 a 180 | 181 |
| 13 a 15 anos | < 50 | 50 a 150 | 151 |
| Adultos | < 27 | 27 a 65 | 66 |
| Gestação | | | |
| 2º trimestre | < 23 | 23 a 54 | 55 |
| 3º trimestre | < 21 | 21 a 49 | 50 |

Fg/g ~ µg/g.
Fonte: adaptada de Sauberlich HE et al.[79,201,202]

A homeostase renal da tiamina no início da vida expressa seus parâmetros de depuração. Em crianças saudáveis, os valores normais de tiamina urinária por unidade de creatinina estão entre 0,84 e 1,59 nmol/mg de creatinina e os de excreção fracionada de tiamina (FE% de tiamina) variam de 36,3 a 91,8%[76].

## Métodos diretos de análise de tiamina

O método mais atual para análise de derivados de tiamina é o HPLC, que tem variantes que podem determinar de modo preciso as concentrações da forma fisiologicamente ativa na maioria das biomatrizes[70,77,80]. Como os métodos de HPLC dependem de cada laboratório, recomenda-se a adoção de padrões internos de cada laboratório de modo a permitir maior sensibilidade, a miniaturização de aparelhos e a automação das análises[81,82].

## HPLC EM TANDEM COM TÉCNICA DE ESPECTROMETRIA DE MASSA

O método de HPLC com técnica de espectrometria de massa em tandem (LC-MS/MS) é sensível, específico, simples, rápido e requer menores volumes de amostra. Além de ser um indicador confiável das reservas corporais de tiamina, auxilia na triagem e investigação metabólica de erros inatos do metabolismo da tiamina.

## Fisiopatologia da deficiência

### Consequências fisiopatológicas da deficiência de tiamina

#### MECANISMO MULTIFATORIAL

Os mecanismos patogênicos da DT envolvem vários processos etiológicos, a saber:

I. Ingestão exógena deficiente de tiamina (oral, enteral e parenteral).
II. Teor nutricional insuficiente em relação à oferta calórica.
III. Capacidade limitada de absorção intestinal.
IV. Antagonistas ou drogas competitivas que interferem com a tiamina.
V. Defeito no transportador de tiamina ou enzimas específicas.
VI. Utilização celular prejudicada de tiamina.
VII. Desequilíbrio entre as necessidades (hipermetabolismo) e o *pool* de tiamina celular disponível.
VIII. Aumento das perdas renais ou intestinais de tiamina.

A patogênese multifatorial da DT resulta em três consequências fisiológicas nos contextos sistêmico e celular para os órgãos-alvo da tiamina: prejuízo no metabolismo oxidativo, acidose láctica tipo B e aumento do estresse oxidativo com subsequente morte celular.

#### ALTERAÇÕES DO METABOLISMO OXIDATIVO NO CICLO DE KREBS

Ocorre bloqueio bioquímico ou funcional das enzimas dependentes de tiamina ligadas ao ciclo de Krebs, levando às consequências fisiológicas mencionadas (Figura 1B). Há disfunção do complexo multienzimático PDH, que é privado de seu ThDP mitocondrial, tornando-se incapaz de converter o piruvato em acetil-CoA, etapa regulatória vital das vias do metabolismo energético. A redução subsequente das concentrações de acetil-CoA compromete: 1) o funcionamento do ciclo de Krebs, que em condições normais serve à produção de ATP nas mitocôndrias; 2) a síntese de acetilcolina pelos ramos das vias de acetil-CoA. A disfunção da PDH afeta também as etapas dos complexos BCKD e α-KGDH. Esses fenômenos podem ser muito similares aos observados em erros inatos do metabolismo mitocondrial.

## INÍCIO SUBSEQUENTE DE ACIDOSE LÁCTICA DO TIPO B: DEFICIÊNCIA VERDADEIRA *VERSUS* DEFEITO FUNCIONAL DA PDH

Duas condições levam à DT: a real deficiência de tiamina e um defeito na função do complexo PDH, que depende da tiamina como cofator. Ambas resultam em não conversão do piruvato em acetil-CoA. O defeito funcional da PDH corresponde ao suprimento incompatível de tiamina biodisponível para atender ao aumento da demanda oxidativa e bioenergética do organismo – condição que ocorre durante o estado hipermetabólico em doenças graves. Essa disfunção causa um estado de DT similar ao observado na deficiência real de tiamina. Na maioria das vezes, quanto menor (ou limítrofe) o estoque de tiamina, mais rapidamente o paciente torna-se propenso à DT.

Seja por privação verdadeira de tiamina ou disfunção da PDH, qualquer bloqueio bioquímico na formação de acetil CoA (Figura 1B) resultará no desvio das vias normais de oxidação da glicose para a via da alanina ou para a síntese de lactato por ação da lactato desidrogenase[83], o que diminuirá a eficiência do metabolismo energético[36].

Diferentemente da acidose láctica comum do tipo A resultante de condições críticas, como choque cardiogênico, séptico e hipovolêmico ou hipoxemia grave, na DT ocorre uma acidose láctea, denominada tipo B. Como esta ocorre na ausência de hipóxia ou hipoperfusão tecidual ou choque, o termo apropriado é condição de pseudo-hipóxia.

A acidose láctica tipo B ocorre nos contextos local, regional e sistêmico em diversos tecidos e líquidos e constitui a característica metabólica da deficiência da DT[84-88]. A acidose láctica refratária do tipo B, excluídas outras deficiências, pode ser prontamente revertida com uma dose de ataque de tiamina, que serve como prova diagnóstica e tratamento[89-91].

Atualmente, o HIF-1α (fator de transcrição indutível por hipóxia-1) é comprovadamente o sensor das alterações celulares de tensão de oxigênio (Figura1B, box C2)[92]. A pseudo-hipóxia que ocorre na DT é um campo de aplicação do HIF-1α[93,94], fator envolvido na detecção de oxigênio celular e na resposta adaptativa *in vivo*. Sob hipóxia/pseudo-hipóxia, o HIF-1α torna-se uma unidade estável e migra para o núcleo celular, onde se liga à subunidade β, exercendo uma resposta celular às mudanças de PO2. Essa resposta ocorre por ativação da suprarregulação transcricional de uma ampla gama de genes de crescimento, angiogênese e sobrevida celular. Nesse sentido, na DT, o acúmulo de piruvato no estágio inicial da pseudo-hipóxia e o aumento do lactato podem ativar a regulação gênica mediada por HIF-1α. São suprarreguladas especialmente a expressão de genes relacionados a transportadores de glicose e transportadores de tiamina (SLC19A3)[95,96].

## ESTRESSE OXIDATIVO: ROS

Concomitantemente ao comprometimento do ciclo de Krebs e da fosforilação oxidativa, o estresse oxidativo é o segundo processo fisiopatológico mais frequente na célula e órgãos-alvo afetados pela DT. O estresse oxidativo ocorre quando há desequilíbrio entre a produção excessiva de radicais livres (superóxido e peróxido de hidrogênio) e a produção insuficiente de eliminadores de radicais livres. Em condições fisiológicas, o equilíbrio entre a geração e a eliminação de ROS é controlado basicamente nos compartimentos celular e subcelular (mitocôndria, por exemplo) das vias metabólicas, enquanto esse sistema homeostático utilizado para neutralizar o H2O2 é claramente ineficiente durante a TD em vários pontos do metabolismo intracelular.

## EFEITO DELETÉRIO DA TD NO ESTRESSE OXIDATIVO

Grandes quantidades de ROS (ânion superóxido e peróxido de hidrogênio) desencadeiam estresse oxidativo, lesão e morte celular por necrose[24]. Tais processos podem causar morte celular neuronal focal, como observado em pacientes com doenças neurodegenerativas e DT. O coração também é muito sensível ao efeito dos ROS[97,98].

## Sensibilidade à DT com enfoque em dois órgãos-alvo principais

### INSUFICIÊNCIA CARDÍACA ASSOCIADA À DT

A fisiopatologia da insuficiência cardíaca (IC) relacionada à DT é complexa, constituindo-se por uma miríade de alterações progressivas dos processos moleculares. Há basicamente dano no metabolismo oxidativo, com bloqueio da degradação da glicose na fase do piruvato, resultando em prejuízo na produção de energia pela mitocôndria. O funcionamento dos cardiomiócitos, que dependem de um regime anaeróbico menos eficiente, resulta em IC em um coração em fase de crescimento[99]. A IC associada à DT tem características peculiares. O beribéri úmido cursa com aumento do débito cardíaco e edema/anasarca. Tal alteração é hipoteticamente atribuída à liberação de adenosina derivada do acúmulo de um precursor local, a adenosina monofosfato, causando redução na resistência vascular sistêmica[100].

Se a DT persiste, a IC passa de alto para baixo débito, podendo ainda ser agravada pelas perdas renais de tiamina, mesmo em uso de baixas doses de furosemida[69,101]. Por fim, a IC evolui para choque cardiogênico – condição letal se a tiamina não for administrada[102].

### ALTERAÇÕES NO SISTEMA NERVOSO CENTRAL (SNC) ASSOCIADAS À DT

O cérebro é o órgão mais vulnerável à privação de tiamina. A encefalopatia do beribéri seco é uma imagem marcante cujos danos ao SNC, reversíveis em um estágio inicial, podem tornar-se irreversíveis com o tempo[89]. As lesões anatômicas podem diferir em diferentes regiões do cérebro, a depender da idade. Geralmente, as estruturas mais afetadas são: ponte, cerebelo, mesencéfalo, corpos mamilares e regiões hipotalâmica e talâmica adjacentes. Em crianças, a DT afeta principalmente o lobo frontal e os gânglios da base, por exemplo, o estriado e o putâmen[103], o que resulta em múltiplas alterações metabólicas, a saber:

- Menor produção de ATP por distúrbio na via de glicose oxidativa.
- Interrupção da síntese de acetilcolina para síntese de mielina e lipídios.
- Síntese prejudicada de neurotransmissores.
- Produção excessiva e menor eliminação de ROS.

Tais processos deletérios e cumulativos, cuja cadeia em cascata ainda não é clara, ocorrem de modo seletivo sobre cada componente do cérebro[97,104-106] (circuitos colinérgicos, na função motora cognitiva e central), resultando em atraso na expressão da linguagem e sequelas neurológicas na infância[107-109].

## Fatores de risco de deficiência de tiamina em pediatria

A causa mais comum da DT é a ingestão insuficiente, embora outros mecanismos estejam implicados em diferentes regiões demográficas (Tabela 5).

A prevalência global de DT ainda é pouco documentada. Afeta principalmente comunidades precárias, em que as crianças pequenas são as mais vulneráveis, notadamente no sul e sudeste da Ásia, África[115-117], Américas, oceanos Pacífico[118-121] e Índico[122], e onde os hábitos alimentares baseiam-se em cereais processados ou tubérculos (arroz, trigo, ou mandioca como alimento básico), o que leva à baixa ingestão de tiamina. No entanto, a DT não se limita a países em desenvolvimento e a doenças graves. Distúrbios metabólicos e substâncias tóxicas podem levar à DT em qualquer região do mundo. Acrescenta-se que, em países com alto risco de consanguinidade, a prevalência de distúrbios secundários a mutações genéticas é maior[28,48,123-126].

### Países desenvolvidos e em desenvolvimento

Crianças gravemente doentes, com cardiopatias congênitas (especialmente se estiverem recebendo diuréticos e/ou em pós-operatório, e prematuros extremos sem nutrição parenteral adequada tem maior risco de desenvolver DT[127,128].

A crescente carga de distúrbios metabólicos em crianças e adolescentes os coloca em risco de desenvolver DT subclínica associada a comorbidades, como sobrepeso/obesidade/cirurgia bariátrica e diabetes tipo 1 ou 2[127,129-136]. O período fetal e a adolescência são de maior risco de exposição a substâncias tóxicas, como o álcool, que podem prejudicar o metabolismo da tiamina. Quando isso ocorre durante a gravidez, o feto pode ser indiretamente prejudicado, como se observa na síndrome alcoólica fetal[18,19,62,137,138]. Os médicos devem estar cientes dos efeitos nocivos do consumo continuado de bebidas alcoólicas puras ou misturadas a bebidas doces na adoles-

**TABELA 5** Cinco mecanismos principais de DT

| Mecanismos | Fatores predisponentes |
|---|---|
| Baixa ingestão e/ou absorção diminuída | Pré-cozimento/processamento de alimentos (lavagens repetidas de arroz ou armazenamento prolongado)<br>Dieta restritiva decorrente de hábitos culturais e dieta monótona[203]<br>Ingestão de fatores antitiamina em larga escala (folhas de chá, nozes de betel e café)[119,140,204]<br>Atrofia das vilosidades intestinais secundárias à desnutrição e enteropatia tropical[154,205]<br>Ressecção cirúrgica de grandes porções do trato gastrointestinal[136,183,206-209] |
| Desequilíbrio entre tiamina e oferta calórica | Grandes bebedores líquidos adocicados[131-134,210]<br>Soluções intravenosas à base de glicose ou nutrição parenteral administrados sem suplementação de tiamina em pacientes críticos[128,176] |
| Perdas excessivas | Perda de tiamina biodisponível resultante da ingestão de tiaminases (tipo I ou II) que decompõem e inativam o estoque de tiamina (p.ex., peixe cru fermentado, micotoxinas, alimentos armazenados e larvas)[119,140,204,211]<br>Perdas renais aumentadas, por exemplo, diurético de alça, diurese osmótica por *diabetes mellitus*[68,69,127]<br>Perdas digestivas aumentadas (diarreia crônica)[144,212]<br>Vômito renitente associado à anorexia e mantido por mecanismo hipotalâmico[213-215] |
| Disfunção do maquinário da célula | Defeito de captação celular ou fluxo por mutação de genes de transportadores de tiamina[123,124,216,217,223,224]<br>Disfunção de enzimas específicas que transformam a tiamina em sua forma ativa Thep[216,225]<br>Déficit em micronutrientes que atuam na eficiência da ação da tiamina (Mg ++)[91]<br>Incompatibilidade entre estoque de tiamina biodisponível e aumento da demanda celular de tiamina em estados hipermetabólicos durante doenças críticas (infecção, choque, queimadura, febre, hipertireoidismo e hipermetabolismo desde o estágio inicial da infecção pelo HIV[118,176,178,219-221] |
| Interação com drogas e toxicidade | Interações medicamentosas (como metformina ou trimetoprim, por exemplo) competindo com os transportadores de tiamina ThTR2 ou OCT1[226-228,230]<br>Exposição ao álcool afetando o metabolismo da tiamina (SAF)[165]<br>Consumo repetitivo de compulsão alimentar (mistura de bebidas doces e álcool) durante a adolescência, por duplo mecanismo – desequilíbrio da razão tiamina: calorias e toxicidade do etanol e do acetaldeído[24,131,132,138,139,165,222]<br>Toxicidade de herbicidas sobre o ThDP nas práticas agrícolas modernas[229] |

cência, período em que o cérebro ainda está amadurecendo, com os processos de poda sináptica e alterações finas na substância branca[131,133,134,139].

## Campo humanitário e pediatria tropical

O cenário clínico da DT nas famílias é causado por escassez abrupta de alimentos em larga escala, decorrente de desastres, fome, conflitos ou grandes deslocamentos populacionais[114,116,117,119,140,141]. A distribuição de tiamina em larga escala deve ser considerada neste contexto.

Um pico de mortalidade pós-neonatal entre 2 e 4 meses de idade em uma população é altamente sugestivo de DT[82]. Em pediatria tropical, a principal causa de DT é a ingestão insuficiente de tiamina pelo binômio mãe-filho[18,19,63,64,82]. A DT é também comumente associada a comorbidades, como retardo de crescimento intrauterino (RCIU) e algumas doenças tropicais, como o choque séptico decorrente da desnutrição grave complicada[63,141,142]. Má absorção, perdas digestivas e inflamação sistêmica são cofatores agravantes em crianças gravemente doentes em ambientes com recursos limitados que não incluem a tiamina como componente do tratamento. A conscientização do amplo espectro clínico de DT e o reconhecimento de tais agravantes podem impactar positivamente o manejo de crianças doentes e a mortalidade em crianças menores de 5 anos[110,113,114,117,120,141,143,144].

## Apresentação clínica

### Deficiência de tiamina (DT)

#### FORMAS CLÁSSICAS: BERIBÉRI EM LACTENTES

A apresentação inicial da DT em lactentes de 1 a 3 meses de idade tem sinais inespecíficos, como choro agudo e cólicas, recusa alimentar, constipação, vômito e agitação[145]. Eventualmente, edema, cianose e insuficiência cardíaca congestiva podem aparecer, sendo agravados pelo uso de diuréticos de alça. O *shoshin* beribéri, uma forma de insuficiência cardíaca fulminante (com cianose e sem edema) que cursa com acidose láctica tipo B[88,136,147], é uma hipótese a ser considerada em caso de choque cardiogênico não responsivo ao tratamento apropriado em lactentes em risco de DT[143,148]. A morte pode ocorrer em poucas horas, mas a administração intravenosa de tiamina reverte rapidamente o quadro e melhora dramaticamente o prognóstico.

Devido aos sinais inespecíficos, a DT é frequentemente negligenciada ou erroneamente diagnosticada como febre tifoide, sepse, malária, pneumonia ou cardiopatia congênita descompensada em lactentes[111,136,148]. A DT pode ser uma causa de morte súbita na infância[25,149].

Quando a DT se manifesta um pouco mais tarde, dos 4 a 7 meses de vida, a criança pode apresentar tosse e dispneia repetitivas, com choro mudando de rouco a silencioso (choro afônico), o que é muitas vezes confundido com crupe grave. Sem tratamento adequado, o quadro pode evoluir rapidamente para insuficiência cardíaca congestiva descompensada, edema, insuficiência respiratória e morte.

## MANIFESTAÇÕES PRECOCES DAS FORMAS NEUROLÓGICAS DA DT EM PEDIATRIA

Em crianças, a DT pode se apresentar com uma ampla gama de sinais neurológicos: anorexia, irritabilidade, agitação, dor muscular, reflexos profundos diminuídos ou abolidos, ataxia, paralisia e alterações progressivas do nível de consciência[48,117,150].

### Apresentações que afetam o sistema nervoso central

Dadas as diversas apresentações clínicas da DT, qualquer sintoma neurológico grave e inexplicável deve levantar a suspeita diagnóstica de DT. Há duas síndromes neurológicas principais em crianças: beribéri pseudomeningítico e encefalopatia de Wernicke.

A forma pseudomeningítica ocorre dos 6 a 12 meses de idade e inclui fasciculação muscular, nistagmo, oftalmoplegia, fontanela tensa, convulsões e coma[61,151]. Pode ser confundida com encefalite, meningite bacteriana, malária cerebral e hipervitaminose A[145,153].

Algumas crianças podem desenvolver encefalopatia similar à síndrome de Wernicke, mas sem ataxia, ao passo que a tríade clássica dessa síndrome, constituída por alteração da consciência, oftalmoplegia ou nistagmo e ataxia, é mais comum em crianças maiores[103,154-157]. Diferentemente dos adultos, a RM cerebral de crianças com síndrome de Wernicke mostra lesões peculiares no lobo frontal e gânglios da base, principalmente no estriado e no putâmen. Entretanto, tanto em adultos como em crianças afetados por DT à RM exibe o mesmo sinal simétrico de alta intensidade em T2, em corpos mamilares e áreas periaquedutal e talâmica, locais de dano neuronal e interrupção da mielinização[103,157]. A ultrassonografia transfontanela em lactentes pode ser uma alternativa à RM, revelando lesões hiperecoicas nos gânglios da base[158].

*Manifestações que afetam os nervos periféricos e formas mistas*

As crianças maiores podem apresentar neuropatia periférica com dor, formigamento ou perda de sensibilidade nos membros, perda de massa muscular com disfunção ou paralisia das extremidades inferiores, perda ou diminuição dos reflexos do tornozelo e joelho e/ou comprometimento de nervos cranianos. Ataxia sem encefalopatia também foi descrita, devendo a DT ser considerada em seu diagnóstico diferencial[150].

A neuropatia atáxica tropical, endêmica na África, Jamaica e Índia, é caracterizada por polineuropatia sensorial, ataxia, atrofia óptica bilateral e surdez[159,160]. Até agora, a neuropatia atáxica tropical não é classificada como uma síndrome de DT, mas o tratamento com tiamina resulta em melhora clínica significativa[161].

*Konzo* é um distúrbio grave caracterizado por paraplegia de início agudo, afetando principalmente crianças e mulheres jovens africanas que vivem quase exclusivamente com uma dieta à base de mandioca processada de maneira inadequada[162]. Embora vários aspectos clínicos descritos sejam sugestivos de DT[159], não foram feitos testes clínicos ou terapêuticos para confirmação diagnóstica.

## EFEITOS EM LONGO PRAZO DA DEFICIÊNCIA PRECOCE DE TIAMINA

A TD que ocorre precocemente na infância, seja aguda ou crônica, pode causar alterações neurológicas sutis, que afetam particularmente o desenvolvimento cognitivo. Foram relatados problemas cognitivos e psicomotores, alteração na aquisição da linguagem sintática e léxica e convulsões causadoras de sequelas neurológicas[109,152,163,164]. Isso destaca a importância de se diagnosticar a DT precocemente durante este período crítico da vida, caracterizado por rápido aprendizado e desenvolvimento de habilidades cognitivas essenciais. A exposição intrauterina à deficiência (dieta insuficiente da mãe e/ou consumo de álcool durante a gravidez) leva à disfunção cerebral do feto, uma vez que a tiamina é um cofator-chave para a síntese de mielina e neurotransmissores, e para o maquinário mitocondrial[165]. O efeito da DT intrauterina (*borderline* ou plena) em prejudicar as atividades enzimáticas e a lipogênese do cérebro em desenvolvimento justifica a necessidade urgente de pesquisas clínicas e em modelos animais[166-168].

## DT funcional

### DT CELULAR INDUZIDA POR SÍNDROME DA REALIMENTAÇÃO

A síndrome da realimentação (*refeeding*) é uma complicação potencialmente fatal da recuperação nutricional, que ocorre após um período de inanição ou desnutrição grave. A realimentação rápida aumenta a necessidade intracelular de tiamina em uma situação preexistente de baixo estoque, precipitando assim a DT e o risco de morte[169,170].

Os sinais da síndrome de realimentação induzida por DT são frequentemente negligenciados ou interpretados como sepse, IC, pneumonia ou morte súbita[169,170]. A prevenção é feita por ajuste gradual da oferta de energia e por correção dos distúrbios eletrolíticos, em especial de potássio, fósforo e magnésio. Protocolos de países desenvolvidos orientam para que a tiamina seja administrada em doses altas antes da realimentação[171-173]. Contudo, essa não é a prática atual em contextos humanitários[174]. O teor atual de tiamina nos alimentos terapêuticos (como o F75) pode ser insuficiente e alguns especialistas aconselham suplementar tiamina adicional quando se inicia a realimentação com alimentos terapêuticos[175].

### CONDIÇÕES AGUDAS ASSOCIADAS AO HIPERMETABOLISMO

Condições que cursam com estresse metabólico grave são frequentemente associadas à DT funcional ou à DT verdadeira, em frequência que varia de 13,4 a 28% em unidades de atendimento pediátrico[111,118]. A baixa ingestão de tiamina durante doenças graves, o aumento das perdas intestinais e do consumo associados ao hipermetabolismo levam à exaustão dos estoques de tiamina[176,177], que podem ser limítrofes em pacientes com desnutrição grave. Na sequência das alterações fisiopatológicas, a DT funcional evolui para acidose láctica do tipo B, que por sua vez provoca a liberação de HIF1-α. No entanto, a indicação terapêutica da tiamina no tratamento do choque séptico ainda depende de mais estudos clínicos[178-180].

A DT em neonatos prematuros extremos ocorre pelo mesmo mecanismo, baseado na imaturidade do metabolismo, mas também no baixo estoque corporal, podendo uma eventual condição clínica crítica ser agravada pela DT e vice-versa[128]. Em ambientes que não dispõem de nutrição parenteral, muitas crianças gravemente doentes ou neonatos prematuros recebendo apenas solução intravenosa à base de glicose terão aumento na demanda celular de tiamina, o que pode precipitar a DT funcional[176].

## DESNUTRIÇÃO COM ALTA INGESTÃO CALÓRICA ("CALORIAS VAZIAS")

A obesidade é frequentemente associada à deficiência de micronutrientes, incluindo a DT, sendo a dormência o sinal mais frequente na suspeita do diagnóstico[129,181]. Relaciona-se ao desequilíbrio entre tiamina e energia, que ocorre nos grandes consumidores de bebidas açucaradas[133,135]. Manifesta-se também por problemas psicológicos, como instabilidade emocional, mudanças de humor, falta de cooperação, medo e agitação[182]. Da mesma forma, crianças submetidas à cirurgia bariátrica podem experimentar formas agudas de DT, como beribéri clássico ou encefalite secundária a condições preexistentes (desequilíbrio calorias-tiamina, alteração da microbiota intestinal) e fatores precipitantes (alterações súbitas na ingestão ou nutrição parenteral insuficiente, absorção intestinal reduzida)[183-185].

### Síndromes congênitas associadas ao metabolismo anormal da tiamina

Mutações dos principais reguladores do metabolismo da tiamina, como enzimas e transportadores de tiamina, resultam em síndromes clínicas de DT, mesmo com ingestão normal. As manifestações clínicas são as lesões neurológicas, o que denota a sensibilidade do cérebro à tiamina. Os sinais extraneurológicos estão ligados à distribuição corporal da tiamina

**TABELA 6** Mutações genéticas no metabolismo da tiamina

| Distúrbios secundários a mutações genéticas (OMIMI) | Características clínicas e tratamento |
|---|---|
| Mutação do SLC19A2 na anemia megaloblástica responsiva à tiamina (TRMA ou síndrome de Rogers)<br>Início na primeira infância[125] | Anemia megaloblástica, *diabetes mellitus*, perda auditiva neurossensorial e surdez, atrofia do nervo ótico e déficits neurológicos. Pode haver defeito cardíaco congênito e baixa estatura<br>Altas doses de tiamina ~ 100 mg |
| Doença dos gânglios da base responsiva à biotina-tiamina (BTBGD)<br>Mutação no gene SLC19A3,<br>Início por volta de 3 a 10 anos[232,233] | Encefalopatia subaguda, convulsões, rigidez muscular, ataxia, disartria e distonia. Pode ser fatal se não tratada<br>Altas doses de tiamina associadas à biotina |
| Microcefalia letal Amish<br>Mutação do transporte de ThDP SCL25A19 para as mitocôndrias[124,126]<br>Início no período neonatal[123] | Atraso do desenvolvimento psicomotor associado à microcefalia congênita, malformações cerebrais, acidose láctica episódica associada à encefalopatia, e acidúria 2α-cetoglutárica grave<br>Fornecer dieta rica em gorduras, de modo a haver *bypass* da PDH na geração de energia via ciclo de Krebs |
| Defeitos genéticos no bloqueio de TPK1 (gene) (ou THMD5) da conversão de tiamina livre de células para a forma fisiologicamente ativa ThDP<br>Início na infância[28,48] | Episódios de encefalopatia aguda, lactato aumentado (no soro e LCR). Evolui com disfunção motora (espasticidade, ataxia de distonia, defeitos da marcha), alterações no corpo estriado, gânglios da base e área cerebelar, mas preserva a cognição |

As evidências disponíveis até o momento sugerem que a administração de tiamina melhora a evolução de pacientes com mutação nos genes SLC19A-2, SLC19A-3 e TPK1, o que justifica direcionar os esforços para o diagnóstico precoce desses distúrbios. A história familiar de doenças congênitas graves e/ou consanguinidade pode fornecer uma pista para o diagnóstico.

## Síndrome associada a perdas ou destruição de tiamina

### ATAXIA SAZONAL AFRICANA

A dieta tradicional, baseada em peixe fermentado (contendo tiaminase) e noz de betel (contendo antagonistas da tiamina), pode precipitar o início da DT em um contexto nutricional de dietas monótonas com alto teor de carboidratos, como arroz polido[116,140].

Nesse quadro, a ataxia sazonal africana é a manifestação clínica mais marcante da DT associada às tiaminases. Ocorre em pequenas séries de casos ou grandes surtos (p.ex., no oeste da Nigéria) após a ingestão de larvas da mariposa *Anaphe venata* rica em tiaminase[145,186]. Os membros da família apresentam náusea, vômito e tontura poucas horas após a ingestão de tiaminase. A seguir ocorrem sinais neurológicos fulminantes, com nistagmo, tremor, ataxia cerebelar, disartria, confusão e, eventualmente, coma. Se o diagnóstico é feito precocemente, os sintomas são revertidos em 72 horas por injeção *in bolus* de tiamina.

### CASOS DE BOTULISMO ASSOCIADOS ÀS TIAMINASES

O *Clostridium botulinum* produz a tiaminase I no botulismo infantil, podendo a paralisia, por sua neurotoxina, ser agravada pela DT. Nestes casos, a administração de tiamina pode resultar em melhora e curso clínico mais curto[187].

### PERDAS POR AUMENTO DA DIURESE

O uso continuado de furosemida por pacientes cardiopatas pode precipitar o início da DT, especialmente naqueles com dieta monótona e estoque limítrofe de tiamina[188]. Da mesma forma, a cetoacidose diabética pode levar à DT por múltiplos mecanismos, sendo a poliúria o principal[127,189,190].

## Toxicidade

Sendo a tiamina hidrossolúvel, não há relato de toxicidade associada a doses altas. Doses elevadas podem ser administradas com segurança por via intravenosa ou oral, especialmente em síndromes neurológicas. Reações anafiláticas raras e associadas à infusão muito rápida foram descritas, principalmente em adultos[191-194]. Portanto, recomenda-se fazer a infusão em 30 minutos, diluída em solução salina ou com glicose a 5%, e dispor de kits de ressuscitação à mão. A solução injetável de tiamina contém alumínio, cuja toxicidade pode se manifestar em pacientes com insuficiência renal que recebem nutrição parenteral prolongada. Não há relato de efeitos colaterais associados à ingestão oral até o momento.

## Tratamento

Considerando o perfil de segurança e o amplo espectro de doses, a tiamina pode ser administrada por injeção intravenosa lenta, em 30 minutos. Em condições agudas causadas por DT, há rápida melhora clínica (em poucas horas ou dias) após o tratamento. Não há padronização de dosagem pediátrica de tiamina para pacientes gravemente doentes. As doses recomendadas variam de 50 a 1.000 mg, dependendo da condição clínica e faixa etária[112,145,148,195-197]. Um estudo de farmacocinética mostrou que altas concentrações séricas de tiamina eram rapidamente obtidas em indivíduos saudáveis após doses orais elevadas de hidrocloreto de tiamina, sendo o mecanismo de absorção não saturável até a dose de 1.500 mg[198]. A administração precoce de tiamina nessas crianças deve ser considerada como um recurso complementar de ressuscitação, especialmente nas que são desnutridas graves ou quando recebem apenas soluções à base de glicose[148,149,156]. A mudança para a via enteral deve ser considerada o mais rápido possível[147,198]. Além da dose ideal, aspectos práticos de diluição e simplificação das doses devem ser observados em locais com poucos recursos, onde a equipe nem sempre é altamente qualificada.

Em resumo, com base nas evidências atuais e na experiência de campo, um teste terapêutico com 100 mg (50 mg a cada 12 horas) de tiamina deve ser feito no caso de beribéri franco. Os desnutridos graves devem receber 25 mg de tiamina oral se não estiverem gravemente doentes. Condições neurológicas podem exigir dose maior e por mais tempo – 200 mg no beribéri pseudomeningítico e até 900 mg nas mutações dos transportadores de tiamina[48]. Finalmente, as gestantes com suspeita de DT devem receber tiamina durante o último trimestre. O par mãe-bebê deve continuar a receber suplementação durante a amamentação. A Tabela 7 resume as dosagens mais comumente recomendadas na literatura.

**TABELA 7** Doses terapêuticas de tiamina em diferentes condições clínicas

| Condição clínica | Dose diária de tiamina (preferível em duas doses divididas, ou a cada 12 horas) |
|---|---|
| Beribéri cardíaco infantil agudo | 50 a 100 mg |
| Crianças gravemente doentes | 100 mg |
| Desnutrido grave hospitalizado | 25 mg |
| Encefalopatia de Wernicke ou outra encefalopatia, ou distúrbios neurológicos não genéticos | 200 mg |
| TRMA* | 50 a 100 mg |
| Doença de gânglios da base responsiva à biotina e tiamina | 300 a 900 mg/dia (+ biotina) |
| Microcefalia letal Amish | 100 a 200 mg/dia (+ biotina + fenobarbital + dieta rica em gordura) |
| Síndrome da disfunção no metabolismo da tiamina 4/THMD4 | Dose ainda não definida |
| THMD5 | 100 a 500 mg/dia |
| Consumo de álcool durante a gestação ou gestantes de alto risco com DT | 50 mg (em mães, durante a gestação) |

*Mutação do SLC19A2 na anemia megaloblástica, responsiva à tiamina (ou síndrome de Rogers).

Nas síndromes agudas de DT, a dose inicial deve ser mantida por pelo menos uma semana (passando-se para a via oral assim que possível), seguida de 25 a 50 mg por 2 a 3 semanas. Na encefalopatia de Wernicke ou na neuropatia periférica, a manutenção das altas doses empregadas no início do tratamento dependem da resposta clínica.

Nos casos de deficiência leve, incluindo nutrizes em risco de ingestão deficiente, recomenda-se administrar uma dose oral de 10 mg por uma semana, seguida de 3 a 5 mg/dia por pelo menos seis semanas[79].

## Fontes na dieta

De modo geral, as fontes alimentares de tiamina incluem nozes, sementes, grãos integrais, vegetais, carne e peixe e frutos do mar. Produtos lácteos e arroz branco não são boas fontes de tiamina.

As fontes de alimentos com teor de tiamina satisfatório (superior a 1 mg/100 g de alimento) são: levedura de cerveja seca, sementes de girassol secas, germe de trigo, cereais de soja (inteiros), fermento de padeiro, fermento de cerveja, nozes pecan ou macadâmia e ovos de peixe. As fontes com teor de tiamina entre 0,5 e 1 mg/100 g de alimento são: presunto copa, carne de porco grelhada, carne de porco magra, presunto, castanha-do--pará, nozes e avelãs, castanha de caju, pistache e amêndoa, ervilha seca, feijão, gergelim, girassol e sementes de linhaça. O amendoim é uma boa fonte, mas a contaminação por aflatoxina é uma preocupação em muitas partes do mundo. O risco de aspiração acidental de amendoim para as vias aéreas exige cautela em crianças pequenas.

## Advertências sobre o processamento de alimentos

O aquecimento e a pasteurização dos alimentos podem reduzir significativamente a biodisponibilidade da tiamina. Por exemplo, o pão tem 20 a 30% menos tiamina do que seus ingredientes crus. Devido à sua hidrossolubilidade, uma quantidade significativa da vitamina é perdida ao se cozinhar a água. Da mesma forma, lavar o arroz várias vezes, bem como deixar o feijão de molho, reduz significativamente o teor de tiamina. O processamento também altera as concentrações de tiamina nos alimentos. Por exemplo, a menos que o arroz branco seja enriquecido com tiamina, terá um décimo da quantidade de tiamina contida no arroz integral não enriquecido.

Em alguns países, como os EUA, pães, cereais e fórmulas infantis são enriquecidos com tiamina. Em algumas áreas asiática,s a fortificação do arroz ou do molho de peixe/soja é uma medida eficaz para reduzir o beribéri.

## RDA de tiamina em Pediatria

Com base nas recomendações de cada país, em crianças, cujas necessidades calóricas são altamente dependentes da idade, a dose diária recomendada estimada é de aproximadamente 0,2 mg até 6 meses, 0,3 mg de 7 meses a 3 anos e 0,6 mg entre 4 e 8 anos de idade. Durante 8 anos, a RDA diária varia de 0,9 a 1,2 mg[199].

Na prática, o ajuste adequado da RDA da tiamina depende ao mesmo tempo da idade, sexo e outros fatores, especialmente a ingestão calórica (carboidratos) e dos quatro níveis de atividade física. A Tabela 8 mostra a RDA recente de tiamina para crianças, considerando nível de atividade física de 1,4 e incluindo os períodos de gravidez e lactação[200].

**TABELA 8** Guia sobre valores de ingestão de energia (Sociedade Alemã de Nutrição e Strohm et al.) e valores recomendados de ingestão de tiamina (vitamina B1) conforme faixa etária e sexo

| Etapa da vida | Valores de ingestão energética (PAL 1.4) | | Ingestão recomendada de tiamina | | Etapa da vida | Valores de ingestão energética (PAL 1.4) | | Ingestão recomendada de tiamina | |
|---|---|---|---|---|---|---|---|---|---|
| | kcal/dia | | mg/dia | | | kcal/dia | | mg/dia | |
| | m | f | m | f | | m | f | m | f |
| 0 a < 4 m | 550 | 500 | 0,2b | 0,3b | 7 a 10 anos | 1700 | 1500 | 0,9 | 0,8 |
| 4 a < 12 m | 700 | 600 | 0,4 | 0,4 | 10 a < 13 anos | 1900 | 1700 | 1 | 0,9 |
| 1 a < 4 anos | 1200 | 1100 | 0,6 | 0,7 | 13 a <15 anos | 2300 | 1900 | 1,2 | 1 |
| 4 a 7 anos | 1400 | 1300 | 0,7 | 0,8 | 15 a 19 anos | 2600 | 2000 | 1,4 | 1,1 |
| Gestação[e] 2º trimestre | - | 2150 | - | 1,2 | Adulto[d] 19 a 25 anos | 2400 | 1900 | 1,3 | 1 |
| Gestação[e] 3º trimestre | - | 2400 | - | 1,3 | Período de lactação[f] | - | 2400 | - | 1,3 |

Fonte: adaptada de D. Strohm et al.[200]
PAL: nível de atividade física.
[b]: valores estimados; [d]: considerando os valores orientadores para a ingestão de energia [Sociedade Alemã de Nutrição] (valor PAL 1,4) e a exigência média de tiamina (0,45 mg/1.000 kcal, dada a "Derivação dos valores de referência"); [e]: considerando o valor de referência da ingestão de energia para mulheres de 19 a < 25 anos (valor de PAL 1,4) e ingestão adicional de energia de 250 kcal/dia durante o 2º trimestre e 500 kcal/dia durante o 3º trimestre de gravidez [Sociedade Alemã de Nutrição]; [f]: considerando o valor de ingestão energética para mulheres de 19 a < 25 anos (valor PAL 1,4) e ingestão de energia adicional de 500 kcal/dia para amamentação exclusiva durante os primeiros 4 a 6 meses de lactação [Sociedade Alemã de Nutrição].

## PRINCIPAIS PONTOS DO CAPÍTULO

- A DT deve ser entendida como uma doença mitocondrial adquirida. É uma causa importante de morte evitável e sua prevenção é crucial para o desenvolvimento ideal da criança.

- Da vida fetal à adolescência, a DT apresenta um amplo espectro clínico.

- Se houver suspeita do diagnóstico, deve-se fazer uma prova terapêutica, pois qualquer atraso no tratamento pode prejudicar o desfecho.

- As formas neurológicas requerem doses mais altas e respondem mais lentamente que a forma clássica do beribéri cardíaco.

- Um enfoque voltado para a carência de micronutrientes em populações de risco e políticas integrativas de fortificação de alimentos são medidas de impacto positivo na saúde da criança.

## Referências Bibliográficas

1. Kaelin WG, Ratcliffe PJ, Semenza GL. Pathways for oxygen regulation and homeostasis: the 2016 Albert Lasker Basic Medical Research Award. JAMA. 2016;316(12):1252.

2. Jurgenson CT, Begley TP, Ealick SE. The structural and biochemical foundations of thiamin biosynthesis. Annu Rev Biochem. 2009;78(1):569-603.

3. Manzetti S, Zhang J, van der Spoel D. Thiamin function, metabolism, uptake, and transport. Biochemistry. 2014;53(5):821-35.

4. Subramanian VS, Marchant JS, Parker I, Said HM. Cell biology of the human thiamine transporter-1 (hTHTR1). Intracellular trafficking and membrane targeting mechanisms. J Biol Chem. 2003;278(6):3976-84.

5. Reidling JC, Subramanian VS, Dudeja PK, Said HM. Expression and promoter analysis of SLC19A2 in the human intestine. Biochim Biophys Acta. 2002;1561(2):180-7.

6. Rajgopal A, Edmondnson A, Goldman ID, Zhao R. SLC19A3 encodes a second thiamine transporter ThTr2. Biochim Biophys Acta. 2001;1537(3):175-8.

7. Shenkin A, Baines M. Trace elements, and nutritional assessment. In: Burtis CA, Ashwood EA, Bruns DE, Sawyer BG (eds.). Tietz Fundamentals of Clinical Chemistry. St. Louis: Saunders-Elsevier; 2008. p.476-508.

8. MetaHIT Consortium (additional members), Arumugam M, Raes J, Pelletier E, Le Paslier D, Yamada T, et al. Enterotypes of the human gut microbiome. Nature. 2011;473(7346):174-80.

9. Nabokina SM, Ramos MB, Said HM. Mechanism(s) involved in the colon-specific expression of the thiamine pyrophosphate (Tpp) transporter. PLOS ONE. 2016;11(2):e0149255.

10. Egi Y, Koyama S, Shioda T, Yamada K, Kawasaki T. Identification, purification and reconstitution of thiamin metabolizing enzymes in human red blood cells. Biochim Biophys Acta. 1992;1160(2):171-8.

11. Laforenza U, Patrini C, Alvisi C, Faelli A, Licandro A, Rindi G. Thiamine uptake in human intestinal biopsy specimens, including observations from a patient with acute thiamine deficiency. Am J Clin Nutr. 1997;66(2):320-6.

12. Spector R. Thiamine transport in the central nervous system. Am J Physiol. 1976;230(4):1101-7.

13. Reidling JC, Nabokina SM, Balamurugan K, Said HM. Developmental maturation of intestinal and renal thiamin uptake: studies in wild-type and transgenic mice carrying human THTR-1 and 2 promoters. J Cell Physiol. 2006;206(2):371-7.

14. Rindi G, Laforenza U. Thiamine intestinal transport and related issues: recent aspects. Proc Soc Exp Biol Med Soc Exp Biol Med NY N. 2000;224(4):246-55.

15. Said HM, Reidling JC, Ortiz A. Cellular and molecular aspects of thiamin uptake by human liver cells: studies with cultured HepG2 cells. Biochim Biophys Acta. 2002;1567:106-12.

16. Subramanian VS, Mohammed ZM, Molina A, Marchant JS, Vaziri ND, Said HM. Vitamin B1 (thiamine) uptake by human retinal pigment epithelial (ARPE-19) cells: mechanism and regulation: Thiamine uptake by retinal pigment epithelia. J Physiol. 2007;582(1):73-85.

17. Ganapathy V, Ganapathy ME, Nair CN, Mahesh VB, Leibach FH. Evidence for an organic cation-proton antiport system in brush-border membranes isolated from the human term placenta. J Biol Chem. 1988;263(10):4561-8.

18. Grassl SM. Thiamine transport in human placental brush border membrane vesicles. Biochim Biophys Acta. 1998;1371(2):213-22.

19. Schenker S, Johnson RF, Hoyumpa AM, Henderson GI. Thiamine-transfer by human placenta: normal transport and effects of ethanol. J Lab Clin Med. 1990;116(1):106-15.

20. Jensen O, Matthaei J, Blome F, Schwab M, Tzvetkov MV, Brockmöller J. Variability and heritability of thiamine pharmacokinetics with focus on OCT1 effects on membrane transport and pharmacokinetics in humans. Clin Pharmacol Ther. 2020;107(3):628-38.

21. Sweet DH, Miller DS, Pritchard JB. Basolateral localization of organic cation transporter 2 in intact renal proximal tubules. Am J Physiol-Ren Physiol. 2000;279(5):F826-34.

22. Chen L, Yee SW, Giacomini KM. OCT1 in hepatic steatosis and thiamine disposition. Cell Cycle Georget Tex. 2015;14(3):283-4.

23. Bergquist JE, Hanson M. Axonal transport of thiamine in frog sciatic nerves in vitro. Exp Neurol. 1983;79(3):622-9.

24. Singleton CK, Martin PR. Molecular mechanisms of thiamine utilization. Curr Mol Med. 2001;1(2):197-207.

25. Lonsdale D. A review of the biochemistry, metabolism and clinical benefits of thiamin(e) and its derivatives. Evid-Based Complement Altern Med. 2006;3(1):49-59.

26. Bettendorff L, Wins P. Thiamin diphosphate in biological chemistry: new aspects of thiamin metabolism, especially triphosphate derivatives acting other than as cofactors. FEBS J. 2009;276(11):2917-25.

27. Tanaka T, Yamamoto D, Sato T, Tanaka S, Usui K, Manabe M, et al. Adenosine thiamine triphosphate (AThTP) inhibits poly(ADP-ribose) polymerase-1 (PARP-1) activity. J Nutr Sci Vitaminol (Tokyo). 2011;57(2):192-6.

28. Banka S, de Goede C, Yue WW, Morris AAM, von Bremen B, Chandler KE, et al. Expanding the clinical and molecular spectrum of thiamine pyrophosphokinase deficiency: A treatable neurological disorder caused by TPK1 mutations. Mol Genet Metab. 2014;113(4):301-6.

29. Subramanian VS, Nabokina SM, Lin-Moshier Y, Marchant JS, Said HM. Mitochondrial uptake of thiamin pyrophosphate: physiological and cell biological aspects. PloS One. 2013;8(8):e73503.

30. Aleshin VA, Mkrtchyan GV, Bunik VI. Mechanisms of non-coenzyme action of thiamine: protein targets and medical significance. Biochem Mosc. 2019;84(8):829-50.

31. Mkrtchyan G, Aleshin V, Parkhomenko Y, Kaehne T, Luigi Di Salvo M, Parroni A, et al. Molecular mechanisms of the non-coenzyme action of thiamin in brain: biochemical, structural and pathway analysis. Sci Rep. 2015;5(1).

32. Bettendorff L, Lakaye B, Kohn G, Wins P. Thiamine triphosphate: a ubiquitous molecule in search of a physiological role. Metab Brain Dis. 2014;29(4):1069-82.

33. Tallaksen CM, Bøhmer T, Bell H. Concentrations of the water-soluble vitamins thiamin, ascorbic acid, and folic acid in serum and cerebrospinal fluid of healthy individuals. Am J Clin Nutr. 1992;56(3):559-64.

34. Bettendorff L. Thiamine in excitable tissues: reflections on a non-cofactor role. Metab Brain Dis. 1994;9(3):183-209.

35. Bettendorff L, Kolb HA, Schoffeniels E. Thiamine triphosphate activates an anion channel of large unit conductance in neuroblastoma cells. J Membr Biol. 1993;136(3):281-8.

36. Giguere J-F, Butterworth RF. Activities of thiamine-dependent enzymes in two experimental models of thiamine deficiency encephalopathy: 3. Transketolase. Neurochem Res. 1987;12(3):305-10.

37. Brown GK, Brown RM, Scholem RD, Kirby DM, Dahl H-HM. The clinical and biochemical spectrum of human pyruvate dehydrogenase complex deficiency. Ann NY Acad Sci. 1989;573(1):360-8.

38. Butterworth RF. Effects of thiamine deficiency on brain metabolism: implications for the pathogenesis of the Wernicke-Korsakoff syndrome. Alcohol Alcohol. 1989;24(4):271-9.

39. McLain AL, Szweda PA, Szweda LI. α-Ketoglutarate dehydrogenase: A mitochondrial redox sensor. Free Radic Res. 2011;45(1):29-36.

40. Gibson GE, Blass JP, Beal MF, Bunik V. The α-Ketoglutarate–dehydrogenase complex: a mediator between mitochondria and oxidative stress in neurodegeneration. Mol Neurobiol. 2005;31(1-3):043-64.

41. Harris RA, Joshi M, Jeoung NH, Obayashi M. Overview of the molecular and biochemical basis of branched-chain amino acid catabolism. J Nutr. 2005;135(6):1527S-30S.

42. Sperringer JE, Addington A, Hutson SM. Branched-chain amino acids and brain metabolism. Neurochem Res. 2017;42(6):1697-709.

43. Shi Q, Karuppagounder S, Xu H, Pechman D, Chen H, Gibson G. Responses of the mitochondrial alpha-ketoglutarate dehydrogenase com-plex to thiamine deficiency may contribute to regional selective vulnerability. Neurochem Int. 2007;50(7-8):921-31.

44. Zhao J, Zhong C-J. A review on research progress of transketolase. Neurosci Bull. 2009;25(2):94-9.

45. Dringen R, Hoepken HH, Minich T, Ruedig C. 1.3 pentose phosphate pathway and NADPH metabolism. In: Lajtha A, Gibson GE, Dienel GA (eds.). Handbook of neurochemistry and molecular neurobiology. Boston: Springer; 2007. p.41-62.

46. Sniekers M, Foulon V, Mannaerts GP, Van Maldergem L, Mandel H, Gelb BD, et al. Thiamine pyrophosphate: An essential cofactor for the α-oxidation in mammals – implications for thiamine deficiencies? Cell Mol Life Sci. 2006;63(13):1553-63.

47. Fraccascia P, Sniekers M, Casteels M, Van Veldhoven PP. Presence of thiamine pyrophosphate in mammalian peroxisomes. BMC Biochem. 2007;8(1):10.

48. Dhir S, Tarasenko M, Napoli E, Giulivi C. Neurological, psychiatric, and biochemical aspects of thiamine deficiency in children and adults. Front Psychiatry. 2019;10.

49. Casteels M, Foulon V, Mannaerts GP, Van Veldhoven PP. Alpha-oxidation of 3-methyl-substituted fatty acids and its thiamine dependence. Eur J Biochem. 2003;270(8):1619-27.

50. Soldán M, Pirko I. Biogenesis and significance of central nervous system myelin. Semin Neurol. 2012;32(01):9-14.

51. Baes M, Aubourg P. Peroxisomes, myelination, and axonal integrity in the CNS. The Neuroscientist. 2009;15(4):367-79.

52. Walton PA, Brees C, Lismont C, Apanasets O, Fransen M. The peroxisomal import receptor PEX5 functions as a stress sensor, retaining catalase in the cytosol in times of oxidative stress. Biochim Biophys Acta Mol Cell Res. 2017;1864(10):1833-43.

53. Casteels M, Sniekers M, Fraccascia P, Mannaerts GP, Van Veldhoven PP. The role of 2-hydroxyacyl-CoA lyase, a thiamin pyrophosphate-dependent enzyme, in the peroxisomal metabolism of 3-methyl-branched fatty acids and 2-hydroxy straight-chain fatty acids. Biochem Soc Trans. 2007;35(5):876-80.

54. Berger J, Dorninger F, Forss-Petter S, Kunze M. Peroxisomes in brain development and function. Biochim Biophys Acta Mol Cell Res. 2016;1863(5):934-55.

55. Hoyumpa AM, Strickland R, Sheehan JJ, Yarborough G, Nichols S. Dual system of intestinal thiamine transport in humans. J Lab Clin Med. 1982;99(5):701-8.

56. Singh M. Effect of thiamin deficiency on pancreatic acinar cell function. Am J Clin Nutr. 1982;36(3):500-4.

57. Subramanian VS, Marchant JS, Said HM. Targeting and trafficking of the human thiamine transporter-2 in epithelial cells. J Biol Chem. 2006;281(8):5233-45.

58. Ashokkumar B, Vaziri ND, Said HM. Thiamin uptake by the human-derived renal epithelial (HEK-293) cells: cellular and molecular mechanisms. Am J Physiol-Ren Physiol. 2006;291(4):F796-805.

59. Gangolf M, Czerniecki J, Radermecker M, Detry O, Nisolle M, Jouan C, et al. Thiamine status in humans and content of phosphorylated thiamine derivatives in biopsies and cultured cells. PLoS ONE. 2010;5(10):e13616.

60. Said HM, Balamurugan K, Subramanian VS, Marchant JS. Expression and functional contribution of hTHTR-2 in thiamin absorption in human intestine. Am J Physiol Gastrointest Liver Physiol. 2004;286(3):G491-8.

61. Wyatt DT, Nelson D, Hillman RE. Age-dependent changes in thiamin concentrations in whole blood and cerebrospinal fluid in infants and children. Am J Clin Nutr. 1991;53(2):530-6.

62. Roecklein B, Levin SW, Comly M, Mukherjee AB. Intrauterine growth retardation induced by thiamine deficiency and pyrithiamine during pregnancy in the rat. Am J Obstet Gynecol. 1985;151(4):455-60.

63. Heinze T, Weber W. Determination of thiamine (vitamin B1) in maternal blood during normal pregnancies and pregnancies with intrauteri-ne growth retardation. Z Für Ernährungswissenschaft. 1990;29(1):39-46.

64. Stuetz W, Carrara VI, McGready R, Lee SJ, Biesalski HK, Nosten FH. Thiamine diphosphate in whole blood, thiamine and thiamine monophosphate in breast-milk in a refugee population. PLoS ONE. 2012;7(6):e36280.

65. Alexander B, Landwehr G. Studies of thiamine metabolism in man. I. Thiamine balance. The normal requirement of vitamin B(1) and the role of fecal thiamine in human nutrition. J Clin Invest. 1946;25(3):287-93.

66. Batchelor HK, Marriott JF. Paediatric pharmacokinetics: key considerations: Paediatric pharmacokinetics. Br J Clin Pharmacol. 2015;79(3):395-404.

67. Weber W, Nitz M, Looby M. Nonlinear kinetics of the thiamine cation in humans: saturation of nonrenal clearance and tubular reabsorption. J Pharmacokinet Biopharm. 1990;18(6):501-23.

68. Yui Y, Itokawa Y, Kawai C. Furosemide-induced thiamine deficiency. Cardiovasc Res. 1980;14(9):537-40.

69. Rieck J, Halkin H, Almog S, Seligman H, Lubetsky A, Olchovsky D, et al. Urinary loss of thiamine is increased by low doses of furosemide in healthy volunteers. J Lab Clin Med. 1999;134(3):238-43.

70. Tallaksen CME, Bøhmer T, Karlsen J, Bell H. Determination of thiamin and its phosphate esters in human blood, plasma, and urine. In: Methods in Enzymology. Elsevier; 1997. p.67-74.

71. Tasevska N, Runswick SA, McTaggart A, Bingham SA. Twenty-four-hour urinary thiamine as a biomarker for the assessment of thiamine in-take. Eur J Clin Nutr. 2008;62(9):1139-47.

72. Chamberlain BR, Buttery JE, Pannall PR. A stable reagent mixture for the whole blood transketolase assay. Ann Clin Biochem Int J Biochem Lab Med. 1996;33(4):352-4.

73. Bemeur C, Butterworth RF. Thiamin. In: Ross AC, Caballero B, Cousins RJ, Tucker KL, Ziegler TR (eds.). Modern nutrition in health and disease. Baltimore: Lippincott Williams & Wilkins; 2014. p.317-24.

74. Schrijver J. Biochemical markers for micronutrient status and their interpretation. In: Pietrzik K (ed.). Modern lifestyles, lower energy intake and micronutrient status. London: Springer London; 1999. p.55-85.

75. Lonsdale D, Shamberger RJ. Red cell transketolase as an indicator of nutritional eficiency. Am J Clin Nutr 1980;3(2)205-11.

76. Bötticher B, Bötticher D. Simple rapid determination of thiamin by a HPLC method in foods, body fluids, urine and faeces. Int J Vitam Nutr Res Int Z Vitam Ernahrungsforschung. 1986;56(2):155-9.

77. Lu J, Frank EL. Rapid HPLC measurement of thiamine and its phosphate esters in whole blood. Clin Chem. 2008;54(5):901-6.

78. Rindi G, Patrini C, Poloni M. Monophosphate, the only phosphoric ester of thiamin in the cerebro-spinal fluid. Experientia. 1981;37(9):975-6.

79. WHO, UNHCR. Thiamine deficiency and its prevention and control in major emergencies. WHO; 1999. Disponível em: http://www.who.int/nutrition/publications/emergencies/WHO_NHD_99.13/en

80. Talwar D, Davidson H, Cooney J, St JO'Reilly D. Vitamin B(1) status assessed by direct measurement of thiamin pyrophosphate in erythrocytes or whole blood by HPLC: comparison with erythrocyte transketolase activation assay. Clin Chem. 2000;46(5):704-10.

81. Edwards KA, Tu-Maung N, Cheng K, Wang B, Baeumner AJ, Kraft CE. Thiamine assays-advances, challenges, and caveats. Chemistry Open. 2017;6(2):178-91.

82. Whitfield KC, Bourassa MW, Adamolekun B, Bergeron G, Bettendorff L, Brown KH, et al. Thiamine deficiency disorders: diagnosis, prevalence, and a roadmap for global control programs. Ann NY Acad Sci. 2018;1430(1):3-43.

83. Khan AA, Allemailem KS, Alhumaydhi FA, Gowder SJT, Rahmani AH. The biochemical and clinical perspectives of lactate dehydrogenase: an enzyme of active metabolism. Endocr Metab Immune Disord – Drug Targets. 2019;20.

84. Luft FC. Lactic acidosis update for critical care clinicians. J Am Soc Nephrol. 2001;12(Suppl 17):S15-9.

85. Madl C, Kranz A, Liebisch B, Traindl O, Lenz K, Druml W. Lactic acidosis in thiamine deficiency. Clin Nutr Edinb Scotl. 1993;12(2):108-11.

86. Duca J, Lum CJ, Lo AM. Elevated lactate secondary to gastrointestinal beriberi. J Gen Intern Med. 2016;31(1):133-6.

87. Murata T. Influence of thiamine on the amount of lactic acid in urine. J Vitaminol (Kyoto). 1958;4(2):109-13.

88. Ozawa H, Homma Y, Arisawa H, Fukuuchi F, Handa S. Severe metabolic acidosis and heart failure due to thiamine deficiency. Nutrition. 2001;17(4):351-2.

89. Hakim AM. The induction and reversibility of cerebral acidosis in thiamine deficiency. Ann Neurol. 1984;16(6):673-9.

90. Amrein K, Ribitsch W, Otto R, Worm HC, Stauber RE. Severe lactic acidosis reversed by thiamine within 24 hours. Crit Care. 2011;15(6):457.

91. Garcia Martinez D, Hiffler L, Rakotoambinina B. Type B lactic acidosis due to thiamine and /or magnesium deficiency in critically ill children [Internet]. Poster presented at: 8th World Congress of the World Federation of Pediatric Intensive & Critical Care Societies; 2016 Jun; Toronto. Disponível em: https://www.researchgate.net/publication/304137843_type_B_lactic_acidosis_due_to_thiamine_and_or_magnesium_deficiency_in_critically_ill_children?channel=doi&linkid=5a4e52aca-ca272c88278a95e&showfulltext=true

92. Semenza GL. HIF-1: mediator of physiological and pathophysiological responses to hypoxia. J Appl Physiol. 2000;88(4):1474-80.

93. Sweet RL, Zastre JA. HIF1-α-mediated gene expression induced by vitamin B1 deficiency. Int J Vitam Nutr Res Int Z Für Vitam Ernährungs-forschung. 2013;83(3):188-97.

94. Zera K, Sweet R, Zastre J. Role of HIF-1α in the hypoxia inducible expression of the thiamine transporter, SLC19A3. Gene. 2016;595(2):212-20.

95. Bracken CP, Whitelaw ML, Peet DJ. The hypoxia-inducible factors: key transcriptional regulators of hypoxic responses. Cell Mol Life Sci. 2003;60(7):1376-93.

96. Zera K, Zastre J. Stabilization of the hypoxia-inducible transcription factor-1 alpha (HIF-1α) in thiamine deficiency is mediated by pyruvate accumulation. Toxicol Appl Pharmacol. 2018;355:180-8.

97. Bettendorff L, Mastrogiacomo F, Kish SJ, Grisar T. Thiamine, thiamine phosphates, and their metabolizing enzymes in human brain. J Neurochem. 1996;66(1):250-8.

98. Gioda CR, de Oliveira Barreto T, Prímola-Gomes TN, de Lima DC, Campos PP, Capettini L dos SA, et al. Cardiac oxidative stress is involved in heart failure induced by thiamine deprivation in rats. Am J Physiol Heart Circ Physiol. 2010;298(6):H2039-2045.

99. Lopaschuk GD, Spafford MA, Marsh DR. Glycolysis is predominant source of myocardial ATP production immediately after birth. Am J PhysiolHeart Circ Physiol. 1991;261(6):H1698-705.

100. Bakker SJL, Leunissen KML. Hypothesis on cellular ATP depletion and adenosine release as causes of heart failure and vasodilatation in cardiovascular beriberi. Med Hypotheses. 1995;45(3):265-7.

101. Sica DA. Loop diuretic therapy, thiamine balance, and heart failure. Congest Heart Fail Greenwich Conn. 2007;13(4):244-7.

102. Porter SG, Coats D, Fischer PR, Ou K, Frank EL, Sreang P, et al. Thiamine deficiency and cardiac dysfunction in Cambodian infants. J Pediatr. 2014;164(6):1456-61.

103. Kornreich L, Bron-Harlev E, Hoffmann C, Schwarz M, Konen O, Schoenfeld T, et al. Thiamine deficiency in infants: MR findings in the brain. Am J Neuroradiol. 2005;26(7):1668-74.

104. Calingasan NY, Baker H, Sheu KF, Gibson GE. Blood-brain barrier abnormalities in vulnerable brain regions during thiamine deficiency. Exp Neurol. 1995;134(1):64-72.

105. Butterworth RF. Thiamin deficiency and brain disorders. Nutr Res Rev. 2003;16(2):277-84.

106. Todd K, Butterworth RF. Mechanisms of selective neuronal cell death due to thiamine deficiency. Ann N Y Acad Sci. 1999;893:404-11.

107. Claus D, Eggers R, Warecka K, Neundörfer B. Thiamine deficiency and nervous system function disturbances. Eur Arch Psychiatry Neurol Sci. 1985;234(6):390-4.

108. Fattal-Valevski A, Azouri-Fattal I, Greenstein YJ, Guindy M, Blau A, Zelnik N. Delayed language development due to infantile thiamine deficiency. Dev Med Child Neurol. 2009;51(8):629-34.

109. Harel Y, Zuk L, Guindy M, Nakar O, Lotan D, Fattal-Valevski A. The effect of subclinical infantile thiamine deficiency on motor function in preschool children: early B1 deficiency and preschoolers motor skills. Matern Child Nutr. 2017;e12397.

110. Barennes H, Sengkhamyong K, René JP, Phimmasane M. Beriberi (thiamine deficiency) and high infant mortality in northern laos. PLoS Negl Trop Dis. 2015;9(3):e0003581.

111. Khounnorath S, Chamberlain K, Taylor AM, Soukaloun D, Mayxay M, Lee SJ, et al. In: Diemert DJ (ed.). Clinically unapparent infantile thiamin deficiency in Vientiane, Laos. PLoS Negl Trop Dis. 2011;5(2):e969.

112. Qureshi UA, Sami A, Altaf U, Ahmad K, Iqbal J, Wani NA, et al. Thiamine responsive acute life threatening metabolic acidosis in exclusively breast-fed infants. Nutr Burbank Los Angel City Calif. 2016;32(2):213-6.

113. Coats D, Shelton-Dodge K, Ou K, Khun V, Seab S, Sok K, et al. Thiamine deficiency in Cambodian infants with and without beriberi. J Pediatr. 2012;161(5):843-7.

114. Luxemburger C, White NJ, ter Kuile F, Singh HM, Allier-Frachon I, Ohn M, et al. Beri-beri: the major cause of infant mortality in Karen refugees. Trans R Soc Trop Med Hyg. 2003;97(2):251-5.

115. Neumann CG, Swendseid ME, Jacob M, Stiehm ER, Dirige OV. Biochemical evidence of thiamin deficiency in young Ghanian children. Am J Clin Nutr. 1979;32(1):99-104.

116. Tang CM, Rolfe M, Wells JC, Cham K. Outbreak of beri-beri in The Gambia. Lancet Lond Engl. 1989;2(8656):206-7.

117. Duce M, Escriba JM, Masuet C, Farias P, Fernandez E, de la Rosa O. Suspected thiamine deficiency in Angola. 20.ed. 2003;26-8. Disponível em: http://files.ennonline.net/attachments/1639/FEX-20.pdf

118. Lima LFP, Leite HP, Taddei JA. Low blood thiamine concentrations in children upon admission to the intensive care unit: risk factors and prognostic significance. Am J Clin Nutr. 2011;93(1):57-61.

119. Macias-Matos C, Rodriguez-Ojea A, Chi N, Jimenez S, Zulueta D, Bates CJ. Biochemical evidence of thiamine depletion during the Cuban neuropathy epidemic, 1992-1993. Am J Clin Nutr. 1996;64(3):347-53.

120. Hailemariam B, Landman JP, Jackson AA. Thiamin status in normal and malnourished children in Jamaica. Br J Nutr. 1985;53(3):477-83.

121. Nilles EJ, Manaia A, Ruaia B, Huppatz C, Ward C, George P, et al. Re-emergence of thiamine deficiency disease in the Pacific islands (2014-15): a case-control study. PLOS ONE. 2018;13(6):e0198590.

122. Tajahmady A, Quatresous I, Sissoko D, Abaine A, Chemardin J, Paquet C. Une épidémie de béribéri infantile à Mayottte, avril-juillet 2004. BEH. 2004;(45):213-5.

123. Siu VM, Ratko S, Prasad AN, Prasad C, Rupar CA. Amish microcephaly: long-term survival and biochemical characterization. Am J Med Genet A. 2010;152A(7):1747-51.

124. Gowda VK, Srinivasan VM, Jehta K, Bhat MD. Bilateral striatal necrosis with polyneuropathy with a novel SLC25A19 (mitochondrial thiamine pyrophosphate carrier OMIMI*606521) mutation: treatable thiamine metabolic disorder – a report of two indian cases. Neuropediatrics. 2019;50(05):313-7.

125. Bay A, Keskin M, Hizli S, Uygun H, Dai A, Gumruk F. Thiamine-responsive megaloblastic anemia syndrome. Int J Hematol. 2010;92(3):524-6.

126. Biesecker LG. Amish lethal microcephaly. In: Adam MP, Ardinger HH, Pagon RA, Wallace SE, Bean LJ, Stephens K, et al. (eds.). GeneReviews®. Seattle: University of Washington; 1993.

127. Rosner EA, Strezlecki KD, Clark JA, Lieh-Lai M. Low thiamine levels in children with type 1 diabetes and diabetic ketoacidosis: a pilot study. Pediatr Crit Care Med. 2015;16(2):114-8.

128. Ushakova HO, Brazaluk OZ, Yevstafieva OYu. Thiamine deficiency in extremely premature newborns. Med Clin Chem. 2019;(2):18-23.

129. Densupsoontorn N, Srisawat C, Chotipanang K, Junnu S, Kunnangja S, Wongarn R, et al. Prevalence of and factors associated with thiamin deficiency in obese Thai children. Asia Pac J Clin Nutr. 2019;28(1):116-21.

130. Weiss R, Dziura J, Burgert TS, Tamborlane WV, Taksali SE, Yeckel CW, et al. Obesity and the metabolic syndrome in children and adolescents. N Engl J Med. 2004;350(23):2362-74.

131. Kawai C, Wakabayashi A, Matsumura T, Yui Y. Reappearance of beriberi heart disease in Japan. A study of 23 cases. Am J Med. 1980;69(3):383-6.

132. Bell D, Robertson CE, Muir AL. Carbonated drinks, thiamine deficiency and right ventricular failure. Scott Med J. 1987;32(5):137-8.

133. Okumura A, Ida S, Mori M, Shimizu T, Committee on Pediatric Nutrition of the Child Health Consortium of Japan. Vitamin B1 deficiency related to excessive soft drink consumption in Japan. J Pediatr Gastroenterol Nutr. 2018;66(5):838-42.

134. Sakurai K, Fujiwara N, Takahashi K, Nakayashiro M. Excessive soft drink may induce pulmonary hypertension via thiamine deficiency. Pediatr Int Off J Jpn Pediatr Soc. 2019;61(8):823-4.

135. Lonsdale D, Shamberger RJ. Red cell transketolase as an indicator of nutritional deficiency. Am J Clin Nutr. 1980;33(2):205-11.

136. Greenspon J, Perrone EE, Alaish SM. Shoshin beriberi mimicking central line sepsis in a child with short bowel syndrome. World J Pediatr. 2010;6(4):366-8.

137. Bâ A. Comparative effects of alcohol and thiamine deficiency on the developing central nervous system. Behav Brain Res. 2011;225(1):235-42.

138. de la Monte SM, Kril JJ. Human alcohol-related neuropathology. Acta Neuropathol (Berl). 2014;127(1):71-90.

139. Squeglia LM, Sorg SF, Schweinsburg AD, Wetherill RR, Pulido C, Tapert SF. Binge drinking differentially affects adolescent male and female brain morphometry. Psychopharmacology (Berl). 2012;220(3):529-39.

140. Vimokesant SL, Hilker DM, Nakornchai S, Rungruangsak K, Dhanamitta S. Effects of betel nut and fermented fish on the thiamin status of northeastern Thais. Am J Clin Nutr. 1975;28(12):1458-63.

141. Hossain MI, Chisti J, Yoshimatsu S, Yasmin R, Ahmed T. Features in septic children with or without severe acute malnutrition and the risk factors of mortality. Pediatrics. 2015;135(Supplement):S10.

142. Mayxay M, Taylor AM, Khanthavong M, Keola S, Pongvongsa T, Phompida S, et al. Thiamin deficiency and uncomplicated falciparum malaria in Laos: thiamin deficiency and malaria. Trop Med Int Health. 2007;12(3):363-9.

143. Hiffler L, Rakotoambinina B, Lafferty N, Martinez Garcia D. Thiamine deficiency in tropical pediatrics: new insights into a neglected but vital metabolic challenge. Front Nutr. 2016;3:16.

144. Boonsiri P, Tangrassameeprasert R, Panthongviriyakul C, Yongvanit P. A preliminary study of thiamine status in northeastern Thai children with acute diarrhea. Southeast Asian J Trop Med Public Health. 2007;38(6):1120-5.

145. McCandless DW. Thiamine deficiency and associated clinical disorders. Totowa: Humana Press; 2009. Disponível em: http://link.springer.com/10.1007/978-1-60761-311-4

146. Nguyen-Khoa. Beriberi (thiamine deficiency) [Internet]. Nguyen-Khoa; 2018. Disponível em: http://emedicine.medscape.com/article/116930-overview

147. Shah S, Wald E. Type B lactic acidosis secondary to thiamine deficiency in a child with malignancy. Pediatrics. 2015;135(1):e221-224.

148. Rao SN, Chandak GR. Cardiac beriberi: often a missed diagnosis. J Trop Pediatr. 2010;56(4):284-5.

149. Jeffrey HE, McCleary BV, Hensley WJ, Read DJ. Thiamine deficiency – a neglected problem of infants and mothers – possible relationships to sudden infant death syndrome. Aust N Z J Obstet Gynaecol. 1985;25(3):198-202.

150. Ogunlesi TA. Thiamine deficiency: a cause of childhood ataxia not to be ignored. Ann Trop Paediatr. 2004;24(4):357-60.

151. Botez MI, Young SN, Bachevalier J, Gauthier S. Thiamine deficiency and cerebrospinal fluid 5-hydroxyindoleacetic acid: a preliminary study. J Neurol Neurosurg Psychiatry. 1982;45(8):731-3.

152. Vigil FAB, Oliveira-Silva I de F, Ferreira LF, Pereira SRC, Ribeiro AM. Spatial memory deficits and thalamic serotonergic metabolite change in thiamine deficient rats. Behav Brain Res. 2010;210(1):140-2.

153. Newland JG, Shah SS, Zaoutis TE. The child with aseptic meningitis. Pediatr Case Rev Print. 2003;3(4):218-21.

154. Pfeiffer RF. Neurologic manifestations of malabsorption syndromes. In: Handbook of Clinical Neurology. Elsevier; 2014. p.621-32.

155. Kesler A, Stolovitch C, Hoffmann C, Avni I, Morad Y. Acute ophthalmoplegia and nystagmus in infants fed a thiamine-deficient formula: an epidemic of Wernicke encephalopathy. J Neuro-Ophthalmol Off J North Am Neuro-Ophthalmol Soc. 2005;25(3):169-72.

156. Qureshi UA, Wani NA, Ahmad K, Irshad M, Ali I. Infantile Wernicke's encephalopathy. Arch Dis Child. 2015;100(7):648.

157. Zuccoli G, Siddiqui N, Bailey A, Bartoletti SC. Neuroimaging findings in pediatric Wernicke encephalopathy: a review. Neuroradiology. 2010;52(6):523-9.

158. Wani NA, Qureshi UA, Ahmad K, Choh NA. Cranial ultrasonography in infantile encephalitic beriberi: a useful first-line imaging tool for screening and diagnosis in suspected cases. Am J Neuroradiol. 2016;37(8):1535-40.

159. Adamolekun B. Neurological disorders associated with cassava diet: a review of putative etiological mechanisms. Metab Brain Dis. 2011;26(1):79-85.

160. Netto AB, Netto CM, Mahadevan A, Taly AB, Agadi JB. Tropical ataxic neuropathy – a century old enigma. Neurol India. 2016;64(6):1151-9.

161. Monekosso GL, Annan WG, Ashby PH. Therapeutic effect of vitamin B complex on an ataxic syndrome in Western Nigeria. Trans R Soc Trop Med Hyg. 1964;58:432-6.

162. Tylleskär T, Banea M, Bikangi N, Fresco L, Persson LA, Rosling H. Epidemiological evidence from Zaire for a dietary etiology of Konzo, an upper motor neuron disease. Bull World Health Organ. 1991;69(5):581-9.

163. Mimouni-Bloch A, Goldberg-Stern H, Strausberg R, Brezner A, Heyman E, Inbar D, et al. Thiamine deficiency in infancy: long-term follow-up. Pediatr Neurol. 2014;51(3):311-6.

164. Friedmann N, Fattal I, Fattal-Valevski A. The effect of thiamine deficiency in infancy on the development of syntactic and lexical abilities. Procedia – Soc Behav Sci. 2010;6:168-9.

165. Kloss O, Eskin NAM, Suh M. Thiamin deficiency on fetal brain development with and without prenatal alcohol exposure. Biochem Cell Biol. 2018;96(2):169-77.

166. Fournier H, Butterworth RF. Effects of maternal thiamine deficiency on the development of thiamine-dependent enzymes in regions of the rat brain. Neurochem Int. 1989;15(4):439-44.

167. Trostler N, Sklan D. Lipogenesis in the brain of thiamine-deficient rat pups. J Nutr Sci Vitaminol (Tokyo). 1978;24(2):105-11.

168. Marrs C. Maternal thiamine deficiency and fetal brain damage [Internet]. 2016. Disponível em: https://www.researchgate.net/publication/304938757_Maternal_Thiamine_Deficiency_and_Fetal_Brain_Damage.

169. Manary M, Trehan I, Weisz A. Systematic Review of Transition Phase Feeding of Children with Severe Acute Malnutrition as in Patients [Internet]. WHO; 2012. Disponível em: www.who.int/nutrition/publications/guidelines/updates_management_SAM_infantandchildren_review5.pdf.

170. Fuentebella J, Kerner JA. Refeeding syndrome. Pediatr Clin North Am. 2009;56(5):1201-10.

171. Cape Town Metropole Paediatric Interest Group. Refeeding Syndrome: Guidelines [Internet]. 2009. Disponível em: http://www.adsa.org.za/Portals/14/Documents/Clinical20Guidelines20Refeeding20Syndrome20Paeds20Section20Only20_.pdf.

172. Sydney Children's Hospital. Refeeding Syndrome: Prevention and Management – SCH Practice Guideline. [Internet]. Sydney Children's Hospital; 2013. Disponível em: http://www.schn.health.nsw.gov.au/_policies/pdf/2013-7036.pdf

173. Pulcini CD, Zettle S, Srinath A. Refeeding syndrome. Pediatr Rev. 2016;37 (12):516-23.

174. WHO. Updates on the management of severe acute malnutrition in infants and children Guideline [Internet]. 2013. Disponível em: https://www.who.int/nutrition/publications/guidelines/updates_management_SAM_infantandchildren/en/

175. Hiffler L, Adamolekun B, Fischer PR, Fattal-Vavleski A. Thiamine content of F-75 therapeutic milk for complicated severe acute malnutrition: time for a change? Ann N Y Acad Sci. 2017;1404(1):20-6.

176. Leite HP, de Lima LFP. Thiamine (Vitamin B1) deficiency in intensive care: physiology, risk factors, diagnosis, and treatment. In: Rajendram R, Preedy VR, Patel VB (eds.). Diet and nutrition in critical care. New York: Springer New York; 2015. p.959-72.

177. Manzanares W, Hardy G. Thiamine supplementation in the critically ill. Curr Opin Clin Nutr Metab Care. 2011;14(6):610-7.

178. Donnino MW, Andersen LW, Chase M, Berg KM, Tidswell M, Giberson T, et al. Randomized, double-blind, placebo-controlled trial of thiamine as a metabolic resuscitator in septic shock: a pilot study. Crit Care Med. 2016;44(2):360-7.

179. Marik PE, Khangoora V, Rivera R, Hooper MH, Catravas J. Hydrocortisone, vitamin C and thiamine for the treatment of severe sepsis and septic shock: a retrospective before-after study. Critical Care. 2017;151(6):1229-38.

180. Moskowitz A, Andersen LW, Cocchi MN, Karlsson M, Patel PV, Donnino MW. Thiamine as a renal protective agent in septic shock. A secondary analysis of a randomized, double-blind, placebo-controlled trial. Ann Am Thorac Soc. 2017;14(5):737-41.

181. Gunanti IR, Marks GC, Al-Mamun A, Long KZ. Low serum vitamin B-12 and folate concentrations and low thiamin and riboflavin intakes are inversely associated with greater adiposity in Mexican American children. J Nutr. 2014;144(12):2027-33.

182. Lonsdale D, Marrs C. Thiamine deficiency disease, dysautonomia, and high calorie malnutrition. Academic Press; 2017:213-61.

183. Inge TH. Bariatric surgery for severely overweight adolescents: concerns and recommendations. Pediatrics. 2004;114(1):217-23.

184. Towbin A, Inge TH, Garcia VF, Roehrig HR, Clements RH, Harmon CM, et al. Beriberi after gastric bypass surgery in adolescence. J Pediatr. 2004;145(2):263-7.

185. Armstrong-Javors A, Pratt J, Kharasch S. Wernicke encephalopathy in adolescents after bariatric surgery: case report and review. Pediatrics. 2016;138(6).

186. Nishimune T, Watanabe Y, Okazaki H, Akai H. Thiamin is decomposed due to Anaphe spp. entomophagy in seasonal ataxia patients in Nigeria. J Nutr. 2000;130(6):1625-8.

187. Ringe H, Schuelke M, Weber S, Dorner BG, Kirchner S, Dorner MB. Infant botulism: is there an association with thiamine deficiency? Pediatrics. 2014;134(5):e1436-40.

188. Shamir R, Dagan O, Abramovitch D, Abramovitch T, Vidne BA, Dinari G. Thiamine deficiency in children with congenital heart disease before and after corrective surgery. J Parenter Enter Nutr. 2000;24(3):154-8.

189. Mohamed RA-E, Abu Farag IM, Elhady M, Ibrahim RS. Myocardial dysfunction in relation to serum thiamine levels in children with diabetic ketoacidosis. J Pediatr Endocrinol Metab. 2019;32(4):335-40.

190. Clark JA, Burny I, Sarnaik AP, Audhya TK. Acute thiamine deficiency in diabetic ketoacidosis: diagnosis and management. Pediatr Crit Care Med. 2006;7(6):595-9.

191. Aurich S, Simon J-C, Treudler R. A case of anaphylaxis to intramuscular but not to oral application of thiamine (vitamin B1). Iran J Allergy Asthma Immunol. 2018;17(1):94-6.

192. Juel J, Pareek M, Langfrits CS, Jensen SE. Anaphylactic shock and cardiac arrest caused by thiamine infusion. Case Rep. 2013;2013(jul12 1):bcr2013009648–bcr2013009648.

193. Johri S, Shetty S, Soni A, Kumar S. Anaphylaxis from intravenous thiamine – long forgotten? Am J Emerg Med. 2000;18(5):642-3.

194. Fernandez M, Barceló M, Muñoz C, Torrecillas M, Blanca M. Anaphylaxis to thiamine (vitamin B1). Allergy. 1997;52(9):958-60.

195. Crook MA, Sriram K. Thiamine deficiency: the importance of recognition and prompt management. Nutrition 2014;30(7-8):953-4.

196. Frank LL. Thiamin in clinical practice. J Parenter Enteral Nutr. 2015;39(5): 503-20.

197. Park SW, Yi YY, Han JW, Kim HD, Lee JS, Kang H-C. Wernicke's encephalopathy in a child with high dose thiamine therapy. Korean J Pediatr. 2014;57(11):496-9.

198. Smithline HA, Donnino M, Greenblatt DJ. Pharmacokinetics of high-dose oral thiamine hydrochloride in healthy subjects. BMC Clin Pharmacol. 2012;12:4.

199. The National Academies Press. Nutrition – Dietary Reference Intakes (DRIs): Recommended Dietary Al-lowances and Adequate Intakes, Vitamins. USA: (2010) [Internet]. 2010. Disponível em: http://nationalacademies.org/hmd/~/media/Files/Activity%20Files/Nutrition/DRI-Tables/7_%20Nutrients%20Summary.pdf?la=en

200. Strohm D, Bechthold A, Isik N, Leschik-Bonnet E, Heseker H. Revised reference values for the intake of thiamin (vitamin B1), riboflavin (vitamin B2), and niacin. NFS J. 2016;3:20-4.

201. Sauberlich HE, Dowdy RP, Skala JH. Laboratory tests for the assessment of nutritional status. Crit Rev Clin Lab Sci. 1973;4(3):215-340. 7

202. Brin M. Evaluation of thiamine adequacy in adult humans. J Nutr. 1965;86(3):319-21.

203. Barennes H, Simmala C, Odermatt P, Thaybouavone T, Vallee J, Martinez-Aussel B, et al. Postpartum traditions and nutrition practices among urban Lao women and their infants in Vientiane, Lao PDR. Eur J Clin Nutr. 2009;63(3):323-31.

204. Vimokesant S, Kunjara S, Rungruangsak K, Nakornchai S, Panijpan B. Beriberi caused by antithiamin factors in food and its prevention. Ann N Y Acad Sci. 1982;378(1):123-36.

205. Nichols BL, Nichols VN, Putman M, Avery SE, Fraley JK, Quaroni A, et al. Contribution of villous atrophy to reduced intestinal maltase in infants with malnutrition. J Pediatr Gastroenterol Nutr. 2000;30(5):494-502.

206. Nightingale J. Guidelines for management of patients with a short bowel. Gut. 2006;55(suppl_4):iv1-12.

207. Lakhani SV, Shah HN, Alexander K, Finelli FC, Kirkpatrick JR, Koch TR. Small intestinal bacterial overgrowth and thiamine deficiency after Roux-en-Y gastric bypass surgery in obese patients. Nutr Res. 2008 May;28(5):293–8.

208. Athanasiou A, Angelou A, Diamantis T. Wernicke's encephalopathy after sleeve gastrectomy. Where do we stand today? A reappraisal. Surg Obes Relat Dis Off J Am Soc Bariatr Surg. 2014;10(3):563.

209. Mechanick JI, Apovian C, Brethauer S, Garvey WT, Joffe AM, Kim J, et al. Clinical practice guidelines for the perioperative nutrition, metabolic, and nonsurgical support of patients undergoing bariatric procedures – 2019 update: cosponsored by American association of clinical endocrinologists/American college of endocrinology, the obesity society, American society for metabolic & bariatric surgery, obesity medicine association, and American society of anesthesiologists. Endocr Pract. 2019;25(Supp 2):1-75.

210. Kerns JC, Arundel C, Chawla LS. Thiamin deficiency in people with obesity. Adv Nutr. 2015;6(2):147-53.

211. Adamolekun B, McCandless DW, Butterworth RF. Epidemic of seasonal ataxia in Nigeria following ingestion of the African Silkworm Anaphe venata: role of thiamine deficiency? Metab Brain Dis. 1997;12(4):251-8.

212. Yeh W-Y, Lian L-M, Chang A, Cheng C-K. Thiamine-deficient optic neuropathy associated with Wernicke's encephalopathy in patients with chronic diarrhea. J Formos Med Assoc. 2013;112(3):165-70.

213. Renthal W, Marin-Valencia I, Evans PA. Thiamine deficiency secondary to anorexia nervosa: an uncommon cause of peripheral neuropathy and Wernicke encephalopathy in adolescence. Pediatr Neurol. 2014;51(1):100-3.

214. Liu M, Alimov AP, Wang H, Frank JA, Katz W, Xu M, et al. Thiamine deficiency induces anorexia by inhibiting hypothalamic AMPK. Neuroscience. 2014; 267:102-13.

215. Khalsa SS, Kumar R, Patel V, Strober M, Feusner JD. Mammillary body volume abnormalities in anorexia nervosa: mammillary body morphology in anorexia nervosa. Int J Eat Disord. 2016;49(10):920-9.

216. Marcé-Grau A, Martí-Sánchez L, Baide-Mairena H, Ortigoza-Escobar JD, Pérez-Dueñas B. Genetic defects of thiamine transport and metabolism: a review of clinical phenotypes, genetics and functional studies. J Inherit Metab Dis. 2019 Disponível em: https://onlinelibrary.wiley.com/doi/abs/10.1002/jimd.12125

217. Ortigoza-Escobar JD, Molero-Luis M, Arias A, Martí-Sánchez L, Rodriguez-Pombo P, Artuch R, et al. Treatment of genetic defects of thiamine transport and metabolism. Expert Rev Neurother. 2016;16(7):755-63.

218. Jungtrakoon P, Shirakawa J, Buranasupkajorn P, Gupta MK, De Jesus DF, Pezzolesi MG, et al. Loss-of-function mutation in thiamine transporter 1 in a family with autosomal dominant diabetes. Diabetes. 2019;68(5):1084-93.

219. Butterworth Roger F, Gaudreau C, Vincelette J, Bourgault A-M, Lamothe F, Nutini A-M. Thiamine deficiency in AIDS. The Lancet. 1991;338(8774):1086.

220. Hommes MJ, Romijn JA, Endert E, Sauerwein HP. Resting energy expenditure and substrate oxidation in human immunodeficiency virus (HIV)-infected asymptomatic men: HIV affects host metabolism in the early asymptomatic stage. Am J Clin Nutr. 1991;54(2):311-5.

221. Crenn P, Rakotoanbinina B, Raynaud J-J, Thuillier F, Messing B, Melchior J-C. Hyperphagia contributes to the normal body composition and protein-energy balance in HIV-infected asymptomatic men. J Nutr. 2004;134(9):2301-6.

222. Lallas M, Desai J. Wernicke encephalopathy in children and adolescents. World J Pediatr WJP. 2014;10(4):293-8.

223. Diaz GA, Banikazemi M, Oishi K, Desnick RJ, Gelb BD. Mutations in a new gene encoding a thiamine transporter cause thiamine-responsive megaloblastic anaemia syndrome. Nat Genet. 1999;22(3):309-12.

224. Kono S, Miyajima H, Yoshida K, Togawa A, Shirakawa K, Suzuki H. Mutations in a thiamine-transporter gene and Wernicke's-like encephalopathy. N Engl J Med. 2009;360(17):1792-4.

225. Zhu L, Wu R, Ye Z, Gu R, Wang Y, Hou Y, et al. Identification of two novel TPK1 gene mutations in a Chinese patient with thiamine pyrophosphokinase deficiency undergoing whole exome sequencing. J Pediatr Endocrinol Metab. 2019;32(3):295-300.

226. Giacomini MM, Hao J, Liang X, Chandrasekhar J, Twelves J, Whitney JA, et al. Interaction of 2,4-diaminopyrimidine-containing drugs including fedratinib and trimethoprim with thiamine transporters. Drug Metab Dispos. 2017;45(1):76-85.

227. Liang X, Chien H-C, Yee SW, Giacomini MM, Chen EC, Piao M, et al. Metformin is a substrate and inhibitor of the human thiamine transpor-ter, THTR-2 (SLC19A3). Mol Pharm. 2015;12(12):4301-10.

228. Vora B, Green EAE, Khuri N, Ballgren F, Sirota M, Giacomini KM. Drug nutrient interactions: discovering prescription drug inhibitors of the thiamine transporter ThTR-2 (SLC19A3). Am J Clin Nutr. 2020;111(1):110-21.

229. Garcia MD, Nouwens A, Lonhienne TG, Guddat LW. Comprehensive understanding of acetohydroxyacid synthase inhibition by different herbicide families. Proc Natl Acad Sci. 2017;114(7):E1091-100.

230. Chen L, Shu Y, Liang X, Chen EC, Yee SW, Zur AA, et al. OCT1 is a high-capacity thiamine transporter that regulates hepatic steatosis and is a target of metformin. Proc Natl Acad Sci U S A. 2014;111(27):9983-8.

231. Hoyumpa AM. Mechanisms of thiamin deficiency in chronic alcoholism. Am J Clin Nutr. 1980;33(12):2750-61.

232. Alfadhel M, Almuntashri M, Jadah RH, Bashiri FA, Al Rifai MT, Al Shalaan H, et al. Biotin-responsive basal ganglia disease should be renamed biotin-thiamine--responsive basal ganglia disease: a retrospective review of the clinical, radiological and molecular findings of 18 new cases. Orphanet J Rare Dis. 2013;8:83.

233. Tabarki B, Al-Hashem A, Alfadhel M. Biotin-thiamine-responsive basal ganglia disease. In: Adam MP, Ardinger HH, Pagon RA, Wallace SE, Bean LJ, Stephens K, et al. (eds.). GeneReviews® [Internet]. Seattle: University of Washington; 1993. Available from: http://www.ncbi.nlm.nih.gov/books/NBK169615/.

# Vitamina B12

JOSEFINA APARECIDA PELLEGRINI BRAGA
ANDREA ANGEL

**Introdução**

A vitamina B12, também denominada cobalamina (Cbl), é uma vitamina hidrossolúvel, que é produzida por bactérias que habitam o tubo digestivo dos animais e é obtida a partir de fontes alimentares de origem animal. A Cbl é necessária para a síntese de DNA, produção de células sanguíneas e para a função neurológica normal.[1-3] A prevalência da deficiência de B12 é difícil de ser estimada, porque varia de acordo com os critérios de inclusão adotados, o método laboratorial escolhido e o local de realização do estudo.

Todos os indivíduos são dependentes do consumo alimentar de vitamina B12, que está presente em produtos de origem animal, como peixes, ovos, carnes, aves e derivados do leite, sendo que uma dieta bem balanceada contém a quantidade suficiente de vitamina B12 para durar vários anos. A depleção de vitamina B12 ocorre nos lactentes de mães com dieta vegetariana estrita, ou naquelas com anemia perniciosa e sem tratamento.[4] A vitamina B12 é essencial para o crescimento e desenvolvimento adequado por toda a infância. Além dos efeitos hematológicos, a deficiência da vitamina B12 também leva à desmielinização no sistema nervoso central, com atraso ou perda de aquisições de habilidades no neurodesenvolvimento, sintomas psiquiátricos, irritabilidade, hipotonia, ataxia, apatia, tremores e fraqueza.[1-3]

## Absorção

As fontes alimentares de vitamina B12 para os seres humanos são carnes, peixes, mariscos, ovos e produtos lácteos, cuja absorção pelo organismo depende de ingestão adequada. Várias etapas e fatores influenciam a sua absorção,[1-3] cujo processo é descrito e representado na Figura 1.

A vitamina B12 proveniente da dieta, ao chegar no estômago, na presença de ácido e pepsina, é liberada das proteínas alimentares, unindo-se a uma proteína denominada fator-R-ligante, produzida na saliva e no suco gástrico. No duodeno, a Cbl ligada ao fator-R é separada deste graças à ação de proteases pancreáticas e, uma vez livre, liga-se ao fator intrínseco (FI), produzido pelas células parietais do estômago.[1-3] Esse complexo Cbl-FI liga-se a um receptor específico no íleo terminal, denominado Cubilin, uma proteína codificada pelo gene CUBN, e é, consequentemente, absorvido; no enterócito, a Cbl é liberada do FI.[3]

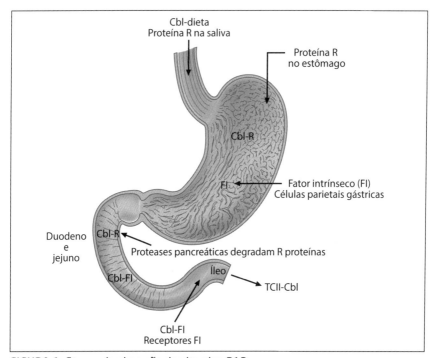

**FIGURA 1** Etapas da absorção da vitamina B12.
Fonte: adaptada de Braga JAP.[2]

No sangue, a Cbl liga-se a proteínas transportadoras, denominadas transcobalaminas (TC I, II e III) e haptocorrina (HC). Na circulação, 75 a 80% da vitamina B12 está ligada à HC, que corresponde à que será armazenada no fígado; o restante está ligado à TC II, também denominada Holo-TC ou vitamina B12 ativa.[3,5,6] A Holo-TC é responsável pela liberação da vitamina B12 que será utilizada por tecidos e medula óssea.[2,5] Uma vez absorvida, a vitamina B12 age como cofator das enzimas envolvidas na síntese de DNA, dos ácidos graxos e de mielina.[7] Menos de 1% da vitamina B12 ingerida é absorvido por transporte passivo.[3,5]

## Metabolismo celular

Após a endocitose, a TC II sofre degradação e a Cbl atravessa o lisossomo. Mais de 95% da Cbl intracelular está ligada a duas enzimas intracelulares, a metilmalonil CoA mutase e a metionina sintetase. No interior da mitocôndria, a metilmalonil CoA mutase, na presença da adenosil-cobalamina, converte a metilmalonil CoA para succinil coenzima A. Ainda no interior da célula, a homocisteína, por meio da metionina sintetase, sofre conversão a metionina e o 5-metiltetraidrofolato para tetraidrofolato (Figura 2).[2]

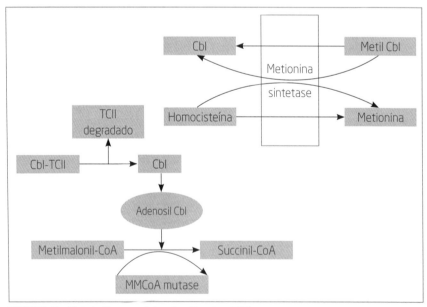

**FIGURA 2.** Metabolismo celular da vitamina B12.
Fonte: adaptada de Braga JAP.[2]

A vitamina B12 e o folato desempenham um papel essencial na síntese de DNA e, uma vez que bioquimicamente a via final comum que prejudica a síntese de DNA em células hematopoiéticas é a mesma para vitamina B12 e ácido fólico, as alterações hematológicas são as mesmas nas deficiências de vitamina B12 e ácido fólico.[1,3,8]

## Diagnóstico laboratorial da deficiência de vitamina B12

### Hemograma

Caracteriza-se pela presença de anemia macrocítica (VCM > 90 fL em lactentes e pré-escolares e VCM > 96-100 fL em adultos)[9], podendo também estar presente leucopenia e/ou trombocitopenia. A contagem de reticulócitos é normal ou baixa. Na morfologia do sangue periférico, as hemácias apresentam macrocitose, macrovalócitos, poiquilocitose, esquizócitos e dacriócitos. Os neutrófilos apresentam núcleo polissegmentado (seis lobos ou mais de 5% com cinco lobos).[1,2,8]

### Mielograma

A medula óssea é hipercelular. A série vermelha apresenta acentuada hiperplasia eritroide e alterações megaloblásticas. Na série granulocítica, observa-se presença de mielócitos e metamielócitos gigantes e vacuolização citoplasmática. Os megacariócitos podem apresentar núcleos multilobulados.[1,2,8]

As células hematopoiéticas são grandes em razão de um defeito na síntese do DNA, uma vez que a deficiência de vitamina B12 causa megaloblastose, por meio de deficiência funcional de folato. Nas células deficientes em vitamina B12 e/ou ácido fólico, observa-se assincronismo entre o núcleo e o citoplasma.[8]

A avaliação morfológica do sangue periférico e da medula óssea (mielograma) não permite diferenciar a deficiência de folato ou de vitamina B12.[1,8] A macrocitose também pode estar presente em outras situações, como aplasia de medula, hipotireoidismo e uso de alguns medicamentos. Os medicamentos que podem causar macrocitose são os inibidores da transcriptase reversa (p.ex., stavudine, lamivudine, zidovudine), anticonvulsivantes (fenitoína, ácido valproico), antagonistas do folato (metotrexato), quimioterápicos (agentes alquilantes, análogos da pirimidina, inibidores da purina), cotrimoxazol, e biguanidas (metformina, colestiramina). Ainda na síndrome mielodisplásica, as alterações medulares podem ser semelhantes às da deficiência de vitamina B12 e/ou ácido fólico.[8,10]

## Outros exames

O ferro medular encontra-se aumentado por causa da eritropoiese ineficaz, dando origem a sideroblastos, mas raramente em forma de anel. A desidrogenase láctica (DHL), a bilirrubina indireta e o ferro sérico podem estar aumentados durante a anemia megaloblástica. Nenhum desses exames permite diferenciar a deficiência de vitamina B12 ou de ácido fólico.[8]

## Dosagem sérica de vitamina B12

O diagnóstico da deficiência de vitamina B12 é dificultado pela baixa especificidade dos biomarcadores disponíveis, não havendo consenso sobre qual é o melhor marcador e os respectivos pontos de corte para definir a deficiência. Por isso, recomenda-se uma combinação de pelo menos dois biomarcadores.[5,11]

Os exames que podem auxiliar o diagnóstico são as dosagens de vitamina B12, ácido fólico e vitamina B12 ativa (Holo-TC), que pode auxiliar como marcador precoce da deficiência da vitamina B12, homocisteína e ácido metilmalônico. A dosagem de anticorpos anticélulas parietais e do anticorpo antifator intrínseco está indicada na suspeita de gastrite autoimune e anemia perniciosa.[5,8,11]

Concentração sérica de vitamina B12 falsamente normal pode ocorrer em pacientes com deficiência congênita de TC II, doenças mieloproliferativas crônicas, hepatopatias ou em pacientes com antecedente de administração de Cbl. Concentrações falsamente baixas podem ocorrer na deficiência de folato, gravidez, uso de anticoncepcionais e mieloma múltiplo. Concentrações séricas normais ocorrem nos erros inatos do metabolismo das Cbl.[11]

As dosagens de homocisteína plasmática e do ácido metilmalônico sérico podem auxiliar na diferenciação entre a deficiência de folato e deficiência de vitamina B12 (Tabelas 1 e 2). Nos pacientes com deficiência de B12 ocorre aumento dos níveis sanguíneos de ácido metilmalônico e homocisteína, enquanto na deficiência de folato os níveis sanguíneos de ácido metilmalônico estão normais e da homocisteína estão aumentados. Mesmo com os dois exames normais, pode-se estar diante de deficiência de ácido fólico.[1]

**TABELA 1** Diagnóstico laboratorial da deficiência de vitamina B12: interpretação de acordo com o estado de homocisteína e ácido metilmalônico

| Homocisteína | Ácido metilmalônico | Interpretação |
|---|---|---|
| Normal | Normal | Exclui deficiência de vitamina B12 |
| Aumentada | Normal | Deficiência folato; < 5% pode ter deficiência de vitamina B12 |
| Aumentada | Aumentado | Deficiência vitamina B12 |

Fonte: adaptada de Antony AC.[1]

**TABELA 2** Indicadores da deficiência de vitamina B12 e/ou ácido fólico

| Teste | Deficiência de B12 | Deficiência de folato |
|---|---|---|
| Vitamina B12 sérica | Reduzida | Usualmente normal |
| Folato sérico | Normal ou aumentado | Reduzido |
| Ácido metilmalônico sérico | Aumentado | Normal |
| Homocisteína plasmática | Aumentada++ | Aumentada+ |

Fonte: Braga JAP, et al.[2]

## Fisiopatologia da deficiência

Quimicamente, o termo vitamina B12 refere-se a hidroxicobalamina ou cianocobalamina. No organismo humano, funciona como um cofator essencial para as enzimas metionina sintetase e L-metilmalonil-coA mutase, ambas envolvidas no metabolismo da homocisteína. A metionina sintetase promove a metilação da homocisteína à metionina, tendo o 5-metiltetraidrofolato como doador de grupamento metil e a metilcobalamina como cofator. Após a metilação da homocisteína, a metionina formada é condensada com o trifosfato de adenosina, resultando na S-adenosilmetionina. Por uma reação de desmetilação, forma-se a S-adenosil-homocisteína, com posterior hidrólise e liberação de adenosina e homocisteína completando o ciclo. A S-adenosilmetionina é importante em inúmeras reações de metilação essenciais para a formação da mielina, e a alteração nesse metabolismo resulta em manifestações neurológicas importantes, com desmielinização na placa da substância cinzenta do cérebro, medula e nervos periféricos. Com a interrupção da conversão de homocisteína em metionina, o 5-metiltetraidrofolato é convertido em tetraidrofolato, levando a deficiência de metabólitos dos folatos, como o 5,10-metilenotetraidrofolato, cofator fundamental na síntese do ácido desoxirribonucleico (DNA). Esse defeito na síntese do DNA promove uma divisão celular inadequada na medula óssea, porém o ácido ribonucleico (RNA) e a síntese de componentes celulares permanecem inalterados, ocasionando a macrocitose.[12]

### Fatores de risco para deficiência

Várias causas estão envolvidas na deficiência de vitamina B12 (Tabela 3). A anemia perniciosa é muito rara em crianças e mais frequente em adultos, nos quais a autoimunidade leva à deficiência de fator intrínseco com importante diminuição da absorção intestinal de vitamina B12. Essa doença é complexa e cursa com alterações gástricas, imunológicas e hematológicas. O diagnóstico se baseia na avaliação de alterações histológicas na mucosa gástrica, anemia megaloblástica, deficiência de Cbl e identificação de anticorpos contra o fator intrínseco ou a células parietais gástricas.[13]

Os pacientes submetidos à cirurgia bariátrica também podem ter comprometimento importante na absorção de vitamina B12, assim como os indivíduos idosos, por apresentarem atrofia gástrica, acloridria ou supercrescimento bacteriano por uso excessivo de antibióticos e/ou álcool.[14]

Visto que a vitamina B12 está presente em produtos de origem animal, os indivíduos veganos e os vegetarianos estritos podem ser deficientes dessa vitamina, sendo recomendadas suplementação adequada e triagem para deficiência de vitamina B12 nesse grupo de pacientes.[15]

**TABELA 3** Causas de deficiência de vitamina B12

| Anormalidades gástricas |
|---|
| Anemia perniciosa |
| Gastrectomia/cirurgia bariátrica |
| Gastrite |
| Gastrite autoimune atrófica |

*(continua)*

**TABELA 3** Causas de deficiência de vitamina B12

| Dieta |
|---|
| Lactente de mãe com deficiência de vitamina B12 |
| Dieta vegetariana estrita |
| Dieta vegetariana na gestação |
| **Doenças intestinais** |
| Síndrome de má absorção |
| Ressecção ileal |
| Doença de Crohn |
| Doença celíaca |
| Supercrescimento bacteriano |
| **Pancreatite** |
| Insuficiência pancreática |
| **Prejuízo na absorção** |
| Metformina |
| Neomicina |
| Cimetidina |
| Oxido nítrico |
| Idosos |
| **Distúrbios metabólicos** |

## Manifestações clínicas

A deficiência de vitamina B12 compromete múltiplos órgãos e sistemas de diversas formas, podendo causar fadiga e até sequelas neurológicas graves (Tabela 4). A supressão da medula óssea é comum e afeta todas as linhagens celulares, sendo a anemia megaloblástica a mais comum. Como resultado da eritropoiese anormal, outros achados hematológicos podem ser encontrados, como altos níveis de desidrogenase láctica, diminuição de haptoglobina e reticulócitos aumentados.[4,16]

Os sintomas mais frequentes são fadiga, palpitações e palidez. As alterações neurológicas desencadeadas por progressiva desmielinização ocasionam neuropatia periférica e arreflexia com perda da propriocepção, tremores, hipotonia, ataxia, irritabilidade, apatia e fraqueza. A deficiência de vitamina B12 materna durante a gestação e amamentação pode causar defeito no tubo neural, atraso no desenvolvimento, hipotonia, ataxia e anemia.[4,16]

O diagnóstico diferencial da deficiência de vitamina B12 inclui as doenças que cursam com macrocitose, pancitopenia com neutrófilos multilobulados e com outras manifestações neurológicas. Diversas doenças com anormalidades neurológicas e psiquiátricas podem apresentar também alterações hematológicas, mas outros testes laboratoriais e de neuroimagem podem direcionar para o diagnóstico correto. A síndrome mielodisplásica apresenta achados morfológicos na medula óssea que podem se assemelhar aos de um paciente com deficiência de vitamina B12.[3]

**TABELA 4** Manifestações clínicas da deficiência de vitamina B12

| Hematológicas |
| --- |
| Anemia (macrocítica) |
| Leucopenia |
| Pancitopenia |
| Trombocitopenia/trombocitose |
| **Cutâneas** |
| Hiperpigmentação |
| Vitiligo |
| Icterícia |
| **Gastrointestinal** |
| Glossite |
| **Neurológicas** |
| Arreflexia |
| Irritabilidade |
| Perda de propriocepção |
| Anormalidade na marcha |
| Prejuízo no olfato |
| Atraso e perdas cognitivas |

## Toxicidade

Concentrações séricas elevadas de vitamina B12 não cursam com toxicidade, mas podem estar associadas a diversas condições hematológicas (policitemia vera, leucemia mieloide crônica, síndrome hipereosinofílica, síndrome das plaquetas cinzentas e síndrome de ativação dos macrófagos) ou serem secundárias a doenças hepáticas (cirrose, hepatite e câncer hepático).[3]

## Tratamento

Todos os pacientes com deficiência de Cbl devem ser tratados, visto que as repercussões neurológicas podem ocorrer mesmo na ausência de alterações hematológicas. O tratamento precoce é essencial para evitar sequelas neurológicas mais graves.

A grande maioria dos pacientes apresenta alterações laboratoriais e é assintomática, porém, em alguns casos, deve-se iniciar o tratamento mais urgentemente, como nas gestantes, nos pacientes com sintomas neurológicos e nos neonatos e lactentes, com risco de impacto no desenvolvimento neuropsicomotor. Visto que a melhora nos parâmetros laboratoriais com a administração de Cbl pode demorar vários dias, nos pacientes com anemia grave, a transfusão de glóbulos vermelhos pode ser indicada.[17]

Segundo a British Society for Haematology, o tratamento inicial para os pacientes adultos sem comprometimento neurológico consiste na administração de 1.000 µg de hidroxicobalamina por via intramuscular (IM), 3 vezes/semana, durante 2 semanas. Já os pacientes com manifestações neurológicas devem receber a dose de 1.000 µg de hidroxicobalamina IM, em dias alternados, até a melhora dos sintomas.[16] Na presença de comprometimento neurológico, as doses devem ser aplicadas em dias alternados por até 3 semanas, ou até a completa melhora dos sintomas. O tratamento de manutenção para os pacientes sem comprometimento neurológico deve ser a cada 3 meses com 1.000 µg de hidroxicobalamina IM e a cada 2 meses para aqueles com doença neurológica. Os vegetarianos estritos, principalmente as gestantes, estão em alto risco para a deficiência de vitamina B12, portanto, devem receber suplementos orais.[17]

Os pacientes com anemia grave podem desenvolver hipocalemia de causa não bem estabelecida após o tratamento, sendo necessário a reposição de potássio.[18] De modo geral, os pacientes sem causa estabelecida podem ser tratados indefinidamente e aqueles com causa reversível devem ser tratados até a correção da deficiência e reversão dos sintomas.

Para as crianças, a dose não é bem estabelecida, sendo propostas várias opções terapêuticas. Geralmente se utiliza a dose de 100 a 1.000 µg/dia de hidroxicobalamina, IM, por 7 dias, seguida de manutenção de 100 a 1.000 µg/mês ou eventualmente a cada 3 a 6 meses.[19] Outra possibilidade é a dose de 0,2 µg/kg por 2 dias, seguido de 1.000 µg/dia por 2 a 7 dias, com manutenção de 100 a 1.000 µg, 1 vez a cada 1 a 3 meses (Tabela 5).[2] A hidroxicobalamina geralmente é bem tolerada, embora possa apresentar alguns efeitos adversos como exantema, prurido, calafrio, febre, náusea, ondas de calor, tontura e, mais raramente, anafilaxia.[20]

TABELA 5 Terapêutica medicamentosa na deficiência de vitamina B12

| | Vitamina B12 |
|---|---|
| Composição | Hidroxicobalamina |
| Via de administração | Intramuscular |
| Dose inicial* | • 100 µg/dia por 7 dias ou;<br>• 0,2 µg/kg por 2 dias seguido de 1000 µg/dia por 2 a 7 dias ou;<br>• 1000 µg/dia por 4 dias em pacientes com comprometimento neurológico grave |
| Manutenção | • 100 a 1000 µg uma vez a cada 1 a 3 meses |

*Existem diversas opções terapêuticas propostas, pois a dosagem pediátrica não está bem estabelecida.
Fonte: Braga JAP.[2]

A vitamina B12 por via oral (VO) já é utilizada em alguns casos em adultos, porém, em crianças, o uso ainda requer mais estudos que comprovem a eficácia, principalmente naquelas com comprometimento neurológico ou com má absorção intestinal.[21] A cianocobalamina tem uma apresentação oral que pode ser administrada na dose de 50 a 150 µg/dia. O tempo de tratamento depende da causa da deficiência; os consensos fornecem argumentos contra o uso para pacientes com síndrome de má absorção, mesmo em altas doses.[22] De qualquer forma, ainda não há uma suspensão para uso oral disponível em vários países. A administração intranasal pode ser uma alternativa em alguns casos de deficiência de vitamina B12, e alguns estudos recentes mostram resultados promissores.[23]

Se a deficiência de vitamina B12 ocorrer juntamente com a de folato, ela deve ser administrada inicialmente para evitar danos neurológicos. A absorção da vitamina B12 pode ter interação com outras medicações, como os bloqueadores dos receptores $H_2$ e o uso de metformina por tempo prolongado. Nestes casos, indica-se o controle laboratorial para detecção e prevenção da deficiência de vitamina B12.[14]

Os vegetarianos estritos devem receber suplementação preventiva de vitamina B12. Geralmente, pequenas doses orais diárias são efetivas (2 a

6 μg/dia). As gestantes vegetarianas estritas que pretendem manter aleitamento materno exclusivo e os pacientes submetidos à gastrectomia subtotal ou à cirurgia bariátrica também devem receber a suplementação oral ou intramuscular, dependendo do tipo de cirurgia. Deve-se ter cuidado especial no caso de exposição ao oxido nítrico, principalmente nos pacientes idosos.[24]

## Necessidades

A dieta ocidental, com alimentos de origem animal, fornece em média 5 a 7 μg/dia de Cbl, o que permite que um indivíduo adulto, que consuma alimentos de origem animal, alcance as necessidades sem dificuldades.[1] As reservas corporais em um indivíduo adulto variam de 2 a 5 mg, sendo de aproximadamente 1 mg no fígado. Graças às reservas corporais, mesmo que o organismo seja privado da absorção da vitamina B12 por qualquer causa, a reserva de vitamina B12 permanece por 3 a 4 anos.[1,3] Cabe ressaltar que, no recém-nascido, a reserva é cerca de 25 μg, mas esses estoques podem ser menores em filhos de mães com deficiência de vitamina B12.[3]

## Recomendações de ingestão

A ingestão diária recomendada (*Recommended Dietary Allowance* – RDA) de vitamina B12, segundo a RDC (Resolução da Diretoria Colegiada), varia segundo a faixa etária. Lactentes de zero a 6 meses: 0,4 μg/dia; 7 a 11 meses: 0,5 μg/dia. Crianças de 1 a 3 anos: 0,9 μg/dia; 4 a 6 anos: 1,2 μg/dia; 7 a 10 anos: 1,9 μg/dia. Gestantes: 2,6 μg/dia; lactantes: 2,8 μg/dia; adultos: 2,4 μg/dia.[25]

Os valores recomendados de RDA, necessidade média estimada (*Estimated Average Requirement* – EAR), ingestão adequada (*Adequate Intake* – AI) e limite máximo de ingestão tolerável (*Tolerable Upper Intake Level* – UL) sem que haja efeitos adversos à saúde, segundo as diferentes faixas etárias, encontram-se na Tabela 6.[26]

**TABELA 6** Vitamina B12: valores diários de vitamina B12, segundo RDA, AI*, EAR, UL**

| Grupos | AI* ou RDA (µg/dia) | EAR (µg/dia) | UL |
|---|---|---|---|
| 0-6 meses | 0,4* | | ND |
| 7-12 meses | 0,5* | | ND |
| 1-3 anos | 0,9 | 0,7 | ND |
| 4-8 anos | 1,2 | 1,0 | ND |
| Masculino | | | |
| 9-13 anos | 1,8 | 1,5 | ND |
| 14-18 anos | 2,4 | 2,0 | ND |
| 19-30 anos | 2,4 | 2,0 | ND |
| 31-50 anos | 2,4 | 2,0 | ND |
| 51-70 anos | 2,4 | 2,0 | ND |
| > 70 anos | 2,4 | 2,0 | ND |
| Feminino | | | |
| 9-13 anos | 1,8 | 1,5 | ND |
| 14-18 anos | 2,4 | 2,0 | ND |
| 19-30 anos | 2,4 | 2,0 | ND |
| 31-50 anos | 2,4 | 2,0 | ND |
| 51-70 anos | 2,4 | 2,0 | ND |
| > 70 anos | 2,4 | 2,0 | ND |
| Gestante | | | |
| 14-18 anos | 2,6 | 2,2 | ND |
| 19-30 anos | 2,6 | 2,2 | ND |
| 31-50 anos | 2,6 | 2,2 | ND |
| Lactante | | | |
| 14-18 anos | 2,8 | 2,4 | ND |
| 19-30 anos | 2,8 | 2,4 | ND |
| 31-50 anos | 2,8 | 2,4 | ND |

**Fonte:** Dietary Reference Intakes. Tables and Application.[25]
RDA: *Recommended Dietary Allowance* – ingestão dietética recomendada.
AI: *Adequate Intake* – ingestão adequada.
EAR: *Estimated Average Requirement* – necessidade média estimada.
UL: *Tolerable Upper Intake Level* – limite máximo de ingestão tolerável sem que haja efeitos adversos à saúde.
ND: não determinada em razão da falta de dados de efeitos adversos.

## Fontes de vitamina B12

A vitamina B12 está presente em boas quantidades nos alimentos de origem animal, carne, fígado, leite e derivados, ovos, peixes de águas frias e profundas, como salmão, truta e atum, mariscos e ostras.[5,27] A vitamina B12 dos ovos é pouco absorvida em relação a outros produtos alimentares de origem animal (< 9%).[27] Embora algumas algas comestíveis contenham vestígios de vitamina B12, ela não está presente nos vegetais, assim como nas frutas, legumes, sementes e nozes.[5,27]

Os cereais matinais enriquecidos podem ser fonte de vitamina B12 aos indivíduos que não ingerem alimentos de origem animal.[5,27]

As quantidades em microgramas ($\mu$g) de vitamina B12 em porção ou 100 gramas de alimentos que a contém encontram-se na Tabela 7.[28]

**TABELA 7** Quantidade de vitamina B12 (mcg em porção ou 100 g de alimento)

| Alimento | Vitamina B12 (mcg) |
| --- | --- |
| Ovo cozido (1 unidade) | 0,6 |
| Leite (1 copo) | 1,2 |
| Queijo suíço (100 g) | 0,9 |
| Bife de fígado bovino cozido (100 g) | 71,0 |
| Peito de frango cozido (100 g) | 0,3 |
| Atum na água (100 g) | 2,6 |
| Truta (100 g) | 3,5 |
| Salmão cozido (100 g) | 5,0 |

Fonte: adaptada de Allen et al.[27]

## PRINCIPAIS PONTOS DO CAPÍTULO

- Os alimentos de origem animal são fontes exclusivas de vitamina B12.
- O hemograma e o mielograma não diferenciam a deficiência de vitamina B12 e de ácido fólico.
- A ingestão diária recomendada (RDA) de vitamina B12 varia segundo a faixa etária.

- A síndrome de má absorção pode ser causa de deficiência de vitamina B12.
- Lesões neurológicas podem ocorrer na anemia perniciosa.
- As alterações medulares da síndrome mielodisplásica podem ser semelhantes às da anemia megaloblástica.

## Referências bibliográficas

1. Antony AC. Megaloblastic anemia. In: Hoffman R, Benz EJ, Jr, Shattil SJ, Furie B, Cohen HJ, Silberstein LE, et al. (eds.) Hematology basic principles and practice. 4.ed. Philadelphia: Elsevier Churchill Livingstone; 2005. p.519-51.
2. Braga JAP, Ivankovich DT. Anemia megaloblástica. In: Braga JAP, Tone LG, Loggetto SR (eds.). Hematologia e Hemoterapia Pediátrica. São Paulo: Atheneu; 2014. p.97-106.
3. Means RT Jr., Fairfield KM. Clinical manifestations and diagnosis of vitamin B12 and folate. UptoDate. 2019 Sep 27. Disponível em: https://www.uptodate.com/contents/clinical-manifestations-and-diagnosis-of-vitamin-b12-and-folate-deficiency. Acessado 19 de dezembro de 2019.
4. Gajudhur J, Slone JS, Mehta PS, Mahoney D. Profound vitamin B12 deficiency in a 1-year-old child in Botswana: A call to initiate early empiric therapy. J Pediatr Hematol Oncol. 2016;38(6):486-8.
5. Obeid R, Heil SG, Verhoeven MMA, Van Den Heuvel EGHM, Groot LCPGM, Eussen SJPM. Vitamin B12 Intake From Animal Foods, Biomarkers, and Health Aspects. Front Nutr. 2019;28(6):93.
6. Nexo E, Hoffmann-Lucke E. Holotranscobalamin, a marker of vitamin B12 status:analytical aspects and clinical utility. Am J Clin Nutr. 2011;94(1):359S-65S.
7. Ankar A, Kumar A. Vitamin B12 Deficiency (Cobalamin). In: Stat Pearls [Internet]. Treasure Island: Stat Pearls Publishing; 2019. Acessado 19 de dezembro de 2019. Disponível em: https://www.ncbi.nlm.nih.gov/books/NBK441923/.
8. Guerra JCC, Bub CB. Anemias Carenciais. In: Guerra CCC, Guerra JCC, Ferreira CSF, Mangueira CLP (eds.). Clínica e Laboratório. São Paulo: Sarvier, 2011. p.88-92.
9. Brodsky RA. Macrocytosis/Macrocytic Anemia. 2020. Disponível em: https://www.uptodate.com/contents/macrocytosis-macrocytic-anemia#references. Acessado em 14 de fevereiro de 2020.
10. Shah A. Megaloblastic anemia part I. Indian J Med Sci. 2004;58(7):309-11.
11. Hannibal L, Lysne V, Bjorke-Monsen AL, Behringer S, Grunert SC, Spiekerkoetter U, et al. Biomarkers and algorithms for the diagnosis of vitamin B12 deficiency. Front Mol Biosci. 2016;3:27.

12. Paniz C, Grotto D, Schimitt GC, Valentini J, Schott KL, Pomblum VJ, et al. Physiopathology of vitamin B12 deficiency and its laboratorial diagnosis. J Bras Patol Med Lab. 2005;41(5):323-34.

13. Bizarro N, Antico A. Diagnosis and classification of pernicious anemia. Autoimmun Rev. 2014;13(4):565.

14. Green R. Vitamin B12 deficiency from the perspective of a practicing hematologist. Blood. 2017; 129(19):2603-11.

15. Pawlak R, Lester SE, Babatunde T. The prevalence of cobalamin deficiency among vegetarians assessed by serum vitamin B12: a review of literature. Eur J Clin Nutri. 2014;68(5):541-8.

16. Langan RC, Goodbred AJ. Vitamin B12 deficiency: recognition and management. Am Fam Physician. 2017;96(6):384-9.

17. Devalia V, Hamilton MS, Molloy AM. Guidelines for the diagnosis and treatment of cobalamin and folate disorders. Br J Haematol. 2014;166(4):496.

18. Braga JAP, Gordan L. Anemias megaloblásticas. In: Schor N (ed.). Guias de medicina ambulatoriais e hospitalar Unifesp/Escola Paulista de Medicina. Barueri: Manole; 2005. p.985-9.

19. Stabler SP. Clinical Practice. Vitamin B12 deficiency. N Engl J Med. 2013;368(2):149-60.

20. Grant JA, Bilodeau PA, Guernsey BG, Gardner FH. Unsuspected benzyl alcohol hypersensitivity. N Engl J Med. 1982;306:108.

21. Sezer RG, Bozaykut A, Aloglu HÁ, Ozdemir GN. The efficacy of oral vitamin B12 replacement for nutritional vitamin B12 deficiency. J Pediatr Hematol. 2018;40(2):e69-e70.

22. Hunt H, Harrington D, Robinson S. Vitamin B12 deficiency. BMJ. 2014;349:g5226.

23. Estourgie-van Burk GF, van der Kuy PHM, de Meij TG, Benninga MA, Kneepkens CMF. Intranasal treatment of vitamin B12 deficiency in children. Eur J Pediatr. 2020;179(2):349-52.

24. Carmel R. How I treat cobalamin (vitamin B12) deficiency. Blood. 2008;112(6):2214-21.

25. Resolução de Diretoria Colegiada. RDC N° 269, de 22 de setembro de 2005. Disponível em: http://portal.anvisa.gov.br/documents/33916/394219/RDC_269_2005.pdf. Acessado 19 de dezembro de 2019.

26. National Academies. The Health and Medicine Division (HDM). Dietary Reference Intakes. Tables and Application. Disponível em: http://nationalacademies.org/HMD/Activities/Nutrition/SummaryDRIs/DRI-Tables.aspx. Acessado 19 de dezembro de 2019.

27. Watanabe F. Vitamin B12 Sources and Bioavailability. Exp Biol Med (Maywood). 2007;232(10):1266-74.

28. Allen LH, Miller JW, de Groot L, Rosenberg IH, Smith AD, Refsum W, et al. Biomarkers of Nutrition for Development (BOND): Vitamin B-12 Review. J Nutr. 2018;148(suppl_4):1995S-2027S.

# 6

# Ácido fólico

CECÍLIA ZANIN PALCHETTI
FERNANDA LUÍSA CERAGIOLI OLIVEIRA

## Introdução

Folato é um termo abrangente para caracterizar uma vitamina hidrossolúvel do complexo B, a vitamina B9. A forma encontrada naturalmente nos alimentos, como vegetais de folhas verdes-escuras, leguminosas, frutas cítricas e fígado, é definida como folato. Caracteriza-se por apresentar uma cauda de poliglutamatos ligada a uma molécula de ácido p-aminobenzoico, que por sua vez é ligada a um anel pteridina[1]. Sua forma sintética é denominada ácido fólico, que apresenta a estrutura de monoglutamato e não está disponível naturalmente nos alimentos. Por ser mais oxidada e possuir maior estabilidade, esta forma sintética é preferivelmente utilizada na fortificação de alimentos, suplementos vitamínicos e doses terapêuticas[1].

Concentrações insuficientes de folato no organismo materno resultam em graves consequências para o par materno-infantil, como aborto espontâneo, pré-eclâmpsia, descolamento da placenta, parto prematuro, baixo peso ao nascer e malformações congênitas como os defeitos do tubo neural (DTN)[1-3]. Mundialmente, a prevalência de gestações não planejadas é de 41%[4], deste modo, a suplementação adequada com ácido fólico no período preconcepção muitas vezes é negligenciada. A alta prevalência de gestações não planejadas e os importantes desfechos negativos resultantes da deficiência de folato motivaram a implementação de políticas públicas, como a fortificação de alimentos com ácido fólico, adotada em diversos países. No Brasil, a RDC n. 344, de 2002, determinou a fortificação mandatória das farinhas de trigo e milho, estabelecendo que cada 100 g de farinha deveria conter 150 μg de ácido fólico, tendo sido colocada em prática em meados de 2004[5]. Recentemente, a resolução RDC n. 150, de 2017, atualizou a RDC de 2002, estipulando novos valores de fortificação, de 140 a 220 μg de ácido fólico para cada 100 g de farinha[6].

A prevalência de DTN variou de 3,3 a 27,9%, com mediana de 11,5 por 10.000 nascimentos em estudo avaliando dados de 15 dentre os 35 países do continente americano[7]. Considerando dados nacionais, a prevalência de DTN entre todos os nascimentos, ou seja, nascidos vivos e natimortos, foi de 0,79 por 1.000 nascimentos no período pré-fortificação (2001-2004), enquanto no período pós-fortificação (2005-2014) a prevalência foi de 0,55 por 1.000 nascimentos, apresentando redução de 30,1%[8].

## Absorção

Os poliglutamatos que compõem a estrutura química do folato naturalmente presente nos alimentos necessitam ser hidrolisados a monoglutamatos pela enzima glutamato carboxipeptidase II (folato conjugase) para que sejam então absorvidos pela mucosa intestinal e incorporados ao *pool* intracelular de folato[1,9]. Assim, a forma de monoglutamato é absorvida principalmente pelo intestino delgado (jejuno proximal), envolvendo um processo saturável e dependente de pH[1].

Por outro lado, o ácido fólico proveniente dos alimentos fortificados e de suplementos alimentares deve ser reduzido pela enzima di-hidrofolato redutase (DHFR) a di-hidrofolato (DHF) e posteriormente a tetra-hidrofolato (THF), para tornar-se metabolicamente ativo e ser aproveitado no ciclo de folato[10]. O THF é reduzido a 5,10-metilTHF, que, por sua vez, é convertido a 5-metilTHF ou 10-formilTHF[11]. A enzima DHFR apresenta baixa atividade em humanos, caraterizada por ser uma reação facilmente saturável e lenta[10,12]. Assim, estudos demonstraram o aparecimento de uma fração não metabolizada circulante em humanos e em modelo animal, denominada ácido fólico não metabolizado (AFNM)[10,13-16].

## Transporte

A forma 5-metil-THF é predominante na circulação sanguínea e quase que em sua totalidade ligada à albumina, sendo transportada até o fígado via circulação portal[1]. No meio intracelular, a forma de monoglutamato pode ser ressintetizada à poliglutamato pela enzima folilpoliglutamato sintetase para que seja armazenada nos tecidos e utilizado como coenzima nas reações de um carbono, ou ainda ser lançado novamente na circulação ou na bile[1,17]. Ressalta-se que antes de retornarem à circulação, os poliglutamatos devem ser novamente convertidos a monoglutamatos[1,17].

## Metabolismo

O folato exerce papel essencial no metabolismo de um carbono, participando de diversas reações bioquímicas no organismo, incluindo a remetilação de homocisteína a metionina, a biossíntese de timidilato e a biossíntese *de novo* dos nucleotídeos de purinas (adenina e guanina)[1,10].

A síntese de metionina a partir da homocisteína é dependente não só de folato, mas também de vitamina B12, cofator da enzima metionina sintase. A metionina é precursora da S-adenosilmetionina (SAM), caracterizada como doador universal do grupo metil e assim essencial para a metilação do DNA e histonas[18]. Quando a via de remetilação da homocisteína para metionina é afetada, há aumento das concentrações de homocisteína e hipometilação do DNA[1,10]. Como consequências da síntese ineficiente de purinas e timidilato, há diminuição na replicação do DNA e consequentemente na divisão celular, podendo ainda ocorrer incorporação errônea da uracila no DNA[1,10].

## Excreção

O folato é filtrado nos glomérulos e grande parte é reabsorvida nos túbulos renais proximais[1]. O folilpoliglutamato intracelular é clivado na ligação C9-N10 e o produto da degradação, p-aminobenzoilglutamato, hidrolisado a monoglutamato, que por sua vez será N-acetilado antes de ser excretado. A excreção é caracterizada por produtos resultantes da clivagem de folato e é realizada principalmente por meio da urina e da bile. A excreção biliar é de aproximadamente 100 μg/dia, com posterior reabsorção no intestino delgado[1].

## Diagnóstico laboratorial

### Biomarcadores de folato

O folato sérico reflete a ingestão atual de folato, assim, a avaliação de um único resultado deste marcador não permite distinguir entre a ingestão alimentar inadequada ou a deficiência crônica deste micronutriente. Por outro lado, medidas repetidas de folato sérico ao longo de um determinado período poderão indicar concentrações insuficientes ou depleção desta vitamina. Para avaliar o estado nutricional de folato a longo prazo, recomenda-se a dosagem de folato eritrocitário. Os eritrócitos possuem vida média de 120 dias e acumulam folato somente na eritropoiese, expressando os estoques teciduais desta vitamina[2]. Concentrações de AFNM também podem ser mensuradas, a fim de quantificar a fração não metabolizada circulante de ácido fólico no organismo[15,16].

A homocisteína é um marcador funcional de folato, estando ambos inversamente correlacionados. Portanto, altas concentrações de homocisteína indicam deficiência de folato[2,19]. O ácido metilmalônico, que aumenta na deficiência de vitamina B12[20], não estará alterado na deficiência de folato.

### Valores de referência

Foram propostos valores de referência englobando todos os grupos etários para avaliação do estado nutricional de folato[2]. Em relação ao folato sérico, concentrações inferiores a 3 ng/mL (6,8 nmol/L) são interpretadas como deficiência de folato; concentrações entre 3 e 5,9 ng/mL (6,8 a 13,4 nmol/L) indicam uma possível deficiência desta vitamina; concentrações entre 6 e 20 ng/mL (13,5 a 45,3 nmol/L) são consideradas como valores de normalidade e concentrações superiores a 20 ng/mL (45,3 nmol/L) são consideradas elevadas. Para o folato eritrocitário, concentrações inferiores a 100 ng/mL (226,5 nmol/L) são interpretadas como deficiência. Ressalta-se que os referidos valores de deficiência foram baseados nas concentrações de folato que podem acarretar anemia macrocítica, enquanto as concentrações elevadas de folato não foram estabelecidas considerando possíveis efeitos adversos a saúde, mas, sim, na capacidade de detecção do limite superior do método utilizado[2].

Além disso, estabeleceram-se pontos de corte para a deficiência de folato utilizando a homocisteína como um indicador metabólico. Ou seja, sugere-se que as concentrações de homocisteína começarão a aumentar quando os valores de folato sérico forem inferiores a 4 ng/mL (10 nmol/L) e de folato eritrocitário inferiores a 151 ng/mL (340 nmol/L)[2].

A Organização Mundial da Saúde (OMS) recomenda que a concentração de folato eritrocitário seja superior a 400 ng/mL (906 nmol/L) em mulheres em idade reprodutiva, para se obter maior proteção contra a ocorrência de DTN; no referido documento não foram estabelecidos valores de folato sérico para prevenção de DTN[21]. Entretanto, artigo recente sugere que o limiar de 25,5 nmol/L para este marcador seja apropriado para a prevenção de DTN, não devendo ser adotado em populações deficientes em vitamina B12[22].

Não há pontos de corte estabelecidos para o AFNM. Estudo transversal descreveu mediana (percentil 25 a percentil 75) de 0,55 (0,40 a 0,69 nmol/L) com valor de percentil 90 de 1 nmol/L[15]. O ponto de corte de AFNM > 1 nmol/L foi adotado nas análises de dados do National Health and Nutrition Examination Survey (NHANES – 2007-2008) por representar aproximadamente o percentil 75 em condições de jejum e considerando indivíduos em uso ou não de suplementos[16]. Já na coorte de Framingham, adotou-se concentrações de AFNM ≥ 1,35 nmol/L, refletindo o percentil 85 da população estudada[23].

## Fisiopatologia da deficiência

### Defeitos do tubo neural

Durante o desenvolvimento embrionário, falhas no fechamento do tubo neural repercutirão em condições clínicas debilitantes ou até incompatíveis com a vida[1-3]. A etiologia dos DTN ainda não está completamente elucidada, apesar de inúmeras pesquisas clínicas, experimentais e epidemiológicas. Pode ser explicada por bi-interação entre genes, entre genes e ambiente, e entre genes e nutrientes. O metabolismo de um carbono, do qual o folato é um cofator essencial, regula vias biológicas complexas que atuam na manutenção, crescimento, diferenciação e proliferação celular. A formação do tubo neural requer sincronização tanto das células envolvidas no processo de neurulação quanto das células dos tecidos adjacentes. Logo, alterações na expressão de genes regulados pelo metabolismo de folato podem impactar negativamente no fechamento do tubo neural[24,25].

## Anemia megaloblástica

A anemia megaloblástica caracteriza-se por defeitos na síntese de DNA, resultando em apoptose intramedular de precursores de células hematopoiéticas e consequente eritropoiese ineficaz[26]. O folato e a vitamina B12 são essenciais para a síntese adequada de DNA e divisão celular[26,27]. Como consequências da deficiência dessas vitaminas, haverá a maturação nuclear deficiente, ou seja, a assincronia da maturação do núcleo em relação à maturação do citoplasma, e prejuízo na síntese de purinas e timidalato, acarretando alterações na divisão celular[26,27].

## Fatores de risco para deficiência em diferentes contextos clínicos e epidemiológicos

Diversos fatores podem contribuir para a deficiência de folato. Os principais são a ingestão alimentar insuficiente e as interações com medicamentos que interferem no metabolismo do folato, em especial metotrexato, difenil-hidantoína e fenobarbital, aminopterina, pirimetamina e cotrimoxazol. Outros fatores são alcoolismo crônico, aumento da excreção renal, doenças caracterizadas pelo intenso aumento da divisão celular (neoplasias mieloproliferativas e anemias hemolíticas crônicas), doenças caracterizadas por má absorção (doença celíaca, doença de Crohn, ressecção jejunal) e erros inatos do metabolismo[21,28]. Crianças, mulheres em idade reprodutiva, gestantes e lactantes, e também idosos são grupos populacionais mais suscetíveis a deficiência de folato, merecendo maior atenção.

A faixa etária pediátrica caracteriza-se por constante crescimento ponderoestatural e desenvolvimento cognitivo. A introdução alimentar adequada e o consumo de alimentos fontes de folato são necessários para atingir as recomendações de folato nesse grupo específico[1]. Durante as condições fisiológicas de gestação e lactação, as necessidades desse micronutriente estão aumentadas[1]. A ingestão inadequada de folato resulta em concentrações deficientes no organismo materno, repercutindo no crescimento e replicação celular do feto e da placenta[21,29].

Os idosos também são suscetíveis à deficiência de folato por causa de problemas dentários e de mastigação/deglutição, doenças preexistentes que acarretam má absorção, uso de medicamentos que podem interferir no metabolismo de folato e dificuldade em ter acesso e consumir dieta balanceada com alimentos fontes de folato[30].

Em relação ao consumo de folato no período pré-fortificação, não há dados de representatividade nacional. Entretanto, estudos com amostra representativa de municípios brasileiros relataram alta prevalência de inadequação da ingestão de folato nesse período. Na avaliação de adolescentes da cidade de São Leopoldo (RS), observou-se prevalência de ingestão inadequada de folato de 87,3% nos meninos e 90,2% nas meninas com idade de 10 a 19 anos[31]. Já nos adolescentes da cidade de São Paulo, a prevalência foi de 72% no sexo masculino e de 88% no sexo feminino. Merece destaque a alta prevalência de inadequação de folato de 95% nas mulheres adultas, incluindo aquelas em idade reprodutiva no período pré-fortificação[32].

No período pós-fortificação, ao se avaliar a ingestão de folato em 32.749 indivíduos incluídos no Inquérito Nacional de Alimentação (INA) – Pesquisa de Orçamento Familiar (POF) 2008-2009, com 10 anos ou mais de idade (gestantes e lactantes não foram incluídas nessa análise) e de ambos os sexos, a prevalência total de inadequação da ingestão de folato foi de 31,5%[33]. Esta prevalência foi menor na faixa etária de 10 a 13 anos (10,9% nos meninos e 11,9% nas meninas) quando comparada às demais. Considerando as mulheres em idade reprodutiva, 32% não ingeriam folato adequadamente. Na população geral, as maiores prevalências de inadequação da ingestão de folato foram observadas no grupo com idade igual ou maior a 71 anos, no grupo com menor renda e nas regiões Norte e Nordeste[33].

## Manifestações clínicas da deficiência

O aumento da taxa de duplicação celular e consequente maior necessidade de folato para desenvolvimento do feto, formação e funcionalidade da placenta ocorrem durante a gestação[34]. Os DTN resultam de uma falha de fechamento do tubo neural embrionário, que originará o cérebro e a medula espinhal do feto em formação[35,36]. O fechamento do tubo neural ocorre precocemente após a concepção, entre 21 e 28 dias, momento em que muitas mulheres ainda não sabem que estão grávidas.

Os DTN podem se apresentar de diversas formas. A anencefalia é a mais grave, definida pela ausência parcial ou total do cérebro e do crânio, acarretando aborto ou mortalidade logo após o nascimento. A encefalocele é caracterizada como uma protrusão do cérebro e/ou meninges através de um defeito no crânio, e pode ser fatal dependendo da extensão do dano cerebral. A espinha bífida caracteriza-se pela falha de fechamento ósseo da coluna vertebral e comorbidades como incontinência fecal e urinária, dificuldade de locomoção, paralisia de membros inferiores, perda de sensibilidade na pele e danos neurológicos[36].

A anemia megaloblástica é outra condição clínica da deficiência de folato e vitamina B12. Caracteriza-se pela presença de glóbulos vermelhos disfuncionais e imaturos na medula óssea (megaloblastos), pancitopenia, hemólise intramedular e neutrófilos hipersegmentados. É incomum na infância, apresentando maior prevalência em gestantes e idosos[26,27,37]. Sinais e sintomas de anemia megaloblástica na infância são palidez, fraqueza, perda de apetite, irritabilidade, taquicardia, falta de atenção e distúrbios gastrointestinais. As possíveis complicações resultantes da anemia megaloblástica em crianças são descritas como comprometimento no crescimento ponderoestatural e desenvolvimento cognitivo, complicações no sistema nervoso central e sinais de insuficiência cardíaca[37].

## Toxicidade

Questionamentos foram levantados sobre a exposição de todos os grupos etários, e não apenas o público alvo, à fortificação de alimentos com ácido fólico. Entretanto, revisões recentes da literatura sobre a toxicidade do ácido fólico, incluindo o U.S. National Toxicology Program[38] e o UK Scientific Advisory Committee on Nutrition[39], não estabeleceram consequências adversas resultantes dos programas de fortificação mandatória de alimentos com ácido fólico, implementados em diversos países[10]. Em países como Estados Unidos e Canadá, pioneiros na fortificação de alimentos com ácido fólico, não foram evidenciados quaisquer efeitos adversos atribuídos à fortificação após aproximadamente 2 décadas do seu início[10].

Em relação ao AFNM, a relação dose-resposta entre essa fração não metabolizada e a ingestão de ácido fólico ainda não está totalmente elucidada. Sugere-se que a ingestão de ácido fólico acima de 200 $\mu g$ por refeição seja capaz de exceder a capacidade da enzima DHFR em reduzir o ácido fólico a

THF[13]. As concentrações séricas de AFNM foram positivamente correlacionadas à ingestão de ácido fólico e negativamente à ingestão de colina, metionina e vitamina B6[15]. Observou-se redução da citotoxicidade das células *natural killer* (NK) em mulheres saudáveis pós-menopausa que consumiam dieta rica em folato mais suplementos alimentares com esta vitamina (> 400 µg/dia), comparadas àquelas que consumiam menor quantidade de folato e não usavam suplementos[40]. Aumento das concentrações de folato sérico e AFNM, redução no número e na citotoxicidade das células NK e aumento na expressão de mRNA de fator de necrose tumoral e interleucina-8 foram descritos após 45 e 90 dias de intervenção diária com 5 mg de ácido fólico comparados ao *baseline* em indivíduos saudáveis[41]. Outro estudo demonstrou que o AFNM aumentou a chance de transtornos cognitivos e hematológicos em indivíduos com baixas concentrações de vitamina B12[42]. Apesar da crescente preocupação sobre possíveis efeitos adversos relacionados à presença desta fração não metabolizada de ácido fólico no organismo, nenhum resultado adverso definitivo foi associado ao AFNM até o momento[10,39].

A associação entre ácido fólico e risco de transtorno do espectro autista (TEA) também tem sido investigada, porém sem conclusões definitivas. Diferentes doses de ácido fólico foram utilizadas nos estudos, sendo que alguns sugerem efeito protetor, enquanto outros descrevem aumento do risco de TEA e ainda comprometimento no desenvolvimento neurocognitivo[43]. Apesar dos resultados conflitantes, metanálise atual concluiu que o uso de suplementos de ácido fólico na gestação pode reduzir o risco de TEA, independentemente da etnia[44].

Por causa do seu papel na metilação e síntese de nucleotídeos, diversos estudos têm avaliado a associação entre esse micronutriente e câncer. Revisão da literatura sugere que a fortificação de alimentos com ácido fólico acarretou redução da incidência de alguns tipos de câncer infantil, como leucemia, neuroblastoma e nefroblastoma[45]. Por outro lado, a suplementação dessa vitamina durante a quimioterapia não tem sido recomendada rotineiramente, uma vez que poderia contribuir para o crescimento do tumor[45,46].

## Tratamento da deficiência

Considerando as graves consequências de uma gestação afetada por DTN para o par materno-infantil, a suplementação de ácido fólico deve ser iniciada antes da concepção. A suplementação de ácido fólico durante a gestação também é recomendada a fim de prevenir a anemia materna, a sepse puerperal, o baixo peso ao nascer e o parto prematuro. A OMS estabeleceu que todas as mulheres devem receber suplementação diária com 400 $\mu$g de ácido fólico desde o momento em que começam a tentar engravidar até 12 semanas de gestação. Mulheres que já tiveram um feto ou um bebê afetado por DTN devem tomar 5 mg de ácido fólico diariamente e aumentar a ingestão alimentar de folato naturalmente presente nos alimentos[47].

O Centers for Disease Control and Prevention (CDC) também adota a mesma recomendação que a OMS para as mulheres em idade reprodutiva sem história prévia de gestação afetada por DTN[48] e para mulheres com gestação anterior afetada por DTN e que planejam engravidar novamente, 4 mg de ácido fólico/dia[49].

Em relação às diretrizes brasileiras, o Ministério da Saúde estabeleceu em 2005 que todas as mulheres em idade reprodutiva, independentemente de histórico prévio de DTN, devem tomar 5 mg de ácido fólico diariamente, de 60 a 90 dias antes de engravidar até 14 semanas de gestação[50]. Atualmente, as recomendações brasileiras foram readaptadas, adotando-se as orientações propostas pela OMS[51].

Em relação ao tratamento da anemia megaloblástica, deve-se inicialmente verificar se a deficiência de folato é concomitante à deficiência de vitamina B12, que também deve ser tratada. Recomenda-se administração de doses terapêuticas de ácido fólico (1 a 5 mg/dia), lembrando que esta pode exacerbar a condição de neuropatia em casos de deficiência de vitamina B12[26].

## Fontes na dieta, recomendações de ingestão (RDA, EAR, AI, UL)

O folato presente naturalmente nos alimentos pode ser encontrado em uma dieta diversificada, incluindo vegetais (principalmente os verde-escuros), frutas, carnes como fígado, ovos e leguminosas. O ácido fólico, forma sintética da vitamina, é utilizado na fortificação de alimentos;

no Brasil, as farinhas de trigo e milho são fortificadas com ácido fólico e ferro.

Em estudo de base populacional[33] demonstrou-se que pão, macarrão e feijão, diferindo apenas na ordem de classificação, são os três principais alimentos que contribuem para a ingestão de folato nas cinco regiões brasileiras. Além disso, cinco entre os dez alimentos que mais contribuem para a ingestão de folato são preparados com farinha (pães, massas, biscoitos, bolos e sanduíches), e juntos são responsáveis por aproximadamente 80% da ingestão de folato pela população brasileira. Entretanto, com o alarmante aumento de sobrepeso e obesidade, recomenda-se estimular e aumentar o consumo de alimentos que são naturalmente fontes de folato[33]. A Tabela 1 apresenta as quantidades de equivalente de folato (μg) por 100 g de alimento.

**TABELA 1** Quantidade de equivalentes de folato (μg) por 100 g de alimento, segundo a Tabela Brasileira de Composição de Alimentos (TBCA), 2019[52]

| Grupo | Alimentos | Equivalentes de folato (μg) por 100 g |
|---|---|---|
| Carnes e derivados | | |
| | Carne, frango, fígado, frita, sem sal | 498,01 |
| | Carne, boi, fígado, grelhada, sem óleo, sem sal | 276,59 |
| | Carne, frango, coração, assada, brasa, sem óleo, sem sal | 147,76 |
| Cereais e derivados | | |
| | Pão francês, trigo, branco, de padaria (médias de diferentes amostras) | 149,55 |
| | Pão, trigo, bisnaguinha | 148,38 |
| | Sanduíche, pão francês, com margarina | 124,80 |
| | Pão, milho, forma | 118,06 |
| | Torrada, trigo, tradicional, com requeijão | 115,64 |
| | Pão de alho, assado | 107,97 |
| | Pizza, marguerita, caseira | 97,87 |

*(continua)*

TABELA 1 Quantidade de equivalentes de folato (μg) por 100 g de alimento, segundo a Tabela Brasileira de Composição de Alimentos (TBCA), 2019[52] *(continuação)*

| Grupo | Alimentos | Equivalentes de folato (μg) por 100 g |
|---|---|---|
| | Lasanha, massa, fresca, com ovos, industrializada, cozida | 88,78 |
| | Quinoa, grão, cozida, sem óleo, sem sal | 42 |
| Frutas e derivados | | |
| | Manga, palmer, polpa, *in natura* | 52,68 |
| | Goiaba, vermelha, inteira, *in natura* | 43,37 |
| | Abacate, polpa, *in natura* | 41,45 |
| | Laranja, baía, *in natura* | 28,53 |
| | Banana, *in natura* | 23 |
| | Kiwi, *in natura* | 22,94 |
| Leguminosas, grãos e derivados | | |
| | Soja, grão, torrado (média de várias amostras) | 443,53 |
| | Lentilha, cozida, drenada, sem óleo, sem sal | 166,53 |
| | Grão de bico, cozido, drenado, sem óleo, sem sal | 134,65 |
| | Soja, grão, descascada, cozida, sem sal | 99,92 |
| | Feijão, carioca, cozido (50% grão e 50% caldo), sem óleo, sem sal | 98,53 |
| Leite e derivados | Mingau, farinha de cereais, com leite integral | 59,09 |
| Ovos e derivados | | |
| | Ovo, galinha, gema, cozida/10 min, com sal | 145,31 |
| | Ovo, galinha, inteiro, cozido, com sal | 36,71 |

*(continua)*

**TABELA 1** Quantidade de equivalentes de folato (μg) por 100 g de alimento, segundo a Tabela Brasileira de Composição de Alimentos (TBCA), 2019[52] *(continuação)*

| Grupo | Alimentos | Equivalentes de folato (μg) por 100 g |
|---|---|---|
| Peixes e frutos do mar | | |
| | Crustáceo, camarão, sete barbas, sem cabeça, com casca, frito, sem sal | 32,23 |
| | Peixe, água salgada, corvina, assado, sem óleo, sem sal | 34,64 |
| Produtos açucarados | | |
| | Pé-de-moleque, amendoim | 110,53 |
| | Rocambole (farinha de trigo, ovo, leite, manteiga, açúcar e fermento químico), recheado com goiabada, com cobertura de açúcar | 52,11 |
| | Quindim | 42,10 |
| Sementes e oleaginosas | | |
| | Linhaça, semente | 87,26 |
| | Noz, crua | 38,52 |
| | Castanha-do-brasil, crua | 21,98 |
| Vegetais e derivados | | |
| | Espinafre, folha, crua | 181,48 |
| | Escarola, folha, crua | 127,14 |
| | Chicória, crua | 111,21 |
| | Almeirão, cru | 110 |
| | Couve, crua | 80,39 |
| | Rúcula, crua | 75,79 |
| | Brócolis, crua | 65,36 |

A Tabela 2 mostra a ingestão dietética de referência (*dietary reference intakes* – DRI) para folato de acordo com estágio de vida e sexo[1]. Deve-se lembrar que o limite superior tolerável de ingestão (*tolerable upper intake level*) para folato considera apenas a forma sintética (ácido fólico), proveniente de alimentos fortificados ou suplementos, ou a combinação dos dois, não considerando a ingestão de folato naturalmente presente nos alimentos e foi definido quanto às inter-relações metabólicas entre folato e vitamina B12. Para mulheres em idade reprodutiva, ressalta-se que devem consumir 400 μg de ácido fólico, por meio de alimentos fortificados e/ou suplementos, além de consumir o folato presente naturalmente nos alimentos, a fim de reduzir o risco de DTN[1].

**TABELA 2** Ingestão dietética de referência (*dietary reference intakes* – DRI) para folato de acordo com estágio de vida e sexo[1]

| Estágio de vida | DRI (μg/dia)[a] | | | | | |
| --- | --- | --- | --- | --- | --- | --- |
| | RDA | | EAR | | AI | UL[b] |
| | M | F | M | F | | |
| 0 a 6 meses | | | | | 65 | ND |
| 7 a 12 meses | | | | | 80 | ND |
| 1 a 3 anos | 150 | 150 | 120 | 120 | | 300 |
| 4 a 8 anos | 200 | 200 | 160 | 160 | | 400 |
| 9 a 13 anos | 300 | 300 | 250 | 250 | | 600 |
| 14 a 18 anos | 400 | 400[c] | 330 | 330 | | 800 |
| 19 a 30 anos | 400 | 400[c] | 320 | 320 | | 1.000 |
| 31 a 50 anos | 400 | 400[c] | 320 | 320 | | 1.000 |
| 51 a 70 anos | 400 | 400 | 320 | 320 | | 1.000 |
| > 70 anos | 400 | 400 | 320 | 320 | | 1.000 |
| Gestação | | | | | | |
| ≤ 18 anos | | 600 | | 520[d] | | 800 |
| 19 a 50 anos | | 600 | | 520[d] | | 1.000 |
| Lactação | | | | | | |
| ≤ 18 anos | | 500 | | 450 | | 800 |
| 19 a 50 anos | | 500 | | 450 | | 1.000 |

[a] Como equivalentes de folato dietético (*dietary folate equivalentes* – DFEs). 1 DFE = 1 μg folato naturalmente proveniente dos alimentos = 0,6 μg de ácido fólico proveniente de alimentos fortificados ou suplementos = 0,5 μg de ácido fólico proveniente de suplemento ingerido com estômago vazio. RDA: ingestão dietética recomendada/*recommended dietary allowance*. EAR: necessidade média estimada/*estimated average requirement*. AI: ingestão adequada/*adequate intake*. UL: limite superior tolerável de ingestão/*tolerable upper intake level*. ND: não determinado.
[b] O UL para folato considera apenas a forma sintética (ácido fólico), proveniente de alimentos fortificados ou suplementos, ou a combinação dos dois. [c] Para reduzir o risco de defeitos do tubo neural, as mulheres em idade reprodutiva devem consumir 400 μg de ácido fólico, por meio de alimentos fortificados e/ou suplementos, além de consumir o folato presente naturalmente nos alimentos. [d] As mulheres continuarão consumindo 400 μg de ácido fólico, por meio de alimentos fortificados e/ou suplementos, até que a gestação seja confirmada e o pré-natal seja iniciado, o que geralmente acontece após o período crítico de formação do tubo neural.

## PRINCIPAIS PONTOS DO CAPÍTULO

- Folato é o termo utilizado para designar a forma naturalmente presente nos alimentos da vitamina B9, enquanto o ácido fólico é a sua forma sintética, mais estável e por isso utilizada na fortificação de alimentos, suplementos alimentares e doses medicamentosas.

- O folato é essencial para diversas reações bioquímicas no organismo, incluindo a metilação do DNA e histonas, remetilação de homocisteína a metionina, a biossíntese de timidilato e a biossíntese *de novo* dos nucleotídeos de purinas (adenina e guanina).

- A faixa etária pediátrica caracteriza-se por constante crescimento ponderoestatural e desenvolvimento cognitivo. Para atingir as recomendações de ingestão de folato neste grupo específico, deve-se incentivar principalmente o consumo de alimentos fontes, como leguminosas, frutas e hortaliças.

- Concentrações insuficientes desta vitamina no organismo materno resultam em graves consequências para o par materno-infantil, como aborto espontâneo, pré-eclâmpsia, descolamento da placenta, parto prematuro, baixo peso ao nascer e malformações congênitas como os DTN.

- Por causa da alta prevalência de gestações não planejadas e do fechamento precoce do tubo neural pós-concepção, diversos países adotaram a fortificação de alimentos com ácido fólico, inclusive o Brasil (fortificação mandatória de farinhas de trigo e milho).

- Para as mulheres em idade reprodutiva que planejam engravidar, recomenda-se a suplementação diária com 400 µg de ácido fólico, além do consumo de alimentos fontes de folato.

- Altas doses de ácido fólico (1 a 5 mg/dia) são utilizadas em casos específicos, como em mulheres com história prévia de gestação afetada por DTN e anemias hemolíticas.

## Referências bibliográficas

1. Institute of Medicine, National Academy of Sciences. Dietary reference intakes for thiamin, riboflavin, niacin, vitamin B6, folate, vitamin B12, pantothenic acid, biotin and choline. Washington, DC: National Academy Press;1998.

2. World Health Organization. Serum and red blood cell folate concentrations for assessing folate status in populations. Vitamin and Mineral Nutrition Information System. Geneva: World Health Organization; 2015. 7p.
3. Molloy AM, Kirke PN, Brody LC, Scott JM, Mills JL. Effects of folate and vitamin B12 deficiencies during pregnancy on fetal, infant, and child development. Food Nutr Bull. 2008;29(2 Suppl):S101-11; discussion S112-5.
4. Singh S, Sedgh G, Hussain R. Unintended pregnancy: worldwide levels, trends, and outcomes. Stud Fam Plann. 2010;41(4):241-50.
5. Brasil. Resolução RDC n. 344, de 13 de dezembro de 2002. Aprova o regulamento técnico para a fortificação das farinhas de trigo e das farinhas de milho com ferro e ácido fólico. Brasília: Ministério da Saúde. Agência Nacional de Vigilância Sanitária; 2002.
6. Brasil. Resolução RDC n. 150, de 13 de abril de 2017. Dispõe sobre o enriquecimento das farinhas de trigo e milho com ferro e ácido fólico. Brasília: Ministério da Saúde. Agência Nacional de Vigilância; 2017.
7. Zaganjor I, Sekkarie A, Tsang BL, Williams J, Razzaghi H, Mulinare J, et al. Describing the prevalence of neural tube defects worldwide: a systematic literature review. PLoS One. 2016;11(4): e0151586.
8. Santos LMP, Lecca RCR, Cortez-Escalante JJ, Sanchez MN, Rodrigues HG. Prevention of neural tube defects by the fortifcation of four with folic acid: a population-based retrospective study in Brazil. Bull World Health Organ. 2016;94:22-9.
9. Halsted CH. The intestinal absorption of folates. Am J Clin Nutr. 1979;32:846-55.
10. Field MS, Stover PJ. Safety of folic acid. Ann NY Acad Sci. 2018;1414:59-71.
11. Tjong E, Mohiuddin SS. Biochemistry, Tetrahydrofolate. [Updated 2019 Apr 21]. In: StatPearls [Internet]. Treasure Island (FL): StatPearls Publishing; 2019. Disponível em: https://www.ncbi.nlm.nih.gov/books/NBK539712/
12. Bailey SW, Ayling JE. The extremely slow and variable activity of dihydrofolate reductase in human liver and its implications for high folic acid intake. Proc Natl Acad Sci USA. 2009;106(36):15424-9.
13. Kelly P, McPartlin J, Goggins M, Weir DG, Scott JM. Unmetabolized folic acid in serum: acute studies in participants consuming fortified food and supplements. Am J Clin Nutr. 1997;65(6):1790-5.
14. Vaish S, White M, Daly L, Molloy AM, Staines A, Sweeney MR. Synthetic folic acid intakes and status in children living in Ireland exposed to voluntary fortification. Am J Clin Nutr. 2016;103(2):512-8.
15. Palchetti CZ, Paniz C, de Carli E, Marchioni DM, Colli C, Steluti J, et al. Association between serum unmetabolized folic acid concentrations and folic acid from fortified foods. J Am Coll Nutr. 2017;36(7):572-8.
16. Pfeiffer CM, Sternberg MR, Fazili Z, Yetley EA, Lacher DA, Bailey RL, et al. Unmetabolized folic acid is detected in nearly all serum samples from US children, adolescents, and adults. J Nutr. 2015;145(3):520-31.

17. Alpers DH. Absorption and blood/cellular transport of folate and cobalamin: pharmacokinetic and physiological considerations. Biochimie. 2016;126:52-6.

18. Zhao R, Matherly LH, Goldman ID. Membrane transporters and folate homeostasis; intestinal absorption, transport into systemic compartments and tissues. Expert Rev Mol Med. 2009;11: e4-48.

19. Selhub J. Homocysteine metabolism. Annu Rev Nutr. 1999;19:217-46.

20. Paniz C, Grotto D, Schmitt GC, Valentini J, Schott KL, Pomblum VJ, et al. Fisiopatologia da deficiência de vitamina B12 e seu diagnóstico laboratorial. J Bras Patol Med Lab. 2005;41(5): 323-34.

21. World Health Organization. Guideline: Optimal serum and red blood cell folate concentrations in women of reproductive age for prevention of neural tube defects. Geneva: World Health Organization; 2015. 48p.

22. Chen MY, Rose CE, Qi YP, Williams JL, Yeung LF, Berry RJ, et al. Defining the plasma folate concentration associated with the red blood cell folate concentration threshold for optimal neural tube defects prevention: a population-based, randomized trial of folic acid supplementation. Am J Clin Nutr. 2019;109(5):1452-61.

23. Kalmbach RD, Choumenkovitch SF, Troen AM, D'Angostino R, Jacques PF, Selhub J. Circulating folic acid in plasma: relation to folic acid fortification. Am J Clin Nutr. 2008;88:763-68.

24. Au KS, Findley TO, Northrup H. Finding the genetic mechanisms of folate deficiency and neural tube defects – leaving no stone unturned. Am J Med Genet A. 2017;173(11):3042-57.

25. Beaudin AE, Stover PJ. Folate-mediated one-carbon metabolism and neural tube defects: balancing genome synthesis and gene expression. Birth Defects Res C. 2007;81:183-203.

26. Hariz A, Bhattacharya PT. Megaloblastic anemia. [Updated 2019 Jan 23]. In: StatPearls [Internet]. Treasure Island (FL): StatPearls Publishing; 2019. Disponível em: https://www.ncbi.nlm.nih.gov/books/NBK537254/

27. Green R, Datta Mitra A. Megaloblastic anemias: nutritional and other causes. Med Clin North Am. 2017;101(2):297-317.

28. Paniz C. Efeitos do ácido fólico não metabolizado na metilação global do DNA, na expressão de RNAm dos genes de DHFR, MTHFR, interferon-γ, TNF-α e interleucina-8, e na citotoxicidade das células NK [tese]. São Paulo: Faculdade de Ciências Farmacêuticas; 2015 [citado 2019-11-13].

29. Scholl TO, Johnson WG. Folic acid: influence on the outcome of pregnancy. Am J Clin Nutr. 2000;71(5 Suppl):1295S-303S.

30. Lökk J. News and views on folate and elderly persons. J Gerontol A Biol Sci Med Sci. 2003;58(4):354-61.

31. 31.Vitolo MR, Canal Q, Campagnolo PDB, Gama CM. Fatores associados ao risco de ingestão insuficiente de folato entre adolescentes. J Pediatr (Rio J). 2006;82:121-6.

32. Marchioni DML, Verly-Jr E, Steluti J, Cesar CL, Fisberg RM. Folic acid intake before and after mandatory fortification: a population-based study in São Paulo, Brazil. Cad Saúde Pública. 2013; 29:2083-92.

33. Palchetti CZ, Steluti J, Verly E Jr, Pereira RA, Sichieri R, Marchioni DML. Prevalence of inadequate intake of folate af-ter mandatory fortification: results from the first National Dietary Survey in Brazil. Eur J Nutr. 2019 Oct 31.

34. Chango A, Pogribny IP. Considering maternal dietary modulations for epigenetic regulation and programming of the fetal epigenome. Nutrients. 2015;7(4):2748-70.

35. Centers for Disease Control and Prevention. Recommendations for the use of folic acid to reduce the number of cases of spina bifida and other neural tube defects. MMWR. 1992;41:1-8.

36. Copp AJ, Stanier P, Greene ND. Neural tube defects – recent advances, unsolved questions and controversies. Lancet Neurol. 2013;12(8):799-810.

37. Health Encyclopedia. Megaloblastic anemia in children. University of Rochester Medical Center [Acesso em 10 nov 2019]. Disponível em: https://www.urmc.rochester.edu/encyclopedia/content.aspx?ContentTypeID=90&ContentID=P02325

38. National Toxicology Program. NTP monograph: identifying research needs for assessing safe use of high intakes of folic acid. Research Triangle Park, NC: National Toxicology Program; 2015. 60p.

39. Scientific Advisory Committee on Nutrition (SACN). Update on folic acid. Public Health England. GOV. UK; 2017. 82p.

40. Troen AM, Mitchell B, Sorensen B, Wener MH, Johnston A, Wood B, et al. Unmetabolized folic acid in plasma is as-sociated with reduced natural killer cell cytotoxicity among postmenopausal women. J Nutr. 2006;136:189-94.

41. Paniz C, Bertinato JF, Lucena MR, De Carli E, Amorim PMDS, Gomes GW, et al. A daily dose of 5 mg folic acid for 90 days is associated with increased serum unmetabolized folic acid and reduced natural killer cell cytotoxicity in healthy Brazilian adults. J Nutr. 2017;147(9):1677-85.

42. Morris MS, Jacques PF, Rosenberg IH, Selhub J. Circulating unmetabolized folic acid and 5-methyltetrahydrofolate in relation to anemia, macrocytosis, and cognitive test performance in American seniors. Am J Clin Nutr. 2010;91(6):1733-44.

43. Wiens D, DeSoto MC. Is high folic acid intake a risk factor for autism? A review. Brain Sci. 2017;7(11):149.

44. Wang M, Li K, Zhao D, Li L. The association between maternal use of folic acid supplements during pregnancy and risk of autism spectrum disorders in children: a meta-analysis. Mol Autism. 2017;8:51.

45. Moulik NR, Kumar A, Agrawal S. Folic acid, one-carbon metabolism & childhood cancer. Indian J Med Res. 2017;146(2):163-74.

46. Robien K. Folate during antifolate chemotherapy: what we know... and do not know. Nutr Clin Pract. 2005;20(4):411-22.

47. World Health Organization. Prevention of neural tube defects. Standards for maternal and neonatal care. Geneva: World Health Organization; 2006. 4p.

48. Centers for Disease Control and Prevention. Recommendations for the use of folic acid to reduce the number of cases of spina bifida and other neural tube defects. MMWR. 1992;41:1-8.

49. Centers for Disease Control and Prevention. Use of folic acid for prevention of spina bifida and other neural tube defects: 1983–1991. MMWR. 1991;40:513–6.

50. Brasil. Ministério da Saúde. Secretaria de Atenção à Saúde. Departamento de Ações Programáticas Estratégicas. Área Técnica de Saúde da Mulher. Pré-natal e Puerpério: atenção qualificada e humanizada – manual técnico/Ministério da Saúde, Secretaria de Atenção à Saúde, Departamento de Ações Programáticas Estratégicas – Brasília: Ministério da Saúde, 2005. 163p.

51. Organização Mundial da Saúde. Suplementação diária de ferro e ácido fólico em gestantes. Genebra: Organização Mundial da Saúde, 2013. [Acesso em: 21 nov 2019]. Disponível em: http://apps.who.int/iris/bitstream/10665/77770/9/9789248501999_por.pdf

52. Tabela Brasileira de Composição de Alimentos (TBCA). Universidade de São Paulo (USP). Food Research Center (FoRC). Versão 7.0. São Paulo, 2019. [Acesso em: 10 out 2019]. Disponível em: http://www.fcf.usp.br/tbca.

# 7

# Ferro

TULIO KONSTANTYNER

## Introdução

O ferro, um dos elementos mais abundantes na crosta terrestre, distribuído nas rochas e no solo, é considerado essencial para todas as células vivas. Há duas séries principais de ferro: os compostos ferrosos (bivalente – $Fe^{++}$) e os férricos (trivalente – $Fe^{+++}$).[1]

As aplicações terapêuticas do ferro existem desde a antiguidade, quando a adição deste mineral ao vinho era realizada de forma intencional para aumentar a capacidade física dos soldados gregos e romanos, porém, apenas no século XIX, a deficiência de ferro (DF) viria a ser reconhecida como causa de anemia.[2]

A capacidade de doar e receber elétrons reversivelmente faz com que o ferro atue em grande número de reações bioquímicas e participe de numerosas vias metabólicas.[3] O ferro é componente essencial das enzimas do ciclo de Krebs, dos citocromos da cadeia respiratória e das moléculas que ligam e transportam oxigênio. Além disso, está presente como cofator em numerosos outros sistemas enzimáticos envolvidos em reação de oxidação-redução e está ligado a várias proteínas relacionadas com a síntese de ácido desoxirribonucleico (DNA).[4]

As principais funções dos compostos de ferro estão relacionadas ao heme, que compõe um grupo de proteínas chamado hemoproteínas: hemoglobina (Hb), mioglobina, citocromos, catalases e peroxidases. A Hb, uma cromoproteína presente nas hemácias, é a que existe em maior quantidade no organismo, sendo responsável pela função vital de respiração celular por sua capacidade de oxigenar-se na circulação pulmonar e desoxigenar-se nos capilares dos tecidos. Cada grama de Hb contém 3,4 mg de ferro.[4,5]

A DF prejudica a saúde do indivíduo e leva, em seu estágio final, à anemia ferropriva, considerada a carência nutricional mais prevalente em todo o mundo e um problema de saúde pública, especialmente nos primeiros anos de vida, pela alta demanda representada pelo crescimento físico acelerado da criança e manutenção de suas funções metabólicas. Tal deficiência pode resultar em efeitos negativos marcantes no sistema nervoso central relacionados à aquisição de habilidades e funções sensitivas, cognitivas e psicomotoras.[6,7]

Neste capítulo, será abordado o metabolismo do ferro, suas fontes alimentares e recomendações de ingestão, as características de sua deficiência (fisiopatologia, fatores de risco, diagnóstico clínico e laboratorial e tratamento) e as consequências do seu excesso no organismo.

## Absorção, transporte, metabolismo e excreção

O conteúdo de ferro em um organismo normal é de 45 a 55 mg/kg nos homens e 35 mg/kg nas mulheres, variando de acordo com a idade, concentração de Hb e quantidade estocada. Nos recém-nascidos, o conteúdo corporal de ferro é relativamente maior (75 mg/kg).[8-10]

A distribuição de ferro ocorre entre dois compartimentos (funcional e depósito). A quantidade de ferro funcional, presente na Hb, mioglobina e outras enzimas, corresponde a aproximadamente 2/3 do ferro corporal total e a de depósito, presente na forma de ferritina e hemossiderina, corresponde a 1/3. A maior quantidade de ferro encontra-se na Hb, que contém cerca de 60 a 70% do ferro total do organismo.[11]

O metabolismo do ferro é magistralmente regulado. As perdas basais fisiológicas devem ser repostas por quantidades equivalentes de ferro dietético.[3] A principal diferença no balanço de ferro entre crianças e adultos é o grau de dependência do ferro dietético. Em adultos, cerca de 95% do ferro utilizado é reciclado a partir das hemácias e apenas 5% é proveniente da dieta. Em um lactente de 1 ano de idade, o ferro dietético é responsável por 30% das necessidades metabólicas por causa de sua elevada demanda para o crescimento físico.[12]

A maior parte do ferro utilizado no organismo humano é proveniente da hemocaterese, que é a destruição de hemácias senescentes (meia-vida de 90 a 120 dias) pelo sistema reticuloendotelial (baço e macrófagos). Apenas uma pequena parte é proveniente da dieta. O ferro da dieta existe sob duas formas químicas: o ferro heme, que é encontrado na Hb, mioglobina e nas enzimas (ferro em alimentos de origem animal) e o ferro não heme (inorgânico), encontrado principalmente em alimentos de origem vegetal. Diferentemente do ferro não heme, que sofre grande influência de outros fatores intraluminais e orgânicos no seu processo absortivo, o ferro heme tem regulagem própria e independente de ação de mecanismos inibidores ou facilitadores da dieta.[13]

A absorção intestinal é o principal processo responsável pela homeostase do ferro no organismo.[3] Os enterócitos contêm duas membranas que servem de passagem para moléculas e para o transporte de ferro: a da borda em escova (contato com o lúmen intestinal) e a basolateral (transferência de nutrientes para o sangue). O ferro precisa ultrapassar a borda em escova, ser transportado dentro do enterócito e, posteriormente, ser disponibilizado na corrente sanguínea para atingir os tecidos e exercer suas diversas funções.[14]

O ferro heme é mais bem absorvido e também mais rapidamente que o ferro não heme. A absorção do ferro heme, pouco influenciada por componentes da dieta, é feita por formação de uma vesícula. Aparentemente, a internalização é feita pela proteína transportadora do heme-1 (HCP1), que está posicionada na membrana apical das células do duodeno e atravessa intacta a membrana plasmática. Sua absorção parece ser afetada apenas pela proteína animal, que a facilita, e pelo cálcio, que pode diminui-la por interferir na transferência do ferro dentro, e não na sua entrada na célula.[14]

O ferro não heme é principalmente absorvido na sua forma reduzida ou ferrosa ($Fe^{++}$), que é mais solúvel no pH duodenal. Entra por difusão facilitada no enterócito utilizando um transportador de metal bivalente 1 (DMT1). Quanto menor o pH no lúmen intestinal, maior a transformação do ferro da forma férrica ($Fe^{+++}$) para a forma $Fe^{++}$, facilitando a sua absorção.[14] Os maiores facilitadores da absorção de ferro são a vitamina C e as carnes. Componentes dietéticos, como fitatos, taninos, polifenóis, fosfatos, albumina da clara do ovo e oxalatos podem formar compostos insolúveis com o ferro não heme, inibindo sua absorção.[15,16] A Tabela 1 apresenta boas fontes alimentares de vitamina C para aumentar a absorção de ferro.[17]

**TABELA 1** Fontes alimentares de vitamina C que aumentam a absorção de ferro

| Frutas | Legumes |
|---|---|
| Frutas cítricas (p.ex., laranja, limão e tangerina) | Pimentões (verde, vermelho e amarelo) |
| | Brócolis |
| Abacaxi | Tomate |
| Morango | Couve |
| Melão | Batata |
| Kiwi | Folhas verdes |
| Framboesa | Couve-flor |

Após a entrada no enterócito, o ferro heme e o não heme juntam-se em um mesmo *pool* de ferro para formação da ferritina. Se a necessidade do organismo for baixa, o ferro permanecerá no enterócito (estoque intracelular de ferro) e será eliminado pela descamação do epitélio intestinal. Caso contrário, o ferro será transportado pela ferritina até a membrana basolateral do enterócito, onde, pela ação da ferroportina, passará para a circulação sistêmica por transporte ativo sob a forma $Fe^{++}$. Após isso, o ferro sofre oxidação para a forma férrica ($Fe^{+++}$), liga-se à apotransferrina para formar a transferrina e é transportado aos órgãos e tecidos para cumprir suas funções metabólicas.[14]

A ferroportina é crucial para a exportação do ferro dos enterócitos e é o único mecanismo de efluxo do ferro. Sua ação é regulada pela hepcidina, um peptídeo hormonal circulante que é produzido no fígado e tem um papel fundamental na homeostase do ferro. Altas concentrações desse hormônio promovem a degradação da ferroportina e inibem o fluxo de ferro para a circulação sanguínea a partir dos enterócitos duodenais.[14]

A liberação de hepcidina é estimulada por altas concentrações de ferro no fígado e no plasma, inflamação e atividade física, sendo inibida pela DF, aumento da eritropoiese, hipóxia e estímulos hormonais (testosterona, estrogênio e fatores de crescimento).[18,19]

A captação e internalização do ferro na membrana apical do enterócito, seu deslocamento intracelular e transporte para o plasma são resumidamente mostrados na Figura 1.

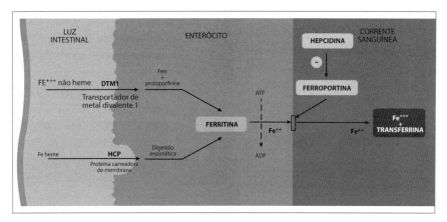

**FIGURA 1** Esquema de captação, internalização, deslocamento intracelular e transporte do ferro da luz intestinal ao plasma.
Veja a imagem colorida em http://manoleeducacao.com.br/conteudo-complementar/saude (voucher: SBAN).

O ferro proveniente da absorção intestinal e do catabolismo da Hb no sistema reticuloendotelial, que excede as necessidades metabólicas, é armazenado no organismo sob duas formas (ferritina e hemossiderina), principalmente nos hepatócitos e células reticuloendoteliais da medula óssea, fígado e baço, que juntos correspondem a mais de 90% dos depósitos corporais.[3]

Não há uma via metabólica específica para a excreção do ferro. Sua baixa solubilidade impede que a excreção seja significativa na homeostase.[20] Do total mobilizado diariamente, apenas uma pequena quantidade é eliminada (1 a 2 mg/dia) pelas fezes, transpiração, esfoliação de células do trato gastrintestinal e pele. Quando há sangramento oculto (p.ex., micro-hemorragias intestinais) ou evidente (menstruação), as perdas podem aumentar de forma significativa e ser uma das causas de deficiência. A perda basal estimada em crianças no primeiro ano de vida é de 0,21 mg/dia, de 1 a 2 anos é de 0,25 mg/dia e de 2 a 6 anos é de 0,34 mg/dia.[21]

A Figura 2 apresenta de forma simplificada a homeostase e o metabolismo do ferro sistêmico.

Especificamente no período intrauterino, o transporte de ferro para o feto através da placenta começa no primeiro trimestre da gestação, mas ocorre mais intensamente durante o último trimestre, quando a transferência desse mineral é de 1,6 a 2 mg/kg/dia. Por isso, sua deficiência é comum

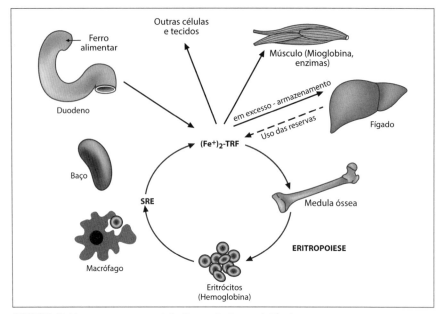

**FIGURA 2** Homeostase e metabolismo do ferro sistêmico.
SRE: sistema reticuloendotelial; $Fe^{2+}$: ferro na forma ferrosa; $Fe^{3+}$: ferro na forma férrica.
Veja a imagem colorida em http://manoleeducacao.com.br/conteudo-complementar/saude (voucher: SBAN).

em recém-nascidos prematuros e/ou com retardo de crescimento intrauterino[10]. Nessa fase, não há excreção ou perdas. No entanto, a manutenção do fornecimento de ferro ao feto é fundamental para garantir o desenvolvimento neuronal básico (mielinização, produção de neurotransmissores e metabolismo energético), pois ele participa dos sistemas enzimáticos que regulam:

- crescimento cerebral (ribonucleotídeo-redutase);
- mielinização (delta-9-desaturase);
- síntese de receptor D2 da dopamina (tirosina-hidroxilase);
- produção de energia (citocromo)[22,23].

## Diagnóstico laboratorial e limites de normalidade

Segundo a Organização Mundial da Saúde (OMS), a anemia é a condição na qual a concentração sanguínea de Hb se encontra abaixo dos valores esperados (< -2 desvios-padrão), tornando-se insuficiente para atender as necessidades fisiológicas. A Hb varia naturalmente de acordo com idade, sexo, tabagismo, gestação e altitude.[24]

Apesar de haver controvérsias na literatura científica, no contexto da saúde pública os pontos de corte mais utilizados para crianças e adolescentes para concentração de Hb em nível do mar seguem as recomendações da OMS (Tabela 2).[25]

TABELA 2 Valores de hemoglobina (g/dL) para o diagnóstico de anemia em nível do mar

| Idade | Sem anemia | Anemia | | |
|---|---|---|---|---|
| | | Leve | Moderada | Grave |
| 6 a 59 meses | ≥ 11 | 10 a 10,9 | 7 a 9,9 | < 7 |
| 5 a 11 anos | ≥ 11,5 | 11 a 11,4 | 8 a 10,9 | < 8 |
| 12 a 14 anos | ≥ 12 | 11 a 11,9 | 8 a 10,9 | < 8 |
| ≥ 15 anos ♀ | ≥ 12 | 11 a 11,9 | 8 a 10,9 | < 8 |
| Gestantes | ≥ 11 | 10 a 10,9 | 7 a 9,9 | < 7 |
| ≥ 15 anos ♂ | ≥ 13 | 11 a 12,9 | 8 a 10,9 | < 8 |

Do ponto de vista individual, outra alternativa para diagnosticar anemia é comparar os níveis de Hb do paciente com sua distribuição na população de referência de mesma idade, que apresentam alguma diferença dos valores propostos pela OMS (Tabela 3).[26]

O hematócrito, que é a porcentagem de volume ocupada pelas hemácias no volume total de sangue, também é um exame útil. Consideram-se inadequados valores abaixo de 33% e 34% para crianças entre 6 e 60 meses e 5 e 11 anos de idade, respectivamente.[27]

Os demais marcadores relacionados ao estado de ferro no hemograma, que representa o que ocorre na medula óssea e/ou o que acontece no ambiente extramedular (sangue periférico, baço e fígado), são os índices hematimétricos: volume corpuscular médio (VCM), concentração de Hb corpuscular média (CHCM) e o *red cell distribution width* (RDW).[14]

A anemia por DF é microcítica (VCM diminuído). Valores < 83 fL são considerados baixos em adultos, mas em crianças o ponto de corte depende da faixa etária (Tabela 3). Além disso, a anemia ferropriva é hipocrômica (CHCM < 32 g/dL) e há anisocitose (RDW aumentado: > 14%). Leucopenia e plaquetose também podem estar presentes. Outro exame útil é a contagem dos reticulócitos, que se relaciona diretamente à eritropoiese, pois o volume de Hb presente nos reticulócitos representa o volume de ferro disponível para a formação das hemácias. Assim, ele é um indicador precoce da anemia ferropriva. A referência para crianças é de 0,5 a 2% (valor relativo) e de 25.000 a 85.000/mm³ (valor absoluto).[26,27]

**TABELA 3** Valores médios de Hb (g/dL) e de VCM e valores para o diagnóstico de anemia (2 DP abaixo da média), de acordo com a população de referência de mesma idade

| Idade | Hb (g/dL) | | VCM (fL) | |
|---|---|---|---|---|
| | Média | 2 DP abaixo da média | Média | 2 DP abaixo da média |
| RNT* | 16,5 | 13,5 | 108 | 98 |
| 1 a 3 dias | 18,5 | 14,5 | 108 | 95 |
| 2 semanas | 16,6 | 13,4 | 105 | 88 |
| 1 mês | 13,9 | 10,7 | 101 | 91 |
| 2 meses | 11,2 | 9,4 | 95 | 84 |
| 6 meses | 12,6 | 11,1 | 76 | 68 |
| 6 a 24 meses | 12 | 10,5 | 78 | 70 |
| 2 a 6 anos | 12,5 | 11,5 | 81 | 75 |
| 6 a 12 anos | 13,5 | 11,5 | 86 | 77 |
| 12 a 18 anos ♂ | 14,5 | 13 | 88 | 78 |
| 12 a 18 anos ♀ | 14 | 12 | 90 | 78 |

*Amostra de cordão umbilical.
Hb: hemoglobina; VCM: volume corpuscular médio; DP: desvios-padrão; RNT: recém-nascido a termo.

A DF é o estado insuficiente de ferro para manter as funções fisiológicas normais dos tecidos. O indivíduo pode estar deficiente em ferro sem apresentar anemia, apresentando apenas depleção dos estoques. Por outro lado, o indivíduo com anemia ferropriva tem diminuição da eritropoiese e apresenta DF. Assim, a anemia ferropriva é o estágio final da DF, resultante do desequilíbrio entre oferta e demanda no organismo ao longo do tempo. A OMS recomenda a avaliação combinada do hemograma com os níveis séricos de ferritina e receptor de transferrina (TRF) para classificar a DF de acordo com três estágios progressivos:[6]

1. Depleção das reservas de ferro, mas nenhuma função fisiológica prejudicada (ferritina diminuída).
2. Deficiência de ferro com estoques de ferro esgotados e funções fisiológicas comprometidas (ferritina diminuída e aumento do receptor de TRF).
3. Anemia ferropriva é a persistência de DF por tempo suficiente para reduzir a massa de hemácias (Hb circulante diminuída, ferritina diminuída e aumento do receptor de TRF).

Idealmente, esses exames devem ser complementados com marcadores inflamatórios e de infecções agudas e crônicas, como a proteína C reativa e a alfa-1-glicoproteína ácida, pois a avaliação do perfil laboratorial do ferro torna-se menos precisa nessas condições clínicas.[6] A Tabela 4 apresenta os marcadores laboratoriais para avaliação do estágio de DF.

**TABELA 4** Marcadores laboratoriais de avaliação dos estágios de deficiência de ferro

| Marcador | Depleção das reservas de ferro | Deficiência de ferro | Anemia ferropriva |
| --- | --- | --- | --- |
| Hb | Normal | Normal | ↓↓ |
| VCM | Normal | Normal | ↓↓ |
| HCM | Normal | Normal | ↓↓ |
| RDW | Normal | Normal | ↑↑ |
| Ferro sérico | Normal | ↓↓ | ↓↓ |
| Ferritina | ↓↓ | ↓↓ | ↓↓ |
| Receptor de TRF | Normal | ↑↑ | ↑↑ |
| Zn protoporfirina | Normal | ↑↑ | ↑↑ |
| CTLF | Normal | ↑↑ | ↑↑ |

Hb: hemoglobina; VCM: volume corpuscular médio (se diminuído = microcitose); HCM: hemoglobina corpuscular média (se diminuída = hipocromia); RDW: *red cell distribution width* (se aumentado = anisocitose); TRF: transferrina; Zn: zinco; CTLF: capacidade total de ligação de ferro.

O ferro sérico apresenta grande variação diurna e não deve ser usado para o diagnóstico da DF, pois está baixo (< 30 mg/dL) tanto na DF quanto na inflamação.[28]

A dosagem do receptor de TRF solúvel é sensível à entrega inadequada de ferro na medula óssea e nos tecidos. Esse receptor é encontrado nas membranas celulares e facilita a transferência de ferro para a célula. Quando o suprimento de ferro é inadequado, há aumento do número de receptores de TRF, permitindo que a célula capte com mais eficiência o ferro.[17] No entanto, é um indicador do *status* do ferro apenas quando as reservas de ferro estão esgotadas e não há outras causas conhecidas de eritropoiese anormal. São considerados normais valores de 5 ± 1 mg/L.[29]

A ferritina é o transportador intracelular de ferro e a sua mais importante forma de reserva. A quantidade de ferritina circulante no sangue está diretamente relacionada aos estoques totais de ferro no organismo, o que a faz útil para a avaliação do estado nutricional relativo a esse mineral. Consideram-se deficientes em ferro adultos com concentrações de ferritina < 12 a 15 μg/L e crianças com concentrações < 10 a 12 μg/L.[17,28]

Entretanto, a ferritina também é uma proteína de fase aguda, estando aumentada na inflamação, infecção, doença hepática e malignidade. Especificamente, na presença de infecção, consideram-se normais apenas valores de ferritina > 30 μg/L. Por outro lado, o hipotireoidismo e a deficiência de vitamina C são duas condições clínicas que podem diminuir as concentrações de ferritina.[30,31]

Como resultado da alta possibilidade de ocorrência de anemia em lactente jovem e importância do diagnóstico precoce para a aplicação de tratamento oportuno, a Academia Americana de Pediatria recomenda uma triagem universal, com dosagem da Hb entre 9 e 12 meses de idade.[17] Paralelamente, a Sociedade Brasileira de Pediatria recomenda a realização rotineira de hemograma completo com parâmetros hematimétricos, contagem de reticulócitos e ferritina aos 12 meses de idade.[32]

Se a anemia for grave ou não responder à terapia com ferro, a criança deve ser avaliada quanto à perda de sangue gastrointestinal e deve ser realizado o diagnóstico diferencial com talassemia β minor e anemia secundária à doença crônica ou anemia da inflamação, que podem apresentar microcitose (Tabela 5). Para isso, é necessário incluir a eletroforese de Hb na lista de exames laboratoriais, pois a hemoglobina A2 (HbA2) pode estar aumentada na β talassemia ou em pessoas heterozigotas para o gene da β talassemia.[26]

**TABELA 5** Marcadores laboratoriais para o diagnóstico diferencial de anemia ferropriva

| Marcador | Anemia ferropriva | Talassemia β minor | Anemia da inflamação |
|---|---|---|---|
| Nº de eritrócitos | ↓↓ | Normal ou ↑↑ | ↓↓ |
| VCM | ↓↓ | Normal ou ↓↓ | ↓↓ |
| RDW | ↑↑ | Normal | Normal |
| Ferritina | ↓↓ | Normal ou ↑↑ | ↑↑ |
| HbA2* | Normal | ↑↑ | Normal |

VCM: volume corpuscular médio (se diminuído = microcitose); RDW: *red cell distribution width* (se aumentado = anisocitose); HbA2: hemoglobina A2.
Considera-se HbA2 aumentada se > 4%.

## Fisiopatologia da deficiência

A DF tem efeito no crescimento e desenvolvimento de populações em risco, por afetar grupos em idade de crescimento e comprometer, principalmente, o desenvolvimento cerebral.[24] No início da vida, ocorrem diversas etapas de proliferação celular com o surgimento de estruturas diferenciadas. O desenvolvimento cerebral é particularmente vulnerável a agravos pelo desencadeamento rápido e progressivo de processos neurológicos, que ocorrem para receber milhões de *"bits"* de informação e emitir respostas rápidas.[33]

O cérebro humano passa por mudanças estruturais e funcionais notáveis entre 24 e 44 semanas após a concepção, progredindo no início do terceiro trimestre de uma estrutura bilobada suave com poucos sulcos para uma altamente complexa, que reflete o crescimento neuronal cortical, a diferenciação neurológica e as redes de conexões sinápticas[34]. Especificamente, os córtices auditivo e visual começam a se desenvolver rapidamente, assim como as áreas subjacentes à linguagem e à função cognitiva superior[33].

A mielinização e a formação de sinapses dependente da experiência fornecem uma base neuronal para o feto aprender e o hipocampo, que é a central para o reconhecimento do processamento da memória, estabelece a maioria de suas conexões a partir do córtex entorrinal e começa a enviar projeções via estruturas nucleares talâmicas para o córtex frontal em desenvolvimento[35]. Dessa forma, a vida fetal e pós-natal precoce é potencialmente vulnerável a distúrbios nutricionais, o que torna essencial a garantia de condições fisiológicas para o desenvolvimento cerebral.[36]

O ferro é um nutriente essencial para o crescimento e a maturação de células neuronais. Apesar do cérebro jovem ter maior capacidade de reparação após a reposição de ferro em estados de deficiência, sua vulnerabilidade provavelmente supera a plasticidade, o que explica por que deficiências precoces resultam em disfunção cerebral não apenas durante a deficiência, mas também após a reposição[36].

Os efeitos da DF são distribuídos regionalmente dentro do cérebro com base em qual momento, em que áreas e em que velocidade estão se desenvolvendo[37]. O ferro é necessário não apenas para a estruturação dos neurônios, mas também para a das células da glia. Assim, a DF precoce tem efeito maior sobre a proliferação celular, afetando o número de células geradas. Por outro lado, DF posterior afeta a diferenciação celular, que inclui o tamanho, a complexidade e, no caso dos neurônios, a formação de sinapses e a arborização dendrítica.[38]

A DF pode afetar não só a neuroanatomia, mas também a neuroquímica e a neurofisiologia. As alterações neuroquímicas incluem comprometimento da síntese de neurotransmissores, síntese de receptores e mecanismos de recaptação de neurotransmissores. Por sua vez, as alterações neurofisiológicas refletem prejuízos no metabolismo e propagação do sinal[22,36,39].

No período fetal e neonatal, o efeito da DF no desenvolvimento do cérebro foi avaliado principalmente em modelos animais, que evidenciaram que variações no tempo e gravidade da deficiência resultam em efeitos bioquímicos, estruturais e comportamentais. De forma geral, a falta de ferro pode prejudicar a mielinização, a síntese de neurotransmissores monoamínicos e o metabolismo energético hipocampal. As avaliações desses efeitos incluem testes de velocidade de processamento (mielinização), alterações no motor e afeto (monoaminas) e memória de reconhecimento (hipocampo)[36,40]. As consequências da DF para o desenvolvimento cerebral evidenciadas na literatura científica, que ocorrem nessa fase, estão apresentadas a seguir.

### Bioquímicas

- Redução do metabolismo oxidativo no hipocampo e no córtex frontal.[41]
- Aumento das concentrações de glutamato neuronal intracelular.[39]
- Redução das concentrações de dopamina no corpo estriado.[22]

- Redução da mielinização do cérebro com falta de proteínas e ácidos graxos.[42]
- Diminuição da concentração de fator neurotrófico derivado do cérebro.[43]

## Estruturais

- Morfogênese (volume) do hipocampo.[43]
- Truncamento dos mandris dendríticos no hipocampo.[44]
- Redução das massas cerebrais globais e regionais.[45]
- Contribuição na ocorrência de holoprosencefalia.[46]

## Comportamentais

- Comprometimento na memória de reconhecimento de traços.[47]
- Comprometimento na memória de reconhecimento e procedimentos.[48]
- Prejuízos na navegação espacial.[49]
- Comprometimento da resposta auditiva do tronco cerebral.[50]

Além disso, estudos clínicos originais, que avaliaram o estado de ferro perinatal (gestantes e/ou recém-nascidos) e na infância, demonstraram associação da DF com consequências neurológicas em curto, médio e longo prazo:

- Alterações no processamento da memória de reconhecimento auditivo ao nascer.[51]
- Reflexos neurológicos anormais em prematuro ao atingir 36 semanas de idade gestacional corrigida.[52]
- Maturação neural auditiva anormal em recém-nascidos com ≥ 34 semanas de idade gestacional.[53]
- Menor desenvolvimento neurológico na idade escolar.[54]
- Menor resposta a estímulos físicos e ao ambiente social aos 6 meses de idade em lactentes saudáveis que receberam menores doses de suplementação de ferro.[55]
- Menor acuidade visual e menores índices de desenvolvimento motor aos 12 meses em lactentes que não receberam suplementação de ferro no primeiro semestre.[56]

- Menor velocidade de condução auditiva em crianças com anemia ferropriva, mesmo após a correção do nível de Hb circulante.[57]
- Transtornos psiquiátricos, incluindo o transtorno de déficit de atenção e hiperatividade em crianças.[58]
- Modificação do fenótipo comportamental de pacientes com transtorno do espectro autista.[59,60]
- Efeitos neuroendócrinos em longo prazo sobre padrões de cortisol responsivos ao estresse.[61]
- Alterações de afeto e comportamento em pré-escolares.[62]
- Alterações no reflexo acústico e no desenvolvimento da linguagem.[63]
- Disfunção sensorial auditiva e visual de longa duração.[64]

A DF na infância também predispõe a cáries dentárias, menor discriminação e identificação de odores, alterações na imunidade não específica, modificações do paladar e apetite, e resposta alterada ao estresse metabólico.[61,65,66]

Embora estudos experimentais e revisões sistemáticas apontem para uma relação de causa-efeito entre a DF e alterações do neurodesenvolvimento e de comportamento infantil, essa associação pode apenas compor uma rede de múltiplos fatores determinantes, como outras deficiências nutricionais e o baixo nível socioeconômico. No entanto, considerando a plausibilidade biológica, é prudente admitir que a DF em fases precoces da vida, principalmente no período de rápido crescimento e desenvolvimento, pode comprometer as funções cognitiva, motora, auditiva e visual, e levar a distúrbios psiquiátricos e comportamentais, como a ansiedade.[40,67,68]

Adicionalmente, a DF tem se mostrado com potencial de comprometer a saúde óssea. Isto foi recentemente descoberto e claramente demonstrado em modelos animais, mas o mecanismo exato de como os estados deficientes causam doença óssea ainda é especulativo, pois provavelmente não é decorrente de um comprometimento da formação de colágeno. Embora as hidroxilases, necessárias para formação do colágeno, contenham ferro, aparentemente a DF não influencia as formas hidroxiladas da vitamina D. Ao contrário, a diminuição da formação óssea ou o aumento da reabsorção óssea é a causa mais provável. Assim, a natureza de como o ferro desempenha um papel nos osteoblastos e/ou osteoclastos, se houver, permanece desconhecida.[69]

Estudos demonstram associação entre o estado nutricional do ferro e da vitamina A. A deficiência de vitamina A pode afetar o transporte do ferro e a produção de células vermelhas diretamente, mas o mecanismo desse efeito não é claro.[70]

De forma interessante, em crianças com deficiência de vitamina A e ferro, a suplementação de vitamina A mobiliza o ferro existente nos estoques para aumentar a eritropoiese, um efeito provavelmente mediado por aumento da eritropoietina circulante, que pode reduzir a prevalência de anemia em populações de risco. Essa suplementação poderia influenciar positivamente a absorção de ferro, mas os estudos ainda são controversos sobre essa questão.[70,71]

Uma recente metanálise concluiu que a suplementação de vitamina A isolada pode reduzir o risco de DF e anemia, melhorando os níveis de Hb e ferritina em indivíduos com baixos níveis séricos de retinol.[72]

Cabe destacar que alguns estudos têm demonstrado, especialmente em crianças menores de 5 anos, que a DF está associada a desfechos funcionais e comportamentais negativos, mesmo após tratamento adequado. Este fato pode resultar em sequelas irreversíveis proporcionais ao tempo de duração, a idade de instalação e a gravidade da anemia.[7,61,73-75]

Nesse sentido, a suplementação de ferro durante a gestação, a prevenção da prematuridade e o controle do diabetes e da hipertensão arterial contribuem para a o fornecimento adequado desse mineral durante a gestação e para a manutenção das suas reservas ao nascer.[76] Paralelamente, o clampeamento tardio do cordão umbilical, efetuado entre 60 e 180 segundos após o nascimento para todos os recém-nascidos que não necessitam de manobras de reanimação, tem sido cada vez mais em estratégia efetiva para prevenir a deficiência de ferro no recém-nascido e no lactente[77-79].

## Fatores de risco para deficiência

A DF é a causa mais comum de anemia em todo o mundo. A faixa etária mais vulnerável aos efeitos prejudiciais a longo prazo da anemia ferropriva são as crianças menores de 5 anos, que apresentaram a maior prevalência, principalmente nas regiões de baixa e média renda. Esse grupo etário foi o único com aumento no período de 1990 a 2010.[80]

As principais situações que acarretam a deficiência de ferro são: depleção de depósitos ao nascimento, decréscimo da ingestão, redução de absorção e aumento de perda e de demanda.[81]

Recém-nascidos humanos podem ter alterações no estado de ferro consequente à DF materna grave, insuficiência placentária, hipertensão materna, *diabetes mellitus* gestacional, aumento da eritropoiese, clampeamento precoce do cordão umbilical ou ausência de acúmulo fetal (formação de depósitos endógenos de ferro) em razão de baixo peso ao nascer e prematuridade[82-86].

Na infância e adolescência, são diversos os fatores de risco associados à DF, que contribuem isoladamente para o aparecimento da anemia ou interagem entre si aumentado a probabilidade de aparecimento dessa carência nutricional.[87]

Os fatores de risco mais frequentemente identificados são menor idade, abandono precoce do aleitamento materno exclusivo, alta demanda de ferro necessária para crescimento físico, sexo masculino, baixo nível socioeconômico e cultural, fraco vínculo mãe/filho, menor idade materna, alimentação complementar inadequada com ingestão quantitativa e qualitativamente pobre em ferro (p.ex., introdução de leite de vaca antes de 1 ano de idade e restrições alimentares – dieta vegetariana), uso de mamadeira acima de 1 ano de idade, índice de peso para altura maior que o percentil 95, maior número de membros da família, maior número de infecções respiratórias e gastrointestinais e precárias condições de saneamento básico e de acesso aos serviços de saúde.[25,73,88-104]

## Manifestações clínicas

Como resultado da redução da eritropoiese e diminuição da concentração de Hb circulante, os sinais e sintomas da anemia ferropriva estão diretamente ligados à diminuição do transporte de oxigênio para os tecidos e consequente prejuízo da respiração celular.[25-27]

Podem ocorrer alterações de pele, mucosas e anexos (palidez, glossite, atrofia de papilas linguais e unhas quebradiças e rugosas), fadiga, inapetência, fraqueza, astenia, perversão do apetite, geofagia, disfagia, estomatite angular, dores em membros inferiores, cefaleia, tontura, falta de ar, taquicardia e sopro cardíaco, sinais de redução da função cognitiva, dificuldade de atenção e aprendizado, atraso do desenvolvimento neuropsicomotor, disfunção da termorregulação, distúrbios do sono, conduta e percepção, déficit de crescimento físico e suscetibilidade a infecções. Esplenomegalia discreta e de patogênese desconhecida incide em 15% dos casos[25-27,105-111].

Essas manifestações clínicas são determinadas pelos estágios (depleção, deficiência e anemia, propriamente dita) e pelo tempo de exposição à DF. A maioria das crianças com anemia leve não apresenta sinais ou sintomas aparentes (fome oculta), o que pode dificultar o diagnóstico.[26,105]

## Toxicidade

Se por um lado a DF pode causar repercussões clínicas importantes e alterações no desenvolvimento em crianças, por outro, sua suplementação excessiva em prematuros potencialmente desencadeia a formação de radicais livres de ferro, predispondo à ocorrência de doenças que cursam com estresse oxidativo, como displasia broncopulmonar, enterocolite necrosante, retinopatia da prematuridade e hemorragia periventricular[112-114].

Altas doses de ferro medicamentoso podem causar toxicidade precoce e tardia no trato gastrointestinal e no fígado por formação de radicais livres.[115] Além disso, a absorção do ferro excessiva aumenta a saturação da transferrina e o ferro livre no plasma, o que é tóxico para o metabolismo[116].

No organismo de crianças e adolescentes, os estoques excessivos de ferro podem causar alterações patológicas em órgãos como fígado, pâncreas, coração e pele. Este quadro caracteriza a hemocromatose, que é resultante dessa sobrecarga de ferro e pode lentamente levar à disfunção de múltiplos órgãos e óbito. Na forma aguda, pode ocorrer diarreia sanguinolenta, vômitos, acidose metabólica, insuficiência hepática e choque. Na infância, a hemocromatose é predominantemente secundária a transfusões repetidas de concentrados de hemácias, muitas vezes necessárias em doenças hematológicas hereditárias, como a anemia falciforme[117-119].

## Tratamento da deficiência

O tratamento da anemia ferropriva visa a corrigir o valor da Hb circulante e repor os depósitos de ferro com dieta balanceada para garantir o requerimento de ferro e o fornecimento de aminoácidos essenciais para a formação de Hb. Além disso, com ferro medicamentoso por no mínimo 8 semanas até 6 meses até se alcançar concentração de ferritina > 15 μg/L (meta segura: 30 a 300 μg/L)[19,25,32,116].

Dentre os sais de ferro medicamentoso disponíveis, destacam-se o sulfato ferroso, o fumarato ferroso e o gluconato ferroso, que apresentam baixo custo e são eficazes para correção da Hb e reposição dos estoques de ferro[116]. No entanto, a adesão ao uso de sais ferrosos é baixa pela frequência dos efeitos colaterais, que variam de 35 a 55%, o que dificulta a efetividade do tratamento. Dessa forma, a dose ideal torna-se a dose tolerada pelo paciente, o que sugere que a dose inicial seja menor do que a recomendada com o objetivo de observar a tolerância individual da criança[25,115,116]. A Tabela 6 apresenta a dose de tratamento, a forma de administração e os efeitos colaterais do uso dos sais ferrosos.

**TABELA 6** Dose, forma de administração e efeitos colaterais do tratamento da anemia ferropriva com sais ferrosos

| Sais ferrosos | Dose diária | Administração | Efeitos colaterais |
|---|---|---|---|
| Sulfato, fumarato, gluconato | 3 a 5 mg de Fe elementar por kg<br>Dividido em 2 a 3 doses<br>Máximo 60 mg | Via oral<br>Jejum, 1 hora antes das refeições ou ao dormir<br>Acompanhado de suco de fruta rica em vitamina C<br>Não associar a chá preto ou mate, café e antiácidos ou a outros polivitamínicos e minerais | Náuseas, vômitos, dor epigástrica, diarreia ou obstipação intestinal, fezes escuras<br>A longo prazo, manchas escuras nos dentes* |

Adolescentes: dose máxima = 120 mg/dia.
*Manchas escuras nos dentes desaparecem naturalmente após o término do tratamento.

Os sais férricos e aminoquelatos (ferro polimaltosado, ferro aminoquelado e ferro carbonila) têm melhor adesão, pois a absorção é mais lenta e fisiologicamente controlada (taxa de absorção de cerca de 50%), não sofrem alterações com a dieta, o que permite administração durante ou após as refeições, e provocam menos efeitos adversos (10 a 15%)[116,120]. Dentre eles, o ferro quelato tem vantagens por sua alta biodisponibilidade, pois o ferro ligado ao aminoácido impede a formação de compostos insolúveis (irritantes da mucosa intestinal), não é prejudicado por fatores inibidores da dieta e não é exposto diretamente à mucosa intestinal, o que reduz os riscos de toxicidade local e de efeitos adversos[23,121].

## Fontes na dieta

O ferro heme contribui com 10 a 15% da ingestão de ferro, mas é responsável por mais de 40% do ferro absorvido em decorrência de sua melhor absorção (15 a 35%), quando comparada à do ferro não heme (2 a 10%)[122,123].

No cálculo da quantidade de ferro que deve ser ingerida diariamente é fundamental conhecer sua biodisponibilidade no alimento oferecido, definida como a disponibilidade de um nutriente ingerido para ser utilizado nos processos metabólicos[32].

As principais fontes alimentares de ferro são o leite humano, que contém em média 0,35 mg/L de ferro de alta biodisponibilidade, e as carnes vermelhas, fígado de boi, vegetais verde-escuros e leguminosas[124].

No leite humano, o ferro está ligado principalmente a peptídeos de baixo peso molecular, glóbulos de gordura e lactoferrina, cuja saturação varia de 2,2 a 12%.[125] As concentrações de ferro no leite atingem o máximo no colostro e, posteriormente, diminuem durante o primeiro ano de lactação[126,127], com valores médios de 0,04 a 1,92 mg/L.[125] Essas concentrações não estão associadas à ingestão alimentar materna e, geralmente, são refratárias ao status materno[127-129]. Apesar de aumento no volume de leite consumido, a ingestão diária total de ferro diminui do nascimento até 4 meses de idade, quando é necessária uma avaliação cuidadosa das características clínicas e reservas de ferro do lactente que possam sugerir a necessidade de suplementação medicamentosa[130,131]. Nesta fase, o aleitamento materno exclusivo é recomendado e deve permanecer até os 6 meses[132]. Entretanto, embora o ferro no leite humano seja altamente biodisponível, o leite materno contém quantidades relativamente pequenas de ferro que podem não ser capazes de sustentar o status adequado de ferro até os 6 meses de idade, principalmente entre os bebês que têm reservas de ferro inadequadas ao nascer, porque nasceram de mães com deficiência de ferro ou são prematuros ou com baixo peso ao nascer[133,134].

A Tabela 7 apresenta alimentos prontos para consumo que contêm ferro, com seu teor por porção (medida caseira) e sua biodisponibilidade.

**TABELA 7** Alimentos prontos para o consumo que contêm ferro, com seus teores por porção (medida caseira) e biodisponibilidade

| Alimento | Teor de ferro (mg/100 g) | Medida caseira (100 g) | Biodisponibilidade |
|---|---|---|---|
| **Carnes** | | | |
| Bovina (magra) | 4 | 4 colheres de sopa ou 1 bife médio e fino | Alta |
| Suína (lombo) | 3,2 | 1 bife médio e fino | Alta |
| Peixes (anchova) | 1,4 | 1 filé médio | Alta |
| Galinha | 1,7 | 4 colheres sopa rasa | Alta |
| **Vísceras** | | | |
| Fígado bovino | 5,1 | 1 bife médio e fino | Alta |
| Coração | 5,4 | 1 xícara chá rasa | Alta |
| Língua | 1,5 | 2 pedaços médios | Alta |
| Miúdos de galinha | 4,3 | 1 xícara de chá rasa | Alta |
| **Ovo** | | | |
| Gema | 2,3 | 5 gemas | Baixa |
| Inteiro *poached* | 2,2 | 2 ovos | Baixa |
| **Leite** | | | |
| Humano | 0,5 | 1 xícara de chá | Alta |
| Vaca pasteurizado | 0,1 | 1 xícara de chá | Baixa |
| **Leguminosas** | | | |
| Lentilha | 2,1 | 12 colheres de sopa | Baixa |
| Soja | 3,4 | 12 colheres de sopa | Baixa |
| Soja (farinha) | 8,8 | 10 colheres de sopa | Baixa |
| Feijão vermelho | 2,4 | 12 colheres de sopa | Baixa |
| Ervilha | 1,8 | 12 colheres de sopa | Baixa |
| **Cereais** | | | |
| Cereais matinais | 12,5 | 1 xícara de chá | Alta |
| Farinha láctea | 4 | 7 colheres de sopa | Alta |
| Aveia (farinha) | 4,5 | 7 colheres de sopa | Baixa |
| Aveia (flocos) | 3,5 | 7 colheres sopa | Baixa |

*(continua)*

**TABELA 7** Alimentos prontos para o consumo que contêm ferro, com seus teores por porção (medida caseira) e biodisponibilidade *(continuação)*

| Alimento | Teor de ferro (mg/100 g) | Medida caseira (100 g) | Biodisponibilidade |
|---|---|---|---|
| **Hortaliças** | | | |
| Nabo | 0,4 | 3 médios | Alta |
| Brócolis | 1,3 | 1 xícara de chá | Alta |
| Couve crua | 2,2 | 10 folhas médias | Média |
| Couve cozida | 0,7 | 10 folhas médias | Média |
| Batata inglesa | 0,5 | 2 batatas médias | Média |
| Cenoura crua | 0,7 | 2 cenouras médias ou 1 xícara de chá | Média |
| Cenoura cozida | 0,6 | 2 cenouras médias ou 1 xícara de chá | Média |
| Espinafre | 3,2 | 4 colheres de sopa | Baixa |
| Beterraba | 0,8 | 1 xícara de chá | Baixa |
| **Frutas** | | | |
| Suco de limão | 0,6 | 4 colheres de sopa | Alta |
| Açaí (polpa) | 11,8 | 1 colher sobremesa | Alta |
| Laranja | 0,7 | 1 pequena | Alta |
| Banana prata | 2 | 1 média | Média |
| Manga | 0,8 | 5 pedaços médios | Média |
| Abacate | 0,7 | Meio pedaço médio | Baixa |
| **Outros** | | | |
| Açúcar mascavo | 3,4 | 5 colheres de sopa | Alta |
| Rapadura | 4,2 | 4 porções pequenas | Alta |

Fonte: Manual de Alimentação da Sociedade Brasileira de Pediatria, 2018.[124]

## Recomendações de ingestão (necessidades)

A ingestão dietética de ferro deve suprir a demanda necessária para manter as funções metabólicas e garantir o crescimento físico e o desenvolvimento adequado. A ingestão dietética recomendada (RDA – *recommended dietary allowances*) e a ingestão adequada (AI – *adequate intakes*) do ferro para crianças e adolescentes, de acordo com o Institute of Medicine of The National Academies (IOM), o National Research Council (NCR) e o comitê da Organização das Nações Unidas para a Agricultura e Alimentação/Organização Mundial da Saúde (FAO/OMS), são apresentadas na Tabela 8[135].

**TABELA 8** Ingestão dietética recomendada (RDA) e ingestão adequada (AI) de ferro para crianças e adolescentes conforme sexo e a faixa etária

| | Requerimentos médios estimados | | | | | | | |
|---|---|---|---|---|---|---|---|---|
| Sexo | Ambos os sexos | | | | ♂ | | ♀ | |
| Faixa etária | 0 a 6 meses | 6 a 12 meses | 1 a 3 anos | 4 a 8 anos | 9 a 13 anos | 14 a 18 anos | 9 a 13 anos | 14 a 18 anos |
| Ferro (mg/dia) | 0,27* | 11† | 7† | 10† | 8† | 11† | 8† | 15† |

*Valor baseado na AI, calculado da ingestão média do leite materno de 0,78 L/dia.
†Valores baseados na RDA. A RDA para adolescentes gestantes é de 27 mg/dia.
RDA é o nível médio diário de consumo alimentar suficiente para satisfazer as necessidades nutricionais de quase todos os indivíduos saudáveis em um grupo (97 a 98%). O cálculo é feito a partir do requerimento médio estimado (EAR). Se não houver evidência científica suficiente para estabelecer um EAR e, assim, calcular um RDA, geralmente se desenvolve um valor de AI.

A prevenção da anemia em âmbito de saúde pública deve ser feita por:

- Incentivo ao aleitamento materno exclusivo até 6 meses e continuado até 2 anos ou mais.
- Suplementação medicamentosa profilática.
- Fortificação de alimentos, como água e farinhas de trigo e milho.
- Reforço da consulta pediátrica durante o pré-natal.
- Clampeamento adequado do cordão umbilical após o parto (entre 1 e 3 minutos após o nascimento).
- Orientação nutricional adequada para alimentação complementar do lactente.
- Controle de infecções bacterianas e parasitárias.[6,25]

A estratégia ideal para prevenir a DF é a suplementação de ferro nos primeiros 2 anos de vida. Esta recomendação está bem estabelecida na literatura, principalmente para países em desenvolvimento[136].

Apesar de controvérsias, principalmente relacionadas à idade de início e aos riscos de efeitos colaterais, a suplementação com ferro deve ser iniciada no segundo trimestre de vida para lactentes com peso de nascimento > 2.500 g e mantida pelo menos até o segundo ano de vida, independentemente do regime de aleitamento[137].

Em geral, os possíveis efeitos adversos causados pela prevenção são bem menos prejudiciais do que o risco de DF, anemia ferropriva e suas consequências clínicas[6]. A Tabela 9 apresenta a recomendação do consenso da Sociedade Brasileira de Pediatria para o Brasil, 2018[32].

**TABELA 9** Recomendações de suplementação de ferro para lactentes, de acordo com a situação das crianças – Consenso da Sociedade Brasileira de Pediatria, 2018[32]

| Situação | Recomendação |
| --- | --- |
| RNT com peso AIG em aleitamento materno exclusivo ou não | 1 mg/kg/dia a partir de 3 meses de idade até o 24º mês de vida |
| RNT com peso AIG em uso de menos de 500 mL de fórmula infantil | 1 mg/kg/dia a partir de 3 meses de idade até o 24º mês de vida |
| RNT com peso < 2500 g | 2 mg/kg/dia a partir de 30 dias por 1 ano. Após esse período, 1 mg/kg/dia por mais 1 ano |
| RNPT com peso entre 2500 g e 1500 g | 2 mg/kg/dia a partir de 30 dias por 1 ano. Após este período, 1 mg/kg/dia por mais 1 ano |
| RNPT com peso entre 1500 e 1000 g | 3 mg/kg/dia, a partir de 30 dias por 1 ano. Após este período, 1 mg/kg/dia por mais 1 ano |
| RNPT com peso < 1000 g | 4 mg/kg/dia, a partir de 30 dias por 1 ano. Após este período, 1 mg/kg/dia por mais 1 ano |
| Crianças entre 2 e 12 anos residentes em áreas de prevalência de anemia > 40% | 30 mg/dia |

AIG: adequado para idade gestacional. *O ferro pode ser oferecido tanto sob a forma de medicamento, como de algum alimento fortificado. Dessa forma, crianças de termo, com peso AIG, em uso de fórmula infantil a partir de 3 meses de idade, se houver ingestão mínima de 500 mL por dia, não necessitam de suplementação medicamentosa.

## PRINCIPAIS PONTOS DO CAPÍTULO

- O ferro é um nutriente essencial para o crescimento e maturação de células neuronais. No período intrauterino e nos primeiros anos de vida, a falta de ferro prejudica a mielinização, a síntese de neurotransmissores monoamínicos e o metabolismo energético hipocampal.

- A deficiência de ferro e a anemia ferropriva são importantes problemas de saúde pública.

- A identificação dos fatores de risco na história é fundamental para o diagnóstico precoce da deficiência de ferro, que antecede a anemia, e, consequentemente, é ponto-chave para prevenir suas consequências clínicas.

- As consequências da deficiência de ferro, principalmente no neurodesenvolvimento, podem ser irreversíveis e têm impacto na saúde a curto, médio e longo prazos.

- A triagem laboratorial deve ser feita aos 12 meses de idade, podendo ser antecipada na suspeita diagnóstica.

- A ferritina é o transportador intracelular de ferro e a sua mais importante forma de reserva. A quantidade de ferritina circulante no sangue está diretamente relacionada aos estoques totais de ferro no organismo.

- Estratégias de prevenção iniciam-se no pré-natal, passam pela amamentação e continuam na introdução adequada da alimentação complementar.

- A suplementação medicamentosa deve ser realizada a partir de 3 meses de idade independentemente do regime de aleitamento.

- O tratamento não visa apenas a normalizar os níveis de Hb, mas também repor os estoques de Fe e remover os fatores de risco.

## Referências bibliográficas

1. Lankford CE. Bacterial assimilation of iron. Crit Rev Microbiol. 1973;2:273-331.
2. Fraser JG. The Golden Bough: the magic art in the evolution of kings. New York: Macmillan, 1935. p.158.
3. Beard JL, Dawson H, Pinero DJ. Iron metabolism: a comprehensive review. Nutr Rev. 1996;54(10):295-317.
4. Hagar W, Theil EC, Vichinsky EP. Diseases of iron metabolism. Pediatr Clin North Am. 2002;49(5):893-909.
5. Lin YW, Wang J. Structure and function of heme proteins in non-native states: a mini-review. J Inorg Biochem. 2013;129:162-71.
6. World Health Organization. Iron Deficiency Anaemia. Assessment, Prevention, and Control. A guide for programme managers. WHO/NHD/01.3. Geneva: World Health Organization, 2001. 114p.
7. Lozoff B, Wolf AW, Jimenez E. Iron-deficiency anemia and infant development: effects of extended oral iron therapy. J Pediatr. 1996;129(3):382-9.
8. Lee GR. The anemia of chronic disease. Semin Hematol. 1983;20(2):61-80.

9. Lanzkowsky P. Iron metabolism in the newborn infant. Clin Endocrinol Metab. 1976;5(1):149-74.

10. Singla PN, Gupta VK, Agarwal KN. Storage iron in human foetal organs. Acta Paediatr Scand. 1985;74(5):701-6.

11. Hentze MW, Muckenthaler MU, Galy B, Camaschella C. Two to tango: regulation of Mammalian iron metabolism. Cell. 2010;142(1):24-38.

12. Dallman PR, Siimes MA, Stekel A. Iron deficiency in infancy and childhood. Am J Clin Nutr. 1980;33(1):86-118.

13. Zhang D-L, Ghosh MC, Rouault TA. The physiological functions of iron regulatory proteins in iron homeostasis – an update. Front Pharmacol. 2014;5:124.

14. Grotto HZW. Fisiologia e metabolismo do ferro. Rev Bras Hematol Hemoter. 2010;32(2):8-17.

15. Reddy MB, Hurrell RF, Cook JD. Meat consumption in a varied diet marginally influences nonheme iron absorption in normal individuals. J Nutr. 2006;136(3):576-81.

16. Monsen ER. Iron nutrition and absorption: dietary factors which impact iron bioavailability. J Am Diet Assoc. 1988;88(7):786-90.

17. Baker RD, Greer FR. Diagnosis and prevention of iron deficiency and iron-deficiency anemia in infants and young children (0-3 years of age). Pediatrics. 2010;126(5):1040-50.

18. Koehler K, Braun H, Achtzehn S, Hildebrand U, Predel HG, Mester J, et al. Iron status in elite young athletes: gender-dependent influences of diet and exercise. Eur J Appl Physiol. 2012;112(2):513-23.

19. Lopez A, Cacoub P, Macdougall IC, Peyrin-Biroulet L. Iron deficiency anaemia. Lancet. 2016;387(10021):907-16.

20. Beard JL. Iron biology in immune function, muscle metabolism and neuronal functioning. J Nutr. 2001;131(2S-2):568S-80S.

21. World Health Organization. Requirements of Vitamin a, Iron, Folate and Vitamin B12. Report of a Joint FAO/WHO. Rome: Expert Consultation (Inglês), 1989. 107p.

22. Beard JL, Connor JR. Iron status and neural functioning. Annu Rev Nutr. 2003;23:41-58.

23. Beard J. Iron deficiency alters brain development and functioning. J Nutr. 2003;133(1):1468S-72S.

24. World Health Organization. The global prevalence of anaemia in 2011. Geneva: World Health Organization, 2015. p.43.

25. World Health Organization. Nutritional anaemias: tools for effective prevention and control. Geneva: World Health Organization, 2017. p.83.

26. Janus J, Moerschel SK. Evaluation of anemia in children. Am Fam Physician. 2010;81(12):1462-71.

27. Camaschella C. Iron-deficiency anemia. N Engl J Med. 2015;372(19):1832-43.

28. Pasricha SR, Flecknoe-Brown SC, Allen KJ, Gibson PR, McMahon LP, Olynyk JK, et al. Diagnosis and management of iron deficiency anaemia: a clinical update. Med J Aust. 2010;193(9):525-32.

29. Beguin Y. Soluble transferrin receptor for the evaluation of erythropoiesis and iron status. Clin Chimica Acta. 2003;329(1-2):9-22.

30. Wang W, Knovich MA, Coffman LG, Torti FM, Torti SV. Serum ferritin: Past, present and future. Biochim Biophys Acta. 2010;1800(8):760-9.

31. Gwetu TP, Chhagan MK, Taylor M, Kauchali S, Craib M. Anaemia control and the interpretation of biochemical tests for iron status in children. BMC Res Notes. 2017;10(1):163.

32. Sociedade Brasileira de Pediatria. Diretrizes. Departamentos de Nutrologia e Hematologia-Hemoterapia. Consenso sobre anemia ferropriva: mais que uma doença, uma urgência médica! 2018. [texto na Internet]. Disponível em: https://www.sbp.com.br/fileadmin/user_upload/21019f-Diretrizes_Consenso_sobre_anemia_ferropriva-ok.pdf

33. Thompson RA, Nelson CA. Developmental science and the media: early brain development. Am Psychol. 2001;56(1):5-15.

34. Pomeroy SL, Ullrich NJ. Development of the nervous system. In: Polin R, Fox W, Abman S (eds.). Fetal and neonatal physiology. 3.ed. Philadelphia: Saunders, 2004. p.1675-98.

35. Seress L. Morphological changes of the human hippocampal formation from midgestation to early childhood. In: Nelson CA, Luciana M (eds.). Handbook of developmental cognitive neuroscience. Cambridge: MIT Press, 2001. p.45-58.

36. Georgieff MK. Nutrition and the developing brain: nutrient priorities and measurement. Am J Clin Nutr. 2007;85(suppl):614S-20S.

37. Kretchmer N, Beard JL, Carlson S. The role of nutrition in the development of normal cognition. Am J Clin Nutr. 1996;63(suppl):997S-1001S.

38. Stead JD, Neal C, Meng F, et al. Transcriptional profiling of the developing rat brain reveals that the most dramatic regional differentiation in gene expression occurs postpartum. J Neurosci. 2006;26(1):345-53.

39. Rao R, Tkac I, Townsend EL, Gruetter R, Georgieff MK. Perinatal iron deficiency alters the neurochemical profile of the developing rat hippocampus. J Nutr. 2003;133(10):3215-21.

40. Bakoyiannis I, Gkioka E, Daskalopoulou A, Korou LM, Perrea D, Pergialiotis V. An explanation of the pathophysiology of adverse neurodevelopmental outcomes in iron deficiency. Rev Neurosci. 2015;26(4):479-88.

41. de Ungria M, Rao R, Wobken JD, Luciana M, Nelson CA, Georgieff MK. Perinatal iron deficiency decreases cytochrome c oxidase (CytOx) activity in selected regions of neonatal rat brain. Pediatr Res. 2000;48(2):169-76.

42. Beard JL, Wiesinger JA, Connor JR. Pre and postweaning iron deficiency alters myelination in Sptrague-Dawley rats. Dev Neurosci. 2003;25(5):308-15.

43. Basu S, Kumar D, Anupurba S, Verma A, Kumar A. Effect of maternal iron deficiency anemia on fetal neural development. J Perinatol. 2018;38(3):233-9.

44. Jorgenson LA, Wobken JD, Georgieff MK. Perinatal iron deficiency alters apical dendritic growth in hippocampal CA-1 pyramidal neurons. Dev Neurosci. 2003 (6);25:412-20.

45. Jorgenson LA, Sun M, O'Connor M, Georgieff MK. Fetal iron deficiency disrupts the maturation of synaptic function and efficacy in area CA1 of the developing rat hippocampus. Hippocampus. 2005;15(8):1094-102.

46. Pallangyo P, Lyimo F, Nicholaus P, Makungu H, Mtolera M, Mawenya I. Semilobar holoprosencephaly in a 12-month-old baby boy born to a primigravida patient with type 1 diabetes mellitus: a case report. J Med Case Rep. 2016;10(1):358.

47. McEcheron MD, Cheng AY, Liu H, Connor JR, Gilmartin MR. Perinatal nutritional iron deficiency permanently impairs hippocampus dependent trace fear conditioning in rats. Nutr Neurosci. 2005;8(3):195-206.

48. Beard JL, Felt BT, Schallert T, Connor JR, Georgieff MK. Moderate iron deficiency in infancy: biology and behavior in young rats. Behav Brain Res. 2006;170(2):224-32.

49. Felt BT, Lozoff B. Brain iron and behavior of rats are not normalized by treatment of iron deficiency anemia during early development. J Nutr. 1996;126(3):693-701.

50. Sundagumaran H, Seethapathy J. Auditory brainstem response in infants with iron deficiency anemia. Int J Pediatr Otorhinolaryngol. 2019;117:78-81.

51. Siddappa AM, Georgieff MK, Wewerka S, Worwa C, Nelson CA, de Regnier RA. Iron deficiency alters auditory recognition memory in newborn infants of diabetic mothers. Pediatr Res. 2004;55(6):1034-41.

52. Armony-Sivan R, Eidelman A, Lanir A, Sredni D, Yehuda S. Iron status and neurobehavioral development of premature infants. J Perinatol. 2004;24(12):757-62.

53. Choudhury V, Amin SB, Agarwal A, Srivastava LM, Soni A, Saluja S. Latent iron deficiency at birth influences auditory neural maturation in late preterm and term infants. Am J Clin Nutr. 2015;102(5):1030-4.

54. Tamura T, Goldenberg RL, Hou J, et al. Cord serum ferritin concentrations and mental and psychomotor development of children at five years of age. J Pediatr. 2002;140(2):165-70.

55. Lozoff B, De Andraca I, Castillo M, Smith JB, Walter T, Pino P. Behavioral and developmental effects of preventing iron-deficiency anemia in healthy full-term infants. Pediatrics. 2003;112(4):846-54.

56. Friel JK, Aziz K, Andrews WL, Harding SV, Courage ML, Adams RJ. A double--masked, randomized control trial of iron supplementation in early infancy in healthy term breast-fed infants. J Pediatr. 2003;143(5):582-6.

57. Roncagliolo M, Garrido M, Walter T, Peirano P, Lozoff B. Evidence of altered central nervous system development in infants with iron deficiency anemia at 6 mo: delayed maturation of auditory brainstem responses. Am J Clin Nutr. 1998;68(3):683-90.

58. Berglund S, Domellöf M. Meeting iron needs for infants and children. Curr Opin Clin Nutr Metab Care. 2014;17(3):267-72.

59. Hergüner S, Keleşoğlu FM, Tanıdır C, Cöpür M. Ferritin and iron levels in children with autistic disorder. Eur J Pediatr. 2012;171(1):143-6.

60. Latif A, Heinz P, Cook R. Iron deficiency in autism and Asperger syndrome. Autism. 2002;6(1):103-14.

61. Felt BT, Peirano P, Algarín C, Chamorro R, Sir T, Kaciroti N, et al. Long-term neuroendocrine effects of iron-deficiency anemia in infancy. Pediatr Res. 2012;71(6):707-12.

62. Lozoff B, Corapci F, Burden MJ, Kaciroti N, Angulo-Barroso R, Sazawal S, et al. Preschool-aged children with iron deficiency anemia show altered affect and behavior. J Nutr. 2007;137(3):683-9.

63. Santos JN Lemos SM, Rates SP, Lamounier JA. Hearing abilities and language development in anemic children of a public daycare center. Pro Fono. 2008;20(4):255-60.

64. Algarín C, Peirano P, Garrido M, Pizarro F, Lozoff B. Iron deficiency anemia in infancy: long-lasting effects on auditory and visual system functioning. Pediatr Res. 2003;53(2):217-23.

65. Schroth RJ, Levi J, Kliewer E, Friel J, Moff att MEK. Association between iron status, iron deficiency anaemia, and severe early childhood caries: a case-control study. BMC Pediatrics. 2013;13:22.

66. Dinc ME, Dalgic A, Ulusoy S, Dizdar D, Develioglu O, Topak M. Does iron deficiency anemia aff ect olfactory function? Acta Otolaryngol. 2016;136(7):754-7.

67. Lozoff B. Do breast-fed babies benefit from iron before 6 months? J Pediatr. 2003;143(5):554-6.

68. Lozoff B. Early Iron Deficiency Has Brain and Behavior Effects Consistent with Dopaminergic Dysfunction. J Nutr. 2011;141(4):740S-6S.

69. Medeiros DM. Copper, iron, and selenium dietary deficiencies negatively impact skeletal integrity: A review. Exp Biol Med (Maywood). 2016;241(12):1316-22.

70. Zimmermann MB, Biebinger R, Rohner F, Dib A, Zeder C, Hurrell RF, et al. Vitamin A supplementation in children with poor vitamin A and iron status increases erythropoietin and hemoglobin concentrations without changing total body iron. Am J Clin Nutr. 2006;84(3):580-6.

71. Mwanri L, Worsley A, Ryan P, Masika J. Supplemental vitamin A improves anemia and growth in anemic school children in Tanzania. J Nutr. 2000;130(11):2691-6.

72. da Cunha MSB, Campos Hankins NA, Arruda SF. Effect of vitamin A supplementation on iron status in humans: A systematic review and meta-analysis. Crit Rev Food Sci Nutr. 2019;59(11):1767-81.

73. Osky FA. The nonhematologic manifestations of iron deficiency. Am J Dis Child. 1979;133(3):315-22.

74. Queiroz SS, Torres MAA. Anemia ferropriva na infância. J Pediatr (Rio J). 2000;76(3):S298-S304.

75. Lozoff B, Jimenez E, Hagen J, Mollen E, Wolf AW. Poorer behavioral and developmental outcome more than 10 years after treatment for iron deficiency in infancy. Pediatrics. 2000;105(4):E51.

76. Rusia U, Madan N, Agarwal N, Sikka M, Sood SK. Effect of maternal iron deficiency anaemia on foetal outcome. Indian J Pathol Microbiol. 1995;38(3):273-9.

77. Oliveira Fde C, Assis KF, Martins MC, Prado MR, Ribeiro AQ, Sant'Ana LF, et al. Timing of clamping and factors associated with iron stores in full-term newborns. Rev Saúde Publica. 2014;48(1):10-8.

78. Kc A, Målqvist M, Rana N, Ranneberg LJ, Andersson O. Effect of timing of umbilical cord clamping on anaemia at 8 and 12 months and later neurodevelopment in late pre-term and term infants; a facility-based, randomized-controlled trial in Nepal. BMC Pediatr. 2016;16:35.

79. World Health Organization. Guideline. Delayed Umbilical Cord Clamping for Improved Maternal and Infant Health and Nutrition Outcomes. Geneva: World Health Organization; 2014. p.1-28.

80. Kassebaum NJ, Jasrasaria R, Naghavi M, Wulf SK, Johns N, Lozano R, et al. A systematic analysis of global anemia burden from 1990 to 2010. Blood. 2014;123(5):615-24.

81. World Health Organization. Nutritional anemias. Report of a WHO Scientific Group. Technical Report Series n. 405. Genebra; 1968.

82. Chockalingam UM, Murphy E, Ophoven JC, Weisdorf SA, Georgieff MK. Cord transferrin and ferritin levels in newborn infants at risk for prenatal uteroplacental insufficiency and chronic hypoxia. J Pediatr. 1987;111(2):283-6.

83. Georgieff MK, Landon MB, Mills MM, et al. Abnormal iron distribution in infants of diabetic mothers: spectrum and maternal antecedents. J Pediatr. 1990;117(3):455-61.

84. Georgieff MK, Petry CE, Wobken JD, Oyer CE. Liver and brain iron deficiency in newborn infants with bilateral renal agenesis (Potter's syndrome). Pediatr Pathol. 1996;16(3):509-19.

85. Petry CD, Eaton MA, Wobken JD, Mills MM, Johnson DE, Georgieff MK. Iron deficiency of liver, heart, and brain in newborn infants of diabetic mothers. J Pediatr. 1992;121(1):109-14.

86. Rao R, Georgieff MK. Perinatal aspects of iron metabolism. Acta Pediatr Suppl. 2002;91(438):124-9.

87. Osório MM. Fatores determinantes de anemia em crianças. J Pediatr (Rio J). 2002;78(4):269-78.

88. Devincenzi MU, Colugnati FA, Sigulem DM. Protective factors for iron deficiency anemia: prospective study in low-income infants. Arch Latinoam Nutr. 2004;54(2):174-9.

89. Osório MM, Lira PI, Ashworth A. Factors associated with Hb concentration in children aged 6-59 months in the State of Pernambuco, Brazil. Br J Nutr. 2004;91(2):307-15.

90. Terao SMI, Puccini RF, Silva EMK, Pedroso GC, Silva NN. Prevalência de anemia em crianças residentes no município do Embu (São Paulo), 1996-7. Rev Pauli Pediatr. 2004;22(1):7-14.

91. Gunnarsson BS, Thorsdottir I, Palsson G. Iron status in 2-year-old Icelandic children and associations with dietary intake and growth. Eur J Clin Nutr. 2004;58(6):901-6.

92. Gur E, Yildiz I, Celkan T, Can G, Akkus S, Arvas A, et al. Prevalence of anemia and the risk factors among schoolchildren in Istanbul. J Trop Pediatr. 2005;51(6):346-50.

93. Matta IEA, Veiga GV, Baião MR, Santos MMAS, Luiz RR. Anemia em crianças menores de cinco anos que frequentam creches do município do Rio de Janeiro, Brasil. Rev Bras Saúde Matern Infant. 2005;5(3):349-57.

94. Neves MBP, Silva EMK, Morais MB. Prevalence and factors associated with iron deficiency in infants treated at a primary care center in Belém, Pará, Brazil. Cad Saúde Pública. 2005;21(6):1911-8.

95. Oliveira MAA, Osório MM. Consumo de leite de vaca e anemia ferropriva na infância. J Pediatr (Rio J). 2005;81(5):361-7.

96. Spinelli MGN, Marchioni DML, Souza JMP, Souza SB, Szarfarc SC. Fatores de risco para anemia em crianças de 6 a 12 meses no Brasil. Rev Panam Salud Publica. 2005;17(2):84-91.

97. Tantracheewathorn S, Lohajaroensub S. Incidence and risk factors of iron deficiency anemia in term infants. J Med Assoc Thai. 2005;88(1):45-51.

98. Brotanek JM, Gosz J, Weitzman M, Flores G. Iron deficiency in early childhood in the United States: risk factors and racial/ethnic disparities. Pediatrics. 2007;120(3):568-75.

99. Hutton EK, Hassan ES. Late vs. early clamping of the umbilical cord in full-term neonates: systematic review and meta-analysis of controlled trials. JAMA. 2007;297(11):1241-52.

100. Vieira AC, Diniz AS, Cabral PC, Oliveira RS, Lóla MM, Silva SM, et al. Nutritional assessment of iron status and anemia in children under 5 years old at public daycare centers. J Pediatr (Rio J). 2007;83(4):370-6.

101. Al-Mekhlafi MH, Surin J, Atiya AS, Ariffin WA, Mahdy AK, Abdullah HC. Anaemia and iron deficiency anaemia among aboriginal schoolchildren in rural Pe-

ninsular Malaysia: an update on a continuing problem. Trans R Soc Trop Med Hyg. 2008;102(10):1046-52.

102. Camillo CC, Amancio OM, Vitalle MS, Braga JA, Juliano Y. Anemia and nutritional status of children in day-care centers in Guaxupé. Rev Assoc Med Bras. 2008;54(2):154-9.

103. Konstantyner T, Taddei JA, Oliveira MN, Palma D, Colugnati FA. Isolated and combined risks for anemia in children attending the nurseries of daycare centers. J Pediatr (Rio J). 2009;85(3):209-16.

104. Konstantyner T, Roma Oliveira TC, de Aguiar Carrazedo Taddei JA. Risk Factors for Anemia among Brazilian Infants from the 2006 National Demographic Health Survey. Anemia. 2012;2012:850681.

105. Siu AL. Screening for iron deficiency anemia in young children: USPSTF recommendation statement. Pediatrics. 2015;136(4):746-52.

106. Roselle HA. Association of laundry starch and clay ingestion with anemia in New York City. Arch Intern Med. 1970;125(1):57-61.

107. Walter T, Olivares M, Pizarro F, Muñoz C. Iron, anemia, and infection. Nutr Rev. 1997;55(4):111-24.

108. Beard JL, Borel MJ, Derr J. Impaired thermoregulation and thyroid function in iron-deficiency anemia. Am J Clin Nutr. 1990;52(5):813-9.

109. Finn K, Callen C, Bhatia J, Reidy K, Bechard L, Carvalho R. Importance of dietary sources of iron in infants and toddlers: lessons from the FITS study. Nutrients. 2017;9(7):733.

110. Munoz M, Gomez-Ramirez S, Besser M, Pavia J, Gomollon F, Liumbruno GM. Current misconceptions in diagnosis and management of iron deficiency. Blood Transfus. 2017;15(5):422-37.

111. Khan L. Anemia in Childhood. Pediatr Ann. 2018;47(2):e42-7.

112. Inder TE, Clemett RS, Austin NC, Graham P, Darlow BA. High iron status in very low birth weight infants is associated with an increased risk of retinopathy of prematurity. J Pediatr. 1997;131(4):541-4.

113. Saugstad OD. Bronchopulmonary dysplasia-oxidative stress and antioxidants. Semin Neonatol. 2003;8(1):39-49.

114. Hirano K, Morinobu T, Kim H, Hiroi M, Ban R, Ogawa S, et al. Blood transfusion increases radical promoting non-transferrin bound iron in preterm infants. Arch Dis Child Fetal Neonatal Ed. 2001;84(3):F188-93.

115. 115. Toblli JE, Cao G, Olivieri L, Angerosa M. Comparative Study of Gastrointestinal Tract and Liver Toxicity of Ferrous Sulfate, Iron Amino Chelate and Iron Polymaltose Complex in Normal Rats. Pharmacology. 2008;82(2):127-37

116. Cançado RD. Tratamento da anemia ferropênica: alternativas ao sulfato ferroso. Rev Bras Hematol Hemoter. 2009;31(3):121-2.

117. Beutler E, Hoffbrand AV, Cook JD. Iron deficiency and overload. Hematology Am Soc Hematol Educ Program. 2003:40-61.

118. Haddy TB, Castro OL, Rana SR. Hereditary hemochromatosis in children, adolescents, and young adults. Am J Pediatr Hematol Oncol. 1988;10(1):23-34.

119. Harmatz P, Butensky E, Quirolo K, Williams R, Ferrell L, Moyer T, et al. Severity of iron overload in patients with sickle cell disease receiving chronic red blood cell transfusion therapy. Blood. 2000;96(1):76-9.

120. Jacobs P, Wood L, Bird AR. Erythrocytes: Better Tolerance of Iron Polymaltose Complex Compared with Ferrous Sulphate in the Treatment of Anaemia. Hematol Amst Neth. 2000;5(1):77-83.

121. Duque X, Martinez H, Vilchis-Gil J, Mendoza E, Flores-Hernández S, Morán S, et al. Effect of supplementation with ferrous sulfate or iron bis-glycinate chelate on ferritin concentration in Mexican schoolchildren: a randomized controlled trial. Nutr J. 2014;13:71.

122. Bortolini GA, Vitolo MR. Relationship between iron deficiency and anemia in children younger than 4 years. J Pediatr (Rio J). 2010;86(6):488-92.

123. Hambidge KM. Micronutrient bioavailability: Dietary Reference Intakes and a future perspective. Am J Clin Nutr. 2010;91(5):1430S-2S.

124. Sociedade Brasileira de Pediatria. Departamento de Nutrologia. Manual de Alimentação: orientações para alimentação do lactente ao adolescente, na escola, na gestante, na prevenção de doenças e segurança alimentar. Sociedade Brasileira de Pediatria. Departamento Científico de Nutrologia. 4.ed. São Paulo: SBP; 2018. 172p.

125. Dorea JG. Iron and copper in human milk. Nutrition. 2000;16(3):209-20.

126. Mastroeni SS, Okada IA, Rondo PH, Duran MC, Paiva AA, Neto JM. Concentrations of Fe, K, Na, Ca, P, Zn and Mg in maternal colostrum and mature milk. J Trop Pediatr. 2006;52(4):272-5.

127. Kelleher SL, Lonnerdal B. Molecular regulation of milk trace mineral homeostasis. Mol Aspects Med. 2005;26(4-5):328-39.

128. Nakamori M, Ninh NX, Isomura H, Yoshiike N, Hien VT, Nhug BT, et al. Nutritional status of lactating mothers and their breastmilk concentration of iron, zinc and copper in rural Vietnam. J Nutr Sci Vitaminol. 2009;55(4):338-45.

129. Domellöf M, Lönnerdal B, Dewey KG, Cohen RJ, Hernell O. Iron, zinc, and copper concentrations in breastmilk are independent of maternal mineral status. Am J Clin Nutr. 2004;79(1):111-5.

130. Butte NF, Garza C, Smith E, Wills C, Nichols BL. Macro-and trace mineral intakes of exclusively breast-fed infants. Am J Clin Nutr. 1987;45(1):42-8.

131. Dror DK, Allen LH. Overview of Nutrients in Human Milk. Adv Nutr. 2018;9(suppl1):278S-94S.

132. Pérez-Escamilla R, Buccini GS, Segura-Pérez S, Piwoz E. Perspective: Should Exclusive Breastfeeding Still Be Recommended for 6 Months? Adv Nutr. 2019;10(6):931-43.

133. Domellöf M, Braegger C, Campoy C, Colomb V, Decsi T, Fewtrell M, , et al. Iron requirements of infants and toddlers. J Pediatr Gastroenterol Nutr. 2014;58(1):119-29.

134. Greer FR. How Much Iron is Needed for Breastfeeding Infants? Curr Pediatr Rev. 2015;11(4):298-304.

135. Institute of Medicine (US). Food and Nutrition Board, National Academies. Recommended Dietary Allowances and Adequate Intakes, Elements. Disponível em: https://ods.od.nih.gov/Health_Information/Dietary_Reference_Intakes.aspx. Acessado em 09 de março de 2020.

136. Leung AK, Chan KW. Iron deficiency anemia. Adv Pediatr. 2001;48:385-408.

137. Georgieff MK, Krebs NF, Cusick SE. The Benefits and Risks of Iron Supplementation in Pregnancy and Childhood. Annu Rev Nutr. 2019;39:121-46.

# 8

# Zinco

CLÁUDIA BEZERRA DE ALMEIDA

## Introdução

O zinco é um micronutriente essencial na dieta, sendo, depois do ferro, o segundo oligoelemento mais abundante no organismo humano. Aproximadamente 95% do zinco corporal se encontra dentro das células[1]. Este mineral participa de inúmeros processos metabólicos, em múltiplos órgãos e sistemas, e é essencial para o crescimento e desenvolvimento[2,3]. As funções do zinco podem ser divididas em catalítica, estrutural e regulatória[1,3,4].

O zinco atua como cofator de mais de 300 enzimas, incluindo a álcool desidrogenase, a fosfatase alcalina e as RNA polimerases. Ele mantém a integridade estrutural de aproximadamente 2.500 fatores de transcrição e faz parte da estrutura dos receptores de ácido retinoico e de vitamina D, assim como de enzimas como a superóxido dismutase. Adicionalmente, o zinco participa da regulação da expressão gênica e pode influenciar a atividade da proteína quinase C e a apoptose[1,3,4].

## Absorção, transporte, metabolismo e excreção

Após ser absorvido no duodeno distal e no jejuno proximal, o zinco é transportado do lúmen intestinal, através da membrana basolateral, até a circulação portal por mecanismo ativo (saturável) e passivo[5]. A absorção passiva é mais proeminente quando o zinco está em altas concentrações no lúmen intestinal, determinando a saturação da via ativa. A absorção ativa, mediada por transportadores, ocorre com maior velocidade quando as concentrações de zinco estão baixas[6].

Existem dois grupos de transportadores: *zinc transporter* (ZnT), responsável pelo transporte extracelular ou para dentro de organela citoplasmática, que contém 10 diferentes tipos de transportadores, e o *zinc irt-like proteins* (ZIP), que transporta o zinco do extracelular ou de vesículas intracelulares para dentro do citoplasma e é constituído por 14 membros[7,8].

A porcentagem de zinco absorvida no trato gastrointestinal depende da quantidade de zinco ingerida, da presença de fatores inibidores ou facilitadores e do estado fisiológico do indivíduo (gravidez, lactação e morbidades)[9].

O aumento da ingestão de zinco resulta no aumento da sua absorção total, embora a porcentagem de absorção diminua com o equilíbrio dos estoques no organismo. O trato gastrointestinal mantém a homeostase do zinco corporal ajustando a perda de zinco endógeno em relação ao total absorvido. Em ingestão abaixo de 9 mg/dia, a absorção de zinco ocorre primariamente pelo processo saturável envolvendo transportadores como ZIP4 e ZnT1. A absorção de zinco medicamentoso ingerido com água e longe das refeições é mais eficiente quando comparada à do zinco nos alimentos. No entanto, essa eficiência diminui em 24 horas, provavelmente por causa da redução da expressão dos transportadores de zinco. Apesar do conhecimento existente, mais estudos são necessários para entender o efeito do estado fisiológico na absorção de zinco[10,11].

A absorção do zinco também é influenciada por sua biodisponibilidade. O principal componente da dieta que interfere negativamente na absorção do zinco é o ácido fítico[12]. Responsável por estocar fósforo nas plantas, o ácido fítico é predominante em cereais e leguminosas, e, quando ingerido junto com o zinco, se liga ao seu grupo fosfato, formando um complexo insolúvel, que termina por ser eliminado nas fezes[12,13]. As fibras parecem prejudicar a absorção de zinco apenas na presença de fitatos (forma de associação mais comum)[13].

O cálcio pode interferir na absorção do zinco, quando este último é ingerido em quantidades mais baixas ou, ainda, quando o cálcio é ingerido na forma de suplemento de fosfato de cálcio[3].

Em doses extremamente altas, o ferro, por sua vez, pode reduzir a absorção de zinco[13]. Na deficiência de ferro, observa-se que o zinco aumenta nos eritrócitos graças à formação da zinco-protoporfirina durante a síntese do heme, em detrimento da incorporação do ferro, o que leva à alteração da homeostase do ferro[14,15].

Além de ser a principal fonte de zinco dietético, a proteína promove a absorção deste elemento. As proteínas animais e vegetais também diminuem os efeitos inibitórios da absorção do zinco promovidos por outras substâncias. São exceções a proteína de soja, por causa da presença de fitatos, e a caseína, provavelmente pela presença dos resíduos de treonina e serina que se ligam ao zinco, prejudicando sua absorção[13].

Essencial para a síntese da proteína ligadora de retinol, que mobiliza e transporta a vitamina A do fígado para a circulação, o zinco também atua junto à transformação de betacaroteno em vitamina A, o que explica a associação entre deficiências desta vitamina e de zinco[3,16,17]. Além disso, o betacaroteno eleva a biodisponibilidade do zinco, possivelmente por formação de um complexo que mantém o zinco solúvel e previne efeitos inibitórios pela associação com outras substâncias[18].

No plasma, o zinco liga-se à albumina (70%), à α-macroglobulina (18%) e a outras proteínas, como transferrina e ceruloplasmina. Uma pequena porção (0,01%) liga-se aos aminoácidos, principalmente a histidina e a cistina[5,19]. Mais de 85% do zinco corporal se encontram nos músculos esqueléticos e ossos[3]. O zinco também está presente no fígado, pulmões, pele, rins, cérebro, trato gastrointestinal, próstata e pâncreas[5,20,21].

O zinco não absorvido da dieta e o zinco endógeno, oriundo de secreções pancreáticas, biliar, intestinal e da descamação das células intestinais, são excretados pelas fezes (principal forma de excreção do zinco). A perda urinária de zinco corresponde a 15 a 25% do total. O zinco ainda é eliminado por descamação da pele, do suor, entre outros, o que abrange 17 a 19% da perda total de zinco[5].

## Diagnóstico laboratorial; limites de normalidade

O zinco pode ser dosado no sangue, na urina, no cabelo, nas fezes, no suor e na saliva. No entanto, até o momento não existe biomarcador considerado padrão ouro para a determinação do estado nutricional relativo ao zinco. O zinco plasmático ou sérico é o marcador disponível mais recomendado para avaliar o risco de deficiência em populações vulneráveis[4,22-25]. Representa em torno de 0,1% do zinco corporal e sofre variações de acordo com idade, sexo, momento de coleta, alimento consumido, medicamentos e presença de inflamação sistêmica[3,17,25,26].

Ao nascimento, as concentrações séricas de zinco são mais altas e diminuem gradualmente até os 4 meses, quando atingem a estabilidade. Em lactentes a termo, o zinco sérico varia de 1 a 17 µmol/L, de modo semelhante a adultos saudáveis, enquanto em prematuros, o valor de referência é maior, havendo redução progressiva nas 6 a 12 semanas após o parto, em decorrência do rápido crescimento físico[22].

De acordo com o período do dia, estado de jejum ou estresse, ingestão alimentar, alimentos consumidos ou uso de medicamentos, os níveis plasmáticos de zinco se alteram, conforme mostrado na Tabela 1.

TABELA 1 Variações do zinco plasmático[27]

| Elevação | Redução |
|---|---|
| Jejum | Ingestão alimentar (2 a 3 horas após) |
| Inflamação sistêmica | Neonatos e lactentes |
| Ingestão de alimentos marinhos | Gestantes (gradualmente) |
| Diuréticos tiazídicos e de alça | Glicocorticoides |
| Dissulfiram | Clofibrato |
|  | Pílulas anticoncepcionais orais |

Na deficiência de zinco, o zinco plasmático ou sérico pode estar no limite inferior da normalidade (os valores de referência são mostrados na Tabela 2), por isso deve ser utilizado em conjunto com outros métodos diagnósticos. Recomenda-se associar o consumo alimentar de zinco (estimado a partir da ingestão de zinco e fitatos), o índice antropométrico de estatura para idade (como marcador funcional de inadequação do zinco quando z escore < -2) e a concentração plasmática ou sérica de zinco[4,22,24].

TABELA 2 Valores de referência para zinco sérico*[28]

| Estágios de vida | Zinco sérico (µg/dL) |
|---|---|
| < 10 anos | 65 |
| ≥ 10 anos (feminino) | 70 |
| ≥ 10 anos (masculino) | 74 |
| 20 a 44 anos (mulheres em uso de anticoncepcional) | 65 |
| Gestação (1º trimestre) | 56 |
| Gestação (2º e 3º trimestre) | 50 |

*Coleta de sangue em jejum, pela manhã, exceto em crianças < 10 anos.

O zinco plasmático diminui durante a fase aguda da resposta inflamatória sistêmica, de modo inverso ao da proteína C reativa, não sendo por isso um marcador confiável nesses casos[29,30]. Dessa forma, o zinco eritrocitário parece ser mais fidedigno durante a inflamação sistêmica[29]. No entanto, não é indicado para avaliar depleção ou suplementação em crianças saudáveis, possivelmente por causa da vida relativamente longa dos eritrócitos, de 120 dias, sendo necessários mais estudos para esclarecer essa questão[31].

Em situação de baixa ingestão de zinco, assim como na sua deficiência, há redução da sua excreção renal, o que reduz sua concentração na urina. Por outro lado, a excreção aumenta em condições metabólicas ou fisiológicas como inanição, exercício físico extenuante, diabetes e trauma. Outras desvantagens desse biomarcador são a necessidade de coletar urina de 24 horas, suscetibilidade à contaminação exógena (metais) ou endógena (fluido seminal) e sensibilidade apenas a mudanças drásticas do estado nutricional do zinco[4,17,25].

A avaliação da concentração de zinco no cabelo ainda não é amplamente aceita, porém é possível mensurar a quantidade de zinco presente no folículo no momento do crescimento capilar, e não da coleta, que ocorre de 4 a 8 semanas após. A concentração de zinco no cabelo não se altera na exposição a poluentes, água ou tratamento cosmético desde que adotadas técnicas de lavagem adequada para sua avaliação. No entanto, interferem nessa avaliação fatores biológicos como idade, estação do ano, velocidade de crescimento dos fios e grau de desnutrição[4,19,32].

## Fisiopatologia da deficiência

A deficiência de zinco pode ocorrer em decorrência de ingestão inadequada, má absorção intestinal, perdas excessivas, aumento da demanda e outros defeitos genéticos (Tabela 3).

Apesar do mecanismo de homeostase corporal do zinco que mantém suas concentrações plasmáticas com baixa amplitude de variação, a ingestão inadequada a longo prazo pode levar à deficiência por sua depleção principalmente nos tecidos corporais[11].

Crianças em nutrição parenteral devem ser suplementadas quanto aos micronutrientes, inclusive o zinco, para que não evoluam com deficiências nutricionais[33].

Em crianças amamentadas, a alimentação das mães lactantes deve ser avaliada e orientada durante a consulta pediátrica para se garantir a oferta adequada de zinco. No entanto, outro fator, como a mutação do gene SLC30A2, responsável pela codificação do transportador ZnT2, pode levar a baixos níveis de zinco no leite materno[34]. O ZnT2 secreta o zinco no leite humano, porém, quando deficiente, o zinco permanece sequestrado nos lisossomos do tecido mamário, casos em que os lactentes em aleitamento materno exclusivo necessitam de suplementação medicamentosa[35].

Após os 6 meses, quando se inicia a alimentação complementar, o leite materno não oferece a quantidade necessária de zinco para crescimento e desenvolvimento adequados. Por isso, a alimentação deve suprir essa demanda com a ingestão de fontes alimentares de zinco[36]. A avalição do registro alimentar permite detectar dietas deficientes. Crianças com dietas restritivas, como a vegetariana, podem estar em risco para a deficiência de zinco, devendo ser acompanhadas com cautela. Se necessário, essas crianças devem ser suplementadas conforme a adequação do cardápio[11,33,37].

A acrodermatite enteropática (AE) é a principal causa de má absorção intestinal de zinco. Essa rara doença autossômica recessiva acomete aproximadamente 1 em 500 mil crianças. Na AE, ocorre a mutação do gene SLC39A4, responsável pela codificação do transportador ZIP4, que transporta o zinco para dentro dos enterócitos[38]. A doença também pode ser adquirida em consequência de desnutrição grave e perdas por diarreia. Crianças com AE em aleitamento materno apresentam sintomas de deficiência de zinco apenas após o desmame, graças às propriedades do leite materno, que aumentam a biodisponibilidade do zinco ingerido[38,39]. Já em crianças não amamentadas, as manifestações se iniciam após 4 a 10 semanas de vida com a depleção dos estoques de zinco[39].

São mecanismos homeostáticos importantes para a manutenção do zinco corpóreo:

- Absorção aumentada.
- Excreção diminuída no trato gastrointestinal.
- Diminuição da excreção renal.
- Redistribuição e retenção celular e tecidual em músculo esquelético, ossos, cabelo, fígado, cérebro e pele.

Consequentemente, nas doenças em que ocorrem perdas excessivas de secreções digestivas, aumento de diurese, extensas perdas sanguíneas ou tegumentares, não existem mecanismos compensatórios suficientes para suprir a perda de zinco, o que leva à sua deficiência[11,27]. Outrossim, algumas substâncias atuam como quelantes e diminuem a biodisponibilidade do zinco, como os fitatos, o EDTA e alguns medicamentos como penicilamina, valproato e diuréticos[27,39,40].

O aumento da demanda do zinco é outro fator causal para a deficiência. Durante a gestação, principalmente no terceiro trimestre, a necessidade de zinco é duplicada, e, em paralelo, sua absorção intestinal aumenta para suprir a crescente demanda fetal[40-42]. Ainda durante a lactação, a nutriz perde de 2 a 3 mg/dia de zinco nas primeiras semanas pós-parto e 1 mg/dia nos 2 meses seguintes, mantendo a demanda aumentada em contrapartida à absorção intestinal mais eficiente[33,40,41].

O lactente prematuro também tem suas necessidades de zinco aumentadas em razão de: crescimento acelerado; absorção intestinal diminuída e aumento de perda urinária e fecal, em relação ao lactente a termo, o que contribui para o balanço negativo de zinco; reservas inadequadas de zinco, já que a transferência de zinco materno ocorre principalmente no terceiro trimestre[22,38,39]. No entanto, o aleitamento materno é capaz de recuperar o estado de depleção dos prematuros[22].

Alguns defeitos genéticos estão associados à deficiência de zinco, como a síndrome de Down[43], síndrome de DiGeorge[27] e anemia falciforme[44,45]. Considerando o papel antioxidante do zinco na anemia falciforme, sua deficiência estaria relacionada ao estresse oxidativo, que pioraria o prognóstico da doença[44,45]. Assim como a AE, outras doenças também cursam com mutação gênica de transportadores de zinco, como a síndrome de Ehlers-Danlos e a síndrome de Birk-Landau-Perez[40]. Os baixos níveis séricos de zinco associados às síndrome de Down e síndrome de DiGeorge ainda carecem de estudos para se entender sua etiologia[27,43]. A Tabela 3 mostra os diferentes fatores associados à deficiência de zinco.

**TABELA 3** Fatores associados à deficiência de zinco[33,40]

| I. Ingestão inadequada |
|---|
| • Zinco abaixo do recomendado em nutrição parenteral |
| • Baixos níveis séricos em lactantes |
| • Baixos níveis em leite materno |
| • Gestantes adolescentes |
| • Dieta inadequada ou hipocalórica |
| • Anorexia ou bulimia nervosa |

*(continua)*

**TABELA 3** Fatores associados à deficiência de zinco[33,40] *(continuação)*

II. Má absorção
- Acrodermatite enteropática
- Alta ingestão de cobre ou ferro
- Doença celíaca
- Doença de Crohn
- Fibrose cística
- Disfunção hepática
- Disfunção pancreática
- Síndrome do intestino curto
- Doença do intestino irritável
- Ancilostomíase
- Alta ingestão de fitatos
- Ácido etilenodiamino tetra-acético (EDTA)
- Drogas como penicilamina, diuréticos e valproato

III. Perdas excessivas
- Queimaduras
- Cirurgias
- Hiperidrose
- Alcoolismo
- Doenças neoplásicas (anorexia e inanição)
- Diabetes
- Doenças do colágeno (artrite reumatoide e lúpus)
- Parasitose intestinal
- Doenças renais
- Cirrose hepática
- Menorragia
- Hemodiálise
- Exposição ocupacional à sílica
- Contraceptivos orais
- Metrorragia
- Menstruação excessiva (prolongada ou com intervalos muito curtos)
- Excesso de atividade sexual (no homem)
- Perda de fluidos de fístula intestinal e diarreia intratável

IV. Aumento da demanda
- Gestação
- Lactação
- Prematuros
- Crescimento acelerado
- Inflamação sistêmica
- Obesidade
- Anabolismo tecidual

*(continua)*

**TABELA 3** Fatores associados à deficiência de zinco[33,40] *(continuação)*

V. Defeitos genéticos
- Acrodermatite enteropática
- Síndrome de Ehlers-Danlos
- Síndrome de Birk-Landau-Perez
- Síndrome de Down
- Defeito congênito do timo (síndrome de DiGeorge)
- Anemia falciforme

## Fatores de risco para deficiência em diferentes contextos clínicos e epidemiológicos

A deficiência de zinco é reconhecida como um problema de saúde pública no mundo[22,40,46]. A Organização Mundial da Saúde (OMS) estima que 800 mil mortes por ano são decorrentes da deficiência de zinco, das quais 50% afetam crianças abaixo de 5 anos[22,23]. Nessas crianças, a deficiência de zinco eleva a incidência de diarreia em 1,28, de pneumonia em 1,52 e de malária em 1,56[23]. A deficiência de zinco causa 176 mil mortes por diarreia, 406 mil por pneumonia e 207 mil por malária[23]. Estima-se que 31% da população mundial, variando de 4 a 73%, dependendo da região, apresenta deficiência de zinco e 17% está sob risco de desenvolver essa deficiência[23,47]. No Brasil, a prevalência da deficiência de zinco entre as crianças é semelhante, podendo atingir até 78%, segundo estudos locais realizados nas regiões Norte, Nordeste e Sudeste[48].

Algumas faixas etárias estão sob maior risco de deficiência de zinco. A introdução da alimentação complementar constitui período crítico para que as crianças desenvolvam deficiências nutricionais se iniciada em idade inadequada (precoce ou tardiamente), com pouca variedade de alimentos, predomínio de carboidratos, restrição de proteína animal e baixo teor de zinco[24,40]. Quando essa introdução ocorre precocemente, antes de 6 meses de idade, o leite materno ainda é o melhor alimento, com alta biodisponibilidade de zinco. No entanto, quando a introdução ocorre tardiamente, após os 6 meses, o leite materno não é capaz de suprir as necessidades de zinco da criança e os alimentos introduzidos devem atingir às recomendações nutricionais adequados para a idade[40,49,50].

Em países em desenvolvimento, onde ocorre alto consumo de cereais, tubérculos e raízes amiláceas, há elevado risco para deficiência de zinco, pois o zinco desses alimentos apresenta baixa biodisponibilidade[24].

Outros períodos de alta demanda de zinco, como adolescência (fase de estirão puberal), gestação e lactação, também são situações de risco para a deficiência de zinco. Durante a gravidez, o tabagismo e a bebida alcóolica contribuem para agravar esse risco pela redução do fluxo sanguíneo placentário e consequente diminuição do aporte de zinco para o feto[5,40].

Os lactentes com baixo peso ao nascer, prematuros ou pequenos para a idade gestacional têm alta demanda e menor reserva de zinco pelo baixo conteúdo hepático de metalotioneína, o que aumenta o risco de sua deficiência nesses grupos. Em crianças a termo e com peso adequado para idade gestacional, a reserva de zinco é acumulada no último trimestre de gestação e consumida até, aproximadamente, o quarto mês de vida, quando, então, atinge níveis mais estáveis[22].

As crianças desnutridas demandam maior atenção em relação ao estado nutricional de zinco, pois têm alta necessidade em razão de depleção, má absorção intestinal e perdas por diarreia[5].

Principalmente em países em desenvolvimento, deve-se ater às doenças infecciosas, quando ocorre o sequestro hepático de zinco e consequente redução da sua disponibilidade para outros tecidos. Durante a infecção há aumento da síntese hepática de metalotioneína, aumento do aporte de zinco para o fígado e redução do zinco plasmático, devido à secreção de citocinas, como interleucina-1 e fator de necrose tumoral-alfa pelos monócitos e macrófagos ativados[5,51].

## Manifestações clínicas da deficiência

Desde o início, a deficiência de zinco leva a respostas compensatórias do organismo, uma vez que não existe reserva substancial a ser utilizada[24]. Os sistemas e tecidos com alta taxa de renovação celular, como o sistema imune, o trato gastrointestinal e a pele, se tornam mais vulneráveis[52]. Portanto, quando ocorre baixa ingestão desse mineral, a integridade do trato gastrointestinal é afetada, assim como o crescimento e a função imune são prejudicados[24,53,54].

Na deficiência de zinco, o metabolismo dos seguintes hormônios envolvidos no crescimento é afetado: hormônios tireoidianos e androgênicos, insulina e, especialmente, hormônio do crescimento e somatomedina C (IGF-1)[40]. Em paralelo, ocorre um padrão de anorexia associado ao catabolismo tecidual, em que o músculo libera zinco[24]. Dessa forma, as manifestações clínicas variam amplamente, podendo ser enumeradas conforme o sistema afetado ou de acordo com a gravidade da deficiência (Tabela 4).

Na deficiência leve a moderada, ocorrem alterações neurossensitivas; oligospermia, diminuição da concentração sérica de testosterona e atraso da maturação sexual; hiperamonemia e redução de massa magra; diminuição da atividade de timulina sérica, de interleucina 2 e de células *natural killer*, assim como alterações em subpopulações de células T, levando a maior suscetibilidade a infecções[33,55,56].

Na deficiência moderada a grave, ocorre a redução do crescimento em crianças, hipogonadismo, alterações cutâneas, alopecia, incluindo perda da sobrancelha, redução do apetite, alterações do paladar (disgeusia ou hipogeusia) e do olfato, letargia mental, irritabilidade, humor depressivo, adaptação anormal ao escuro e cicatrização prejudicada de ferimentos[22,33,52].

Alguns sinais e sintomas são característicos da deficiência grave de zinco, como dermatite perioral e de extremidades, alopecia e diarreia. As lesões de pele são eczematosas e evoluem para lesões psoriasiformes ou vesiculopustulosas erosivas, que se iniciam na região perianal, perivulvar, ao redor da boca e se estendem até as bochechas. Com o decorrer do tempo, as lesões se disseminam para tronco, face e extremidades, e formam placas hiperqueratóticas, podendo ocorrer infecções secundárias e distrofia ungueal. A remissão dos sintomas ocorre rapidamente com o tratamento adequado[57].

**TABELA 4** Manifestações clínicas de deficiência de zinco[33]

| |
|---|
| I. Sistema digestivo<br>• Diarreia<br>• Anorexia<br>• Hipogeusia<br>• Dor abdominal<br>• Glossite |
| II. Sistema tegumentar<br>• Lenta cicatrização de feridas e tecido cicatricial com baixa resistência à tensão<br>• Dermatite em couro cabeludo<br>• Alopécia<br>• Xerodermia<br>• Redução do crescimento ungueal<br>• Estomatite<br>• Paroníquia<br>• Blefarite<br>• Queilite |

*(continua)*

**TABELA 4** Manifestações clínicas de deficiência de zinco[33] *(continuação)*

| |
|---|
| III. Sistema nervoso central<br>• Alterações neurossensoriais<br>• Comprometimento psicológico<br>• Tremor intencional<br>• Dificuldade de concentração<br>• Nistagmo<br>• Depressão<br>• Cegueira noturna<br>• Anosmia<br>• Demência<br>• Disartria |
| IV. Sistema imune<br>• Aumento da sensibilidade alérgica<br>• Aumento da atividade inflamatória<br>• Infecções recorrentes como resultado de disfunção de célula imune mediada<br>• Possível aumento do risco de pneumonia |
| V. Sistema endócrino<br>• Retardo do crescimento<br>• Hipogonadismo |
| VI. Sistema musculoesquelético<br>• Diminuição da massa magra<br>• Fraturas ósseas |
| VII. Gestação<br>• Restrição de crescimento intrauterino<br>• Baixo peso ao nascer<br>• Trabalho de parto prematuro<br>• Cognição e função motora fetal reduzidos<br>• Aborto espontâneo |

## Toxicidade

Não há evidência de efeitos tóxicos causados pelo elevado consumo de alimentos fontes de zinco[3]. A toxicidade do zinco está associada à exposição a altas doses pela suplementação ou pelo contato com o ambiente.

O máximo de ingestão tolerada (UL) de zinco em crianças menores de 4 anos pode ser muito próximo da ingestão recomendada para outras faixas etárias (Tabela 5), por isso deve-se ter cuidado na suplementação medicamentosa.

Altas doses de suplementos de zinco (> 4 g) ocasionam dor abdominal, náuseas, vômitos, diarreia, febre, dor de cabeça, letargia e fadiga[3,5,58,59]. Doses mais baixas podem causar efeitos adversos como vômitos (225 a 450 mg)[59] e desconforto abdominal (50 a 150 mg)[60]. A administração de 300 mg/dia de zinco, por 6 semanas, a adultos saudáveis, associou-se ao prejuízo da função imune, assim como alterações dos níveis de lipoproteínas séricas (redução de HDL e aumento de LDL)[61].

O zinco também pode interferir com a absorção de outros nutrientes como o cobre e o ferro[58]. Doses de 50 mg de zinco, em mulheres adultas, resultaram em diminuição sérica de ferritina, cobre e superóxido dismutase eritrocitária[62]. Gestantes e nutrizes suplementadas com ferro podem necessitar também de suplementação de zinco.

A exposição a altas doses de zinco, como contaminante (> 300 ppm), mesmo que a curto prazo, está associada a efeitos tóxicos, levando a gastroenterite aguda. A contaminação dos alimentos com zinco ocorre por causa da estocagem inapropriada em recipientes galvanizados[59].

## Tratamento da deficiência

O tratamento da deficiência de zinco depende da etiologia. A AE requer a suplementação de zinco de 3 mg/kg/dia, por toda a vida. Já na deficiência adquirida, a dose do zinco elementar na criança varia de 0,5 a 1 mg/kg/dia e, no adulto, de 15 a 30 mg/dia. Em caso de perdas ou absorção gastrointestinal reduzida, pode ser necessário aumentar a dose da suplementação[39]. A terapia de reposição deve durar de 3 a 4 meses, podendo se estender a 6 meses[27]. O zinco plasmático responde em 5 a 10 dias do início da suplementação[4].

A suplementação de zinco também está indicada na diarreia aguda, independentemente da causa, a fim de reduzir a morbimortalidade, principalmente em países em desenvolvimento[2,63]. Segundo a OMS, o zinco deve ser administrado em crianças menores de 5 anos por 10 a 14 dias[64-66]. A dose é de 10 mg nos primeiros 6 meses, e 20 mg após os 6 meses[66]. O Grupo Ibero-latino-americano sobre o manejo da diarreia aguda defende que ainda não existem evidências suficientes para recomendar a suplementação em menores de 6 meses[67]. Já a *European Society of Paediatric Gastroenterology, Hepatology and Nutrition* (ESPGHAN) não recomenda a suplementação de zinco em crianças europeias por causa do baixo risco de deficiência de zinco[68].

Na doença de Wilson, doença hereditária do metabolismo do cobre, em que ocorre o acúmulo de cobre, a suplementação de zinco está indicada para reduzir a absorção intestinal do cobre[69].

## Fontes na dieta, recomendações de ingestão (RDA, EAR, AI, UL)

O zinco está presente em vários alimentos, sendo mais abundante nos frutos do mar, carne vermelha, grãos integrais e cereais matinais fortificados[17,70]. Nos grãos, o zinco é encontrado principalmente no gérmen e no farelo (casca), por isso os grãos integrais (que não sofrem o processo de moagem) tendem a ser mais ricos nesse mineral[17].

A fim de melhorar a biodisponibilidade do zinco nos alimentos, também é possível fazer uso de algumas estratégias para reduzir o teor de fitatos, como fermentação, germinação e remolho[71].

Especialistas ao redor do mundo se reuniram para desenvolver recomendações dietéticas de zinco ao longo dos anos. Em 2001, as recomendações estabelecidas pelos Estados Unidos em conjunto com o Canadá se encontram na publicação *Dietary Reference Intakes* (DRI) do Institute of Medicine (IOM) (Tabela 5)[3,4].

Em 2007, o International Zinc Nutrition Consultative Group (IZiNCG) revisou as recomendações da OMS e do IOM, conforme evidências científicas mais atuais e elaborou referências ajustadas ao consumo de fitatos. As dietas foram classificadas em: (1) baseadas em cereais refinados, em que a razão molar fitato/zinco é menor ou igual a 18; e (2) baseadas em cereais integrais, com mais de 50% de cereais integrais ou legumes e baixa ingestão de proteína animal, conferindo razão molar fitato/zinco maior que 18 (Tabela 6)[5].

Mais recentemente, em 2014, a *European Food Safety Authority* (EFSA) apresentou referências, para a Europa, em que consideraram o efeito do fitato na absorção do zinco apenas para adultos. As recomendações para as crianças são apresentadas na Tabela 7, porém sem ajuste do fitato na dieta[4,32]. A UL (*upper limit*) de zinco para crianças menores de 4 anos pode ser muito próxima da ingestão recomendada para faixas etárias superiores. Deve-se, portanto, estar atento ao suplementar zinco na forma medicamentosa em crianças com idade inferior a 4 anos.

A quantidade de zinco nas fórmulas infantis é determinada pela Anvisa, desde 2011[72,73], que adota as mesmas recomendações da ESPGHAN de 0,5 a 1,5 mg por 100 kcal de fórmula[74]. A EFSA recomenda os mesmos valores para fórmulas infantis à base de leite de vaca e de hidrolisado proteico, enquanto naquelas feitas à base de proteína de soja, recomenda valores maiores de 0,75 a 2,4 mg por 100 kcal, devido à presença de fitato[75].

Cabe ressaltar que a adequação da oferta às necessidades da criança depende do volume de fórmula láctea que é oferecido. Portanto, deve-se observar a composição de todas as formulações para nutrição enteral, especialmente em lactentes de baixo peso, para se certificar se o volume de fórmula ofertado satisfaz a recomendação de zinco para a faixa etária.

**TABELA 5** Ingestão dietética de referência para o zinco[3]

| Estágio de vida | Valores de DRI (mg/dia) | | | | | |
|---|---|---|---|---|---|---|
| | EAR Homens | EAR Mulheres | RDA Homens | RDA Mulheres | AI | UL |
| 0 a 6 meses | | | | | 2 | 4 |
| 7 a 12 meses | 2,5 | 2,5 | 3 | 3 | | 5 |
| 1 a 3 anos | 2,5 | 2,5 | 3 | 3 | | 7 |
| 4 a 8 anos | 4,0 | 4,0 | 5 | 5 | | 12 |
| 9 a 13 anos | 7,0 | 7,0 | 8 | 8 | | 23 |
| 14 a 18 anos | 8,5 | 7,3 | 11 | 9 | | 34 |
| 19 a 50 anos | 9,4 | 6,8 | 11 | 8 | | 40 |
| Gestação | | | | | | |
| 14 a 18 anos | | 10,5 | | 12 | | 34 |
| 19 a 50 anos | | 9,5 | | 11 | | 40 |
| Lactação | | | | | | 34 |
| 14 a 18 anos | | 10,9 | | 13 | | 40 |
| 19 a 50 anos | | 10,4 | | 12 | | |

EAR: necessidade média estimada; RDA: ingestão dietética recomendada; AI: ingestão adequada; UL: nível superior tolerável de ingestão.

**TABELA 6** Necessidade média de zinco (EAR) e recomendações de ingestão dietética de zinco (RDA) de acordo com a sua biodisponibilidade na dieta[5]

| Estágio de vida | Peso de referência (kg) | EAR (mg/dia) | | RDA (mg/dia) | |
|---|---|---|---|---|---|
| | | Dieta (1) | Dieta (2) | Dieta (1) | Dieta (2) |
| 6 a 11 meses | 9 | 3 | 4 | 4 | 5 |
| 1 a 3 anos | 12 | 2 | 2 | 3 | 3 |
| 4 a 8 anos | 21 | 3 | 4 | 4 | 5 |
| 9 a 13 anos | 38 | 5 | 7 | 6 | 9 |
| 14 a 18 anos (homem) | 64 | 8 | 11 | 10 | 14 |
| 14 a 18 anos (mulher) | 56 | 7 | 9 | 9 | 11 |
| Gestação | | | | | |
| 14 a 18 anos | | 9 | 12 | 11 | 15 |
| > 19 anos | | 8 | 10 | 10 | 13 |
| Lactação | | | | | |
| 14 a 18 anos | | 8 | 9 | 10 | 11 |
| > 19 anos | | 7 | 8 | 9 | 10 |

**TABELA 7** Resumo das necessidades média e ingestão populacional de referência de zinco para crianças segundo a EFSA[32]

| Idade | Necessidade média (mg/dia) | Ingestão populacional de referência (mg/dia) |
|---|---|---|
| 7 a 11 meses | 2,4 | 2,9 |
| 1 a 3 anos | 3,6 | 4,3 |
| 4 a 6 anos | 4,6 | 5,5 |
| 7 a 10 anos | 6,2 | 7,4 |
| 11 a 14 anos | 8,9 | 10,7 |
| 15 a 17 anos (homens) | 11,8 | 14,2 |
| 15 a 17 anos (mulheres) | 9,9 | 11,9 |

## PRINCIPAIS PONTOS DO CAPÍTULO

- O zinco atua como componente estrutural e cofator de várias enzimas e na regulação da expressão gênica.

- Influenciam na absorção de zinco: quantidade de zinco ingerida, presença de inibidores e estado fisiológico.

- Os fitatos, presentes em cereais e leguminosas, são o principal componente da dieta que interfere na absorção do zinco.

- O marcador de zinco mais usado é o zinco plasmático, que representa 0,1% do zinco corporal e varia de acordo com alimentação, jejum e inflamação sistêmica.

- Para se avaliar o estado nutricional relativo ao zinco, sua concentração plasmática deve ser interpretada em conjunto com o inquérito de consumo alimentar e o índice antropométrico de estatura para idade

- As concentrações de zinco plasmático permanecem estáveis na ingestão reduzida ou aumentada de zinco, a menos que ocorra de forma grave ou prolongada.

- A deficiência de zinco pode ocorrer por ingestão inadequada, má absorção intestinal, perdas excessivas, aumento da demanda e/ou defeitos genéticos.

- Os estágios da vida em que há maior risco de deficiência de zinco são: crianças menores de 5 anos, adolescentes, gestantes e lactantes.

- A deficiência de zinco está associada a prejuízo do crescimento, perda de apetite, maior risco de infecções, diarreia e alterações cutâneas.

- O zinco deve ser suplementado nos casos de deficiência, diarreia aguda (em menores de 5 anos) e doença de Wilson.

- As principais fontes alimentares de zinco são os frutos do mar, carnes vermelhas, grãos integrais e cereais fortificados.

## Referências bibliográficas

1. King JC. Zinc: an essential but elusive nutrient. Am J Clin Nutr. 2011;94(Suppl):679S-84S.

2. Larson CP, Roy SK, Khan AI, Rahman AS, Qadri F. Zinc treatment to under-five children: Applications to improve child survival and reduce burden of disease. J Health Popul Nutr. 2008;26(3):356-65.
3. Institute of Medicine. Zinc. In: Otten JJ, Hellwig JP, Meyers LD (eds.). Dietary Reference Intakes: The Essential Guide to Nutrient Requirements. Washington: National Academies Press; 2006. p.1344 (402-413).
4. King JC, Brown KH, Gibson RS, Krebs NF, Lowe NM, Siekmann JH, et al. Biomarkers of Nutrition for Development (BOND) – Zinc Review. J Nutr. 2016;146(Suppl):858S-85S.
5. International Zinc Nutrition Consultative Group [IZiNCG]; Hotz C, Brown KHE. Assessment of the risk of zinc deficiency in populations and options for its control. Food Nutr Bull. 2004;(1-Suppl 2):S91-204.
6. Chung CS, Stookey J, Dare D, Welch R, Nguyen TQ, Roehl R, et al. Current dietary zinc intake has a greater effect on fractional zinc absorption than does longer term zinc consumption in healthy adult men. Am J Clin Nutr. 2008;87(5):1224-9.
7. Cousins RJ, Liuzzi JP, Lichten LA. Mammalian zinc transport, trafficking, and signals. J Biol Chem. 2006;281(34):24085-9.
8. Eide DJ. Zinc transporters and the cellular trafficking of zinc. Biochim Biophys Acta Mol Cell Res. 2006;1763(7):711-22.
9. International Atomic Energy Agency (IAEA). Assessment of zinc metabolism in humans using stable zinc isotope techniques [Internet]. Viena; 2018. Disponível em: http://www.iaea.org/Publications/index.html
10. King JC. Does zinc absorption reflect zinc status? Int J Vitam Nutr Res. 2010;80(4-5):300-6.
11. King JC, Shames DM, Woodhouse LR. Zinc Homeostasis in Humans. J Nutr. 2000;130:1344S-1349S.
12. Torre M, Rodriguez AR, Saura-Calixto F. Effects of Dietary Fiber and Phytic Acid on Mineral Availability. Crit Rev Food Sci Nutr. 1991;30(1):1-22.
13. Lönnerdal B. Dietary Factors Influencing Zinc Absorption. J Nutr. 2000;130:1344S-1349S.
14. Mafra D, Cozzolino SM. Zinco protoporfirina como parâmetro de deficiência de ferro na insuficiência renal crônica. J Bras Nefrol. 2000;22(3):152-6.
15. Mafra D, Cuppari L, Cozzolino SMF. Iron and zinc status of patients with chronic renal failure who are not on dialysis. J Ren Nutr. 2002;12(1):38-41.
16. Smith JC. the Vitamin A-Zinc Connection: a Review. Ann NY Acad Sci. 1980;355(1):62-75.
17. Silva GB, Reis BZ, Cozzolino SMF. Zinco. In: Cozzolino SMF (ed.). Biodisponibilidade de Micronutrientes. 6.ed. Barueri: Manole; 2020.
18. Gautam S, Platel K, Srinivasan K. Influence of β-carotene-rich vegetables on the bioaccessibility of zinc and iron from food grains. Food Chem [Internet]. 2010;122(3):668–72. Disponível em http://dx.doi.org/10.1016/j.foodchem.2010.03.028

19. Gibson RS, Hess SY, Hotz C, Brown KH. Indicators of zinc status at the population level: A review of the evidence. Br J Nutr. 2008;99(Suppl. 3):14-23.

20. Bentley PJ, Grubb BR. Effects of a Zinc-Deficient Diet on Tissue Zinc Concentrations in Rabbits. J Anim Sci. 1991;69:4876-82.

21. Iyengar GV. Reevaluation of the trace element content in Reference Man. Radiat Phys Chem. 1998;51(4-6):545-60.

22. Ackland L, Michalczyk A. Zinc and infant nutrition. Arch Biochem Biophys [Internet]. 2016; Available from: http://dx.doi.org/10.1016/j.abb.2016.06.011

23. Caulfield LE, Black RE. Zinc Deficiency. In: Ezzati M, Lopez AD, Rodgers A, Murray CJL (eds.). Comparative Quantification of Health Risks: Global and Region Burden of Disease Attributable to Selected Major Risk Factors. V.1. Genebra: WHO; 2004. p.257-79.

24. Krebs NF, Miller LV, Michael Hambidge K. Zinc deficiency in infants and children: A review of its complex and synergistic interactions. Paediatr Int Child Health. 2014;34(4):279-88.

25. Samman S. Trace Elements. In: Mann J, Truswell AS (eds.). Essentials of human nutrition. 2.ed. Oxford University Press; 2002. p.159-64.

26. Duncan A, Talwar D, McMillan DC, Stefanowicz F, O'Reilly DSJ. Quantitative data on the magnitude of the systemic inflammatory response and its effect on micronutrient status based on plasma measurements. Am J Clin Nutr. 2012;95:64-71.

27. Yanagisawa H. Zinc deficiency and clinical practice. Japan Med Assoc J. 2004;47(8):359-64.

28. Hotz C, Peerson JM, Brown KH. Suggested lower cutoffs of serum zinc concentrations for assessing zinc status: Reanalysis of the second National Health and Nutrition Examination Survey data (1976-1980). Am J Clin Nutr. 2003;78(4):756-64.

29. Oakes EJC, Lyon TDB, Duncan A, Gray A, Talwar D, O'Reilly DSJ. Acute inflammatory response does not affect erythrocyte concentrations of copper, zinc and selenium. Clin Nutr. 2008;27(1):115-20.

30. Stefanowicz F, Gashut RA, Talwar D, Duncan A, Beulshausen JF, McMillan DC, et al. Assessment of plasma and red cell trace element concentrations, disease severity, and outcome in patients with critical illness. J Crit Care [Internet]. 2014;29(2):214-8. Disponível em: http://dx.doi.org/10.1016/j.jcrc.2013.10.012

31. Vitoux D, Arnaud J, Chappuis P. Are copper, zinc and selenium in erythrocytes valuable biological indexes of nutrition and pathology? J Trace Elem Med Biol [Internet]. 1999;13(3):113-28. Disponível em: http://dx.doi.org/10.1016/S0946-672X(99)80001-7

32. European Food Safety Authority Panel on Dietetic Products N and A. Scientific Opinion on Dietary Reference Values for zinc. EFSA J. 2014;12(10):3844.

33. Corbo MD, Lam J. Zinc deficiency and its management in the pediatric population: A literature review and proposed etiologic classification. J Am Dermatolo-

gy [Internet]. 2013;69(4):616-624.e1. Disponível em: http://dx.doi.org/10.1016/j.jaad.2013.04.028

34. Murthy SC, Udagani MM, Badakali AV, Yelameli BC. Symptomatic zinc deficiency in a full-term breast-fed infant. Dermatol Online J. 2010;16(6):3.

35. Chowanadisai W, Lönnerdal B, Kelleher SL. Identification of a mutation in SLC30A2 (ZnT-2) in women with low milk zinc concentration that results in transient neonatal zinc deficiency. J Biol Chem. 2006;281(51):39699-707.

36. Krebs NF, Westcott JE, Butler N, Robinson C, Bell M, Hambidge KM. Meat as a first complementary food for breastfed infants: Feasibility and impact on zinc intake and status. J Pediatr Gastroenterol Nutr. 2006;42(2):207-14.

37. Donovan UM, Gibson RS. Dietary intakes of adolescent females consuming vegetarian, semi-vegetarian, and omnivorous diets. J Adolesc Heal. 1996;18(4):292-300.

38. Ackland ML, Michalczyk A. Zinc deficiency and its inherited disorders – a review. Genes Nutr. 2006;1(1):41-9.

39. Jen M, Yan AC. Syndromes associated with nutritional deficiency and excess. Clin Dermatol. 2010;28(6):669-85.

40. Nriagu J, Arbor A, States U. Zinc Deficiency in Human Health [Internet]. 2.ed. Encyclopedia of Environmental Health, Elsevier; 2018. p.1-11. Disponível em: http://dx.doi.org/10.1016/B978-0-12-409548-9.11433-2

41. Hambidge KM, Miller LV, Mazariegos M, Westcott J, Solomons NW, Raboy V, et al. Upregulation of Zinc Absorption Matches Increases in Physiologic Requirements for Zinc in Women Consuming High- or Moderate-Phytate Diets during Late Pregnancy and Early Lactation. J Nutr. 2017;147(6):1079-85.

42. Harvey LJ, Dainty JR, Hollands WJ, Bull VJ, Hoogewerff JA, Foxall RJ, et al. Effect of high-dose iron supplements on fractional zinc absorption and status in pregnant women. Am J Clin Nutr. 2007;85(1):131-6.

43. Saghazadeh A, Mahmoudi M, Ashkezari AD, Rezaie NO, Rezaei N. Systematic review and meta-analysis shows a specific micronutrient profile in people with Down Syndrome: Lower blood calcium, selenium and zinc, higher red blood cell copper and zinc, and higher salivary calci-um and sodium. PLoS One. 2017;12(4):1-20.

44. Antwi-Boasiako C, Dankwah GB, Aryee R, Hayfron-Benjamin C, Doku A, N'guessan BB, et al. Serum iron levels and copper-to-zinc ratio in sickle cell disease. Med. 2019;55(5):1-7.

45. Hasanato R. Alterations in serum levels of copper, zinc, and selenium among children with sickle cell anemia. Turkish J Med Sci. 2019;49(5):1287-91.

46. Black RE, Victora CG, Walker SP, Bhutta ZA, Christian P, Onis M De, et al. Maternal and child undernutrition and overweight in low-income and middle-income countries. Lancet. 2011;382:427-51.

47. Wessells KR, Brown KH. Estimating the Global Prevalence of Zinc Deficiency: Results Based on Zinc Availability in National Food Supplies and the Prevalence of Stunting. PLoS One. 2012;7(11).

48. Pedraza DF, Sales MC. Estudos realizados no Brasil sobre a deficiência e a suplementação de zinco: ênfase em crianças. Rev Bras Saúde Matern Infant. 2017; 17(2):233-49.

49. Krebs NF, Reidinger CJ, Miller LV, Hambidge KM. Zinc Homeostasis in Breast-Fed Infants. Pediatr Res. 1996;39:661-5.

50. Krebs NF, Hambidge KM. Zinc requirements and zinc intakes of breast-fed infants. Am J Clin Nutr. 1986;288-92.

51. Cousins RJ, Leinart AS. Tissue-specific regulation of zinc metabolism and metallothionein genes by interleukin 1. FASEB J. 1988;2(13):2884-90.

52. Aggett PJ. Acrodermatitis enteropathica. J Inherit Metab Dis. 1983;6(1):39-43.

53. Kulkarni H, Mamtani M, Patel A. Roles of zinc in the pathophysiology of acute diarrhea. Curr Infect Dis Rep. 2012;14(1):24-32.

54. Canani RB, Buccigrossi V, Passariello A. Mechanisms of action of zinc in acute diarrhea. Curr Opin Gastroenterol. 2011;27(1):8-12.

55. Shankar AH, Prasad AS. Zinc and immune function: The biological basis of altered resistance to infection. Am J Clin Nutr. 1998;68(Suppl.):447S-63S.

56. Ibs K-H, Rink L. Zinc-Altered Immune Function. J Nutr [Internet]. 2003;133(Suppl 1):1452S-6S. Disponível em: http://www.ncbi.nlm.nih.gov/pubmed/12730441.

57. Hambidge KM. Zinc deficiency in man: its origins and effects. Philos Trans R Soc Lond B Biol Sci. 1981;294(1071):129-44.

58. FAO/WHO Expert Consultation. Human Vitamin and Mineral Requirements [Internet]. Geneva : World Health Organization. Rome: Food and Nutrition Division FAO; 2001. 341p. Available from: http://apps.who.int/iris/handle/10665/42716.

59. Fosmire GJ. Zinc toxicity. Am J Clin Nutr. 1990;51:225-7.

60. Samman S, Robert DCK. The effect of zinc supplements on plasma zinc and copper levels and the reported symptoms in healthy volunteers. Med J Aust. 1987;146(5):246-9.

61. Chandra RK. Excessive Intake of Zinc Impairs Immune Responses. JAMA. 1984;252(11):1443-6.

62. Yadrick MK, Kenney MA, Winterfeldt EA. Iron, copper, and zinc status : response to supplementation with zinc or zinc and iron in adult females. Am J Clin Nutr. 1989;49:145-50.

63. Fischer Walker CL, Black RE. Zinc for the treatment of diarrhoea: Effect on diarrhoea morbidity, mortality and incidence of future episodes. Int J Epidemiol. 2010;39(Suppl. 1):63-9.

64. The United Nation Children's Fund (UNICEF)/World Health Organization (WHO). Diarrhoea: Why children are still dying and what can be done. Genebra; 2009.

65. World Health Organization/The United Nations Children´s Fund (UNICEF). Ending preventable child deaths from pneumonia and diarrhoea by 2025. Genebra; 2013.

66. World Health Organization. The treatment of diarrhoea: a manual for physicians and other senior health workers. Genebra; 2005.

67. Salazar-Lindo E, Allué IP, Gutiérrez-Castrellón P; GILA. Guía de práctica clínica ibero-latinoamericana sobre el manejo de la gastroenteritis aguda en menores de 5 años: tratamiento farmacológico. An Pediatr (Barc) 2014;80(1):15-22.

68. Guarino A, Ashkenazi S, Gendrel D, Lo Vecchio A, Shamir R, Szajewska H. European society for pediatric gastroenterology, hepatology, and nutrition/european society for pediatric infectious diseases evidence-based guidelines for the management of acute gastroenteritis in children in Europe: Update 2014. J Pediatr Gastroenterol Nutr. 2014;59(1):132-52.

69. Camarata MA, Ala A, Schilsky ML. Zinc Maintenance Therapy for Wilson Disease: A Comparison Between Zinc Acetate and Alternative Zinc Preparations. Hepatol Commun. 2019;3(8):1151-8.

70. Tabela Brasileira de Composição de Alimentos (TBCA) [Internet]. São Paulo: Universidade de São Paulo (USP). Food Research Center (FoRC).; 2019. Disponível em: http://www.fcf.usp.br/tbca

71. Hotz C, Gibson RS. Traditional Food-Processing and Preparation Practices to Enhance the Bioavailability of Micronutrients in Plant-Based Diets. J Nutr. 2007;137(4):1097-100.

72. ANVISA. Resolução da Diretoria Colegiada - RDC no 44, de 19 de setembro de 2011. BRASIL; 2011 p. 1–15.

73. ANVISA. Resolução da Diretoria Colegiada – RDC no 43, de 19 de setembro de 2011. BRASIL; 2011 p. 1–15.

74. Koletzko B, Baker S, Cleghorn G, Neto UF, Gopalan S, Hernell O, et al. Global standard for the composition of infant formula: Recommendations of an ESPGHAN coordinated international expert group. J Pediatr Gastroenterol Nutr. 2005;41(5):584-99.

75. EFSA NDA Panel. Scientific Opinion on the essential composition of infant and follow-on formulae. EFSA J. 2014;12(7):3760.

## 9

# Cobre

HEITOR PONS LEITE

**Introdução**

A importância do cobre na alimentação foi reconhecida em meados do século XIX e muito do que se sabe sobre suas funções fisiológicas tem como base os estudos em animais[1]. Micronutriente essencial para a saúde humana, o cobre é cofator de enzimas envolvidas na respiração celular e na proteção contra a lesão oxidativa, sendo necessário para o funcionamento normal dos sistemas hematopoiético, cardiovascular, conjuntivo/esquelético e nervoso central[2-4]. As enzimas que dependem do cobre para exercer suas funções catalíticas, as chamadas cuproenzimas, são mostradas na Tabela 1.

Além de prejudicar a função das cuproenzimas, a deficiência de cobre pode afetar a função de algumas proteínas ligadas ao cobre que atuam como chaperonas ou nas vias de transporte e distribuição de cobre entre os espaços intra e extracelular[1,5]. Essas proteínas e suas respectivas funções são mostradas na Tabela 2.

A prevalência de deficiência de cobre na população geral não é conhecida, uma vez que os efeitos não são claros e os marcadores não são sensíveis o suficiente pra detectar formas menos graves de deficiência[6]. É rara em crianças com desenvolvimento normal, tendo sido relatada prevalência inferior a 1% em crianças de 12 a 36 meses de idade, de famílias de baixa renda[7].

**TABELA 1** Principais funções metabólicas das cuproenzimas

| Enzima | Função biológica |
|---|---|
| **Oxidorredutases** | |
| Monoaminoxidase (MAO) | Metabolismo de neurotransmissores – adrenalina, noradrenalina, dopamina, serotonina; e aminas alimentares – tiramina |
| Diaminoxidase | Inativação da histamina liberada nas reações alérgicas |
| Lisil oxidase | Síntese de tecido conjuntivo – reticulação (*cross-linking*) de colágeno e elastina. Localiza-se na aorta, derme, fibroblastos e citoesqueleto de várias células |
| Citocromo-c oxidase (citocromo oxidase) | Fosforilação oxidativa – transferência de elétrons na cadeia respiratória mitocondrial |
| Superóxido dismutase (cobre-zinco) | Defesa antioxidante e eliminação de radicais livres – conversão de radicais superóxido em peróxido de hidrogênio para posterior eliminação |
| Ferroxidases I (ceruloplasmina) e ferroxidase II | Transporte de ferro – oxidação de $Fe^{2+}$ em $Fe^{3+}$ para incorporá-la na transferrina sérica e na Hb Armazenamento e transporte de cobre |
| | A ceruloplasmina liga-se aos íons cobre prevenindo a lesão oxidativa por íons cobre livres, que geram radical hidroxila. |
| Hefaestina | Transporte do ferro da dieta dos enterócitos para a circulação sistêmica |
| **Mono-oxigenases** | |
| Dopamina β-hidroxilase | Síntese de neurotransmissores – conversão de dopamina em noradrenalina |
| Tirosinase | Síntese de melanina |
| Peptidilglicina mono-oxigenase | Amidação de neuropeptídeos |
| **Ciclo de metilação do DNA** | |
| Metionina sintase | Regulação da expressão gênica. Transferência do grupo metila de metil tetra-hidrofolato em homocisteína para gerar metionina para o ciclo de metilação, e de tetra-hidrofolato para síntese de purinas |
| Adenosil-homocisteinase | Regeneração da homocisteína a partir de adenosil-homocisteína no ciclo de metilação |

Fonte: adaptada de Altarelli et al.[8]

**TABELA 2** Proteínas ligadas ao cobre que atuam como chaperonas ou nas vias de transporte e distribuição de cobre[1]

| Proteína | Função aparente |
|---|---|
| Albumina | Transporte no plasma (< 10% do cobre plasmático) |
| Proteína precursora de amiloide | Transporte na célula |
| Atox1 | Chaperona, fator de transcrição |
| ATP7A | Efluxo, metalização de proteína |
| ATP7B | Efluxo, metalização de ceruloplasmina |
| CCS | Chaperona de SOD1 |
| Fatores de coagulação V, VIII | Desconhecida |
| COMMD1 | Excreção biliar, síntese de SOD1 |
| Cox11, Cox17 | Chaperonas da citocromo oxidase |
| Ctr1, Ctr2 | Influxo |
| α2-macroglobulina | Transporte no plasma |
| Metalotioneína | Estoque |
| Proteína de Prion | Desconhecida |
| Sco1, Sco2 | Chaperonas da citocromo oxidase |
| XIAP | Ubiquitinação de COMMD1 e CCS |

SOD1: Superóxido dismutase 1.

## Absorção, metabolismo, estoque e excreção

A absorção de cobre ocorre principalmente no duodeno, por transporte ativo saturável nas dietas com menor teor de cobre e por difusão passiva naquelas com maior teor. O grau de absorção é de 12 a 60%, variando de modo inverso ao do teor de cobre na dieta. A absorção é mais eficaz quando há deficiência de cobre, sendo reduzida por outros cátions divalentes, como o zinco (via metalotioneína) e o ferro, e aumentada na presença de aminoácidos, em particular a histidina. Os fitatos e as fibras da dieta não inibem a absorção de cobre[2,9]. De modo similar ao zinco, o cobre é basicamente armazenado como metalotioneína nos enterócitos e o excesso é eliminado pelo *turnover* intestinal a cada 2 a 3 dias[10]. A suplementação com doses moderadas de vitamina C por três semanas não reduziu a absorção intestinal e não afetou o estado nutricional em cobre em adultos jovens[11].

Uma vez absorvido, o cobre é transportado para o fígado ligado à albumina no sangue portal, onde é incorporado nos hepatócitos por cuproenzimas e outras proteínas, sendo depois exportado no sangue periférico, majoritariamente ligado à cerulopasmina, para tecidos e órgãos.

Um adulto contém aproximadamente 100 µg de cobre, que estão localizados principalmente nos músculos, esqueleto, fígado, rins, cérebro e coração. A homeostase do cobre é regulada principalmente por absorção intestinal e excreção biliar. Aproximadamente 50% do cobre é excretado na bile e a metade restante, em outras secreções gastrointestinais. A icterícia colestática e outras formas de disfunção hepática aumentam o risco de acúmulo de cobre por falha da excreção. A Figura 1 mostra o resumo da distribuição e o metabolismo do cobre[2].

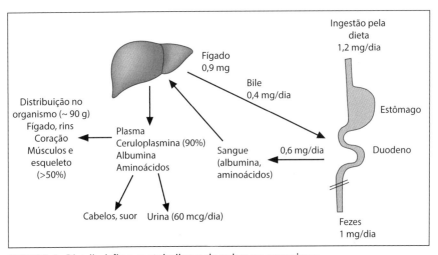

**FIGURA 1** Distribuição e metabolismo do cobre no organismo.

## Diagnóstico laboratorial da deficiência

As concentrações séricas de cobre e eritrocitárias de SOD1 (superóxido dismutase 1) refletem deficiência de cobre moderada e grave. Ainda não foram identificados bons marcadores para detectar deficiência leve[6]. As concentrações urinárias podem ser úteis na detecção do excesso de cobre e a análise do teor de cobre no cabelo não tem valor para o diagnóstico de deficiência ou excesso[12]. Ressalte-se que o cobre sérico e a ceruloplasmina, esta última um reagente de fase aguda do soro, aumentam durante a inflamação sistêmica. Nesta situação, a dosagem do cobre eritrocitário é mais fidedigna, pois expressa o estoque corpóreo de cobre prévio à inflamação.

Pacientes com citopenia hematológica e que apresentem fatores de risco para deficiência de cobre devem passar por investigação laboratorial. O hemograma pode mostrar anemia, neutropenia e trombocitopenia. Além do cobre sérico, as concentrações de ceruloplasmina e da enzima SOD1 no soro são úteis para o diagnóstico. Concentrações das vitaminas A, B12, ferro e folato no soro também devem ser avaliadas, pois deficiências desses micronutrientes podem causar anemia e coexistir com a deficiência de cobre[13]. Na suspeita de excesso de zinco, deve ser solicitada a análise de sua concentração sérica.

Os valores normais de cobre sérico são 75 a 153 $\mu$g/dL para crianças até 10,3 anos de idade, 64 a 132 $\mu$g/dL para crianças entre 10,3 e 12,5 anos e 57 a 129 $\mu$g/dL para as com idade superior a 12 anos[14]. No diagnóstico da mieloneuropatia por deficiência de cobre, a avaliação neurofisiológica pode evidenciar sinais axonais de polineuropatia sensório-motora[13], e a ressonância nuclear magnética da medula espinhal pode ter aspectos anormais em quase metade dos pacientes.

### Manifestações clínicas da deficiência

A deficiência de cobre manifesta-se mais frequentemente como citopenia hematológica, mas também podem ocorrrer lesões ósseas e alterações neurológicas[15,16]. É uma causa subdiagnosticada de anemia e pancitopenia[17,18]. A anemia pode ser normocítica ou macrocítica (mais raramente microcítica), hipocrômica, e acompanhada de diminuição da contagem de reticulócitos[17]. O mecanismo da citopenia secundária à deficiência de cobre é multifatorial e ainda não plenamente esclarecido. A anemia é provavelmente secundária à diminuição da atividade das cuproenzimas hefestina e ceruloplasmina, necessárias para absorção e transporte de ferro através do intestino e sua incorporação à molécula de hemoglobina. O cobre pode modular a diferenciação e autorrenovação de células progenitoras hematopoiéticas derivadas de sangue do cordão umbilical[17,19], porém os mecanismos da neutropenia decorrente da deficiência de cobre ainda são especulativos. Em crianças em nutrição parenteral domiciliar por falência intestinal e que tiveram o cobre e outros micronutrientes regularmente monitorados, o aumento das concentrações séricas de cobre associou-se ao aumento das contagens de neutrófilos e plaquetas. Os efeitos citopênicos da deficiência de cobre foram notados com cobre sérico < 60 µg/dL para neutropenia e < 50 µg/ dL para plaquetopenia. O período em que o cobre foi retirado da nutrição parenteral devido à colestase, bilirrubina conjugada sérica e ostomia foram fatores associados à diminuição das concentrações séricas de cobre nessas crianças[20].

As alterações ósseas incluem lesões metafisárias e fraturas, que podem ser confundidas com as decorrentes de abuso infantil[21]. Demonstrou-se experimentalmente que a deficiência da atividade da cuproenzima lisil oxidase, essencial para síntese de tecido conjuntivo, associou-se à diminuição da força mecânica e integridade dos ossos e tendões e que esta deficiência teria como efeito a diminuição da mineralização óssea[22]. A deficiência de cobre deve ser considerada no diagnóstico diferencial de doença metabólica óssea em lactentes prematuros com síndrome do intestino curto e em uso e nutrição parenteral, nos quais o cobre foi retirado devido à colestase[23].

A mieloneuropatia é uma complicação rara e de evolução insidiosa da deficiência de cobre. As manifestações são parestesias dos membros e distúrbio da marcha com ataxia ou espasticidade sensorial ou ambos[24]. Acomete em geral pessoas a partir da meia idade, mas já foi descrita em adolescentes. Pacientes submetidos à cirurgia bariátrica, com síndrome de má absorção, pessoas em uso crônico de medicações e preparados com alto teor de zinco (inclusive cremes fixadores de dentadura) estão em risco de desenvolvê-la. Doenças infecciosas, vasculares, inflamatórias, tóxicas e neoplasias devem ser afastadas no diagnóstico diferencial, além de outras deficiências nutricionais, em especial as de vitamina B12 (cobalamina), B1 (tiamina) e vitamina E[25].

## Efeitos da deficiência de cobre sobre o neurodesenvolvimento

O dano potencial da deficiência de cobre sobre o desenvolvimento do cérebro, embora evidente nos estudos em animais, ainda permanece como uma hipótese provável em humanos[1,12,26]. Postula-se que a deficiência de cobre (além da de outros micronutrientes, como folato, ferro e zinco) prejudica o desenvolvimento do sistema nervoso na infância. Esse efeito é sugerido pelo elevado teor de cobre existente no cérebro do lactente – hipocampo, cerebelo, membranas sinápticas e especialmente gânglios da base

– e pelo fato de que suas concentrações no cérebro aumentam em até três vezes do período pré-natal até o primeiro ano de vida[27,28].

## Fatores de risco para deficiência em diferentes contextos clínicos e epidemiológicos

A deficiência de cobre deve ser investigada em pacientes que apresentem citopenias, alterações neurológicas ou de imagem óssea e tenham fatores de risco para deficiência. Estes incluem uso de leite de vaca não modificado em lactentes prematuros, desnutrição, síndrome de má absorção, ressecção de intestino delgado, cirurgia bariátrica, grandes queimaduras e suplementação oral de zinco por longos períodos[1,13,16]. Receber nutrição parenteral prolongada sem provisão adequada de cobre associou-se a prevalências de deficiência que variaram de 28 a 56% em crianças com falência intestinal[20,29,30].

Além dos fatores citados anteriormente, problemas genéticos podem alterar a homeostase do cobre, como a síndrome de Menkes e a doença de Wilson.

## Erros inatos no metabolismo do cobre

### Síndrome de Menkes

Doença genética rara (1:100 mil nascidos vivos), ligada ao cromossomo X, recessiva, é causada por mutações do gene ATP7A, que resultam em defeito no metabolismo do cobre e consequente diminuição de suas concentrações no sangue, fígado e cérebro. Inicia-se nos primeiros meses de vida, cursando com deterioração neurológica progressiva e morte durante a primeira infância[8,31]. Em algumas pessoas a doença não é geneticamente herdada, manifestando-se o defeito no gene após o nascimento. O fenótipo é caracterizado por cabelos esparsos e retorcidos; retardo do ganho ponderoestatural, hipotonia muscular, convulsões e deficiência intelectual. A suplementação precoce de cobre pode melhorar o prognóstico em alguns pacientes. Há uma forma ligeira da síndrome de Menkes que começa na meia idade, a síndrome do corno occipital, também chamada de *cutis laxa* ligada ao X. Manifesta-se por depósitos de cálcio em forma de cunha no osso occipital, cabelos grossos, pele e articulações frouxas. Concentrações plasmáticas de cobre menores que 10 μmol/L e de ceruloplasmina inferiores a 220 mg/L levantam a hipótese diagnóstica da síndrome de Menkes, que pode ser confirmada por testes adicionais, entre os quais o achado de *pili torti* ao exame microscópico de cabelo, o teste genético para detectar mutação do gene ATP7A, a radiografia para detectar osteopenia e ossos extranumerários no crânio (ossos e wormianos), eletroencefalograma e ressonância nuclear magnética do cérebro[12,32].

## Doença de Wilson

Doença metabólica hereditária, autossômica recessiva, caracteriza-se por acúmulo de cobre no fígado, cérebro, rins, córneas e outros tecidos. O defeito no transporte de cobre é consequente a mutações genéticas na codificação da enzima transmembrana transportadora de cobre ATPase B, conhecida como ATP7B, necessária à excreção de cobre pela bile e incorporação à ceruloplasmina, que resulta em acúmulo de cobre no organismo. A prevalência global, que em 1984 era de 1:30 mil, foi provavelmente subestimada por causa da variabilidade da apresentação clínica, que induz ao subdiagnóstico, e porque os testes metabólicos laboratoriais são pouco sensíveis. Com o aumento da disponibilidade dos testes genéticos, a frequência do diagnóstico vem aumentando. Pacientes com doença de Wilson pré-sintomáticos, se tratados precoce e adequadamente com quelantes de cobre, terão sobrevida semelhante à da população geral[33].

## **Toxicidade**

A toxicidade do cobre em longo prazo é rara em pessoas saudáveis e sem defeito hereditário na homeostase, mas pode ocorrer após ingestão acidental de altas doses ou por tentativa de suicídio. Nestes casos, os sinais e sintomas são náuseas e vômitos, dor abdominal, icterícia, necrose hepática, hemólise e coma. Dependendo da dose e da demora para iniciar o tratamento, a intoxicação pode ser fatal[6,10,16]. Transtornos gastrointestinais foram relatados após consumo de bebidas ou água com alto teor de cobre (4 mg/L ou o equivalente a 4,8 mg/dia com base em ingestão hídrica média de 1,2 L/dia). Entretanto, a exposição crônica a maiores concentrações (8,5 a 8,8 mg/L) não causou efeitos adversos em adultos.

O ponto crítico para se estimar o UL (*upper limit*) de cobre é a ocorrência de lesão hepática. Esta é observada em pacientes com doença de Wilson e muito raramente em defeitos hereditários da homeostase do cobre que, em vigência de sua ingestão elevada de cobre, propiciam a expressão de toxicidade hepática[34]. O limite seguro para consumo humano de cobre na água potável estabelecido pela Organização Mundial da Saúde é de 2 mg/L[6].

*Indian childhood cirrhosis* (ICC) e *idiopathic chronic toxicosis* (ICT) são doenças decorrentes da toxicidade crônica pelo cobre. A ICC foi relacionada à alta exposição ao cobre decorrente do consumo de leite animal armazenado ou aquecido em recipientes à base de cobre. Nessa doença estimou-se ingestão de cobre de 50 a 100 vezes maior que a normal para uma criança amamentada. É provável que ambas as condições, cujas causas ainda não são totalmente claras, resultem da combinação de defeito genético no metabolismo do cobre com a ingestão extremamente alta desse oligoelemento[6].

## Tratamento da deficiência

O tratamento consiste em controlar a causa básica e administrar cobre. Não há consenso sobre dose e tempo de tratamento. O cobre pode ser suplementado nas formas de gluconato, quelato ou sulfato. Segundo a Sociedade Americana de Cirurgia Metabólica e Bariátrica, a suplementação oral rotineira para pacientes adultos deve ser de 2 mg/dia. Em caso de deficiência grave, a dose é de 2 a 4 mg por via intravenosa durante 6 dias, seguidos de 3 a 8 mg/dia por via oral até a concentração sérica de cobre chegar ao normal[35]. Não há normas definidas para suplementação oral em crianças com deficiência. Para os desnutridos, recomenda-se suplementar cobre por via oral durante 3 meses, preferencialmente na forma de quelato, em dose no mínimo equivalente a 150% da RDA.

Na nutrição parenteral, a oferta recomendada é de 29 a 40 $\mu$g/kg/dia para neonatos prematuros e 20 $\mu$g/kg/dia para neonatos a termo e crianças, podendo nestas chegar até 500 $\mu$g/dia[36]. Em crianças com jejunostomia ou fístula biliar, além da oferta basal, deve-se acrescentar mais 10 a 15 $\mu$g/kg à dose diária[10,37]. Para a administração intravenosa, a concentração máxima de cobre na solução é de 4 mg/mL infundidos em não menos de 100 mL de líquido diluente[10].

Não existe consenso quanto à oferta de cobre intravenoso para pacientes pediátricos com colestase, havendo relato de baixas concentrações séricas mesmo naqueles que estavam recebendo nutrição parenteral com cobre[38]. Sendo o fígado o principal órgão da homeostase do cobre, a icterícia colestática e outras formas de disfunção hepática aumentam o risco de acúmulo de cobre causado por falha da excreção. Devido ao risco de toxicidade de manganês e cobre durante a colestase, as diretrizes atuais recomendam que o cobre seja reduzido ou omitido da nutrição parenteral de pacientes com doença hepática associada à falência intestinal[36]. Como o cobre é fornecido na solução de nutrição parenteral em uma solução fixa contendo outros oligoelementos (zinco, manganês e cromo), em condições que exigem quantidades aumentadas ou diminuídas de cobre, a dose não pode ser ajustada sem afetar a dose dos demais oligoelementos. Nesse caso, os pacientes com alto risco de deficiência de cobre não teriam suas necessidades individuais atendidas. Recomenda-se então que as crianças que recebem nutrição parenteral prolongada sem cobre tenham as concentrações séricas de cobre regularmente monitoradas e recebam formulações específicas desse oligoelemento de acordo com suas necessidades individuais[20,37]. Na impossibilidade de se dispor de soluções específicas de cobre, recomenda-se reduzir a oferta da solução fixa de oligoelementos para a metade da dose habitual[39] e monitorar o cobre sérico.

## Fontes na dieta

As principais fontes de cobre são os alimentos, a água potável e os suplementos. A quantidade de cobre nos alimentos não tem necessariamente relação com a do solo, uma vez que altos teores de cobre no solo estariam ligados a espécies insolúveis, resultando em sua baixa biodisponibilidade nos cultivos[40]. Os alimentos mais ricos em cobre são carne (em especial fígado e rins), mariscos, frutas oleaginosas e cereais integrais[2]. Os alimentos de teor relativamente baixo de cobre, como chá, batatas, leite e frango, se consumidos em quantidades substanciais, também contribuem para a ingestão de cobre na dieta. A Tabela 3 mostra as recomendações de ingestão de cobre por via oral.

**TABELA 3** Recomendações de ingestão de cobre (DRI) em µg/dia em diferentes estágios da vida[34]

| Faixa etária | EAR/AI | RDA/AI | UL |
|---|---|---|---|
| 0 a 6 meses | | 200 | ND |
| 7 a 12 meses | | 220 | ND |
| 1 a 3 anos | 260 | 340 | 1000 |
| 4 a 8 anos | 340 | 440 | 3000 |
| 9 a 13 anos | 540 | 700 | 5000 |
| 14 a 18 anos | 685 | 890 | 8000 |
| ≥ 19 anos | 700 | 900 | 1000 |
| Gestantes<br>• ≤ 18 anos<br>• 19 a 50 anos | <br>785<br>800 | <br>1000<br>1000 | <br>8000<br>10000 |
| Nutrizes<br>• ≤ 18 anos<br>• 19 a 50 anos | <br>985<br>1000 | <br>1300<br>1300 | <br>8000<br>1000 |

[a] EAR: *estimated average requirement* (necessidade média estimada).
[b] RDA: *recommended dietary allowance.*
[c] AI: *adequate intake* (ingestão adequada).
[d] UL: *upper limit.* Limite superior tolerado de ingestão. Salvo se especificado de outro modo, representa a ingestão total, incluindo alimentos, água e suplementos.
[e] ND: não determinado por causa da falta de dados sobre efeitos adversos nesta faixa etária e de como lidar com quantidades excessivas. A fonte deve vir apenas dos alimentos, de modo a se prevenir o excesso de ingestão.
Fonte: *Dietary Reference Intakes.*

## Cobre e leite materno

O cobre é armazenado no fígado fetal durante a gestação e mobilizado no início do período neonatal. Sua concentração no leite materno diminui ao longo dos primeiros 6 meses de lactação; por outro lado, a reserva hepática protege os lactentes contra a deficiência no início da infância. Ao passo que no soro a maioria do cobre (83 a 100%) está ligada à ceruloplasmina, no leite materno apenas 20 a 25% do cobre é carregado pela ceruloplasmina. As concentrações de cobre no leite materno não estão associadas ao estado nutricional em cobre da nutriz. Idade materna, paridade, tabagismo, suplementação de ferro, uso de contraceptivos orais e infecção não influenciam a concentração de cobre do leite materno e não há diferença nas concentrações entre o leite materno anterior e o posterior[41].

## Efeito do cobre em diminuir a contaminação bacteriana em leitos e superfícies de alto contato em hospitais

A partir da constatação de que superfícies contendo cobre diminuem a carga bacteriana, postulou-se que materiais de cobre, em conjunto com a limpeza terminal rotineira, manteriam as superfícies de alto contato mais limpas em comparação com as de plástico, que são tradicionalmente usadas em hospitais. Em um estudo do tipo *cross-over* verificou-se que os leitos de uma unidade de terapia intensiva recobertos com cobre tiveram diminuição significativa de unidades formadoras de colônias bacterianas ativas em relação àqueles recobertos com superfícies plásticas. A função bactericida do cobre seria explicada por mecanismo multimodal – interrupção da respiração bacteriana, geração de radicais superóxido e destruição de DNA genômico e plasmídico *in situ*. Esse efeito do cobre, se confirmado por outros estudos, teria potencial para reduzir o risco de transmissão de bactérias associadas à infecção hospitalar[42].

### PRINCIPAIS PONTOS DO CAPÍTULO

- O cobre é cofator de enzimas envolvidas na respiração celular e na proteção contra a lesão oxidativa, sendo essencial para o funcionamento normal dos sistemas hematopoiético, cardiovascular conjuntivo/esquelético e nervoso central.

- São fatores de risco para a deficiência de cobre: uso de leite de vaca não modificado em lactentes prematuros, desnutrição, síndrome de má absorção, ressecção de intestino delgado, cirurgia bariátrica, grandes queimaduras, suplementação oral de zinco por longos períodos e nutrição parenteral prolongada sem provisão adequada de cobre.

- Pacientes que apresentem citopenia hematológica, alterações neurológicas ou de imagem óssea devem ser investigados quanto à deficiência de cobre.

- Crianças em nutrição parenteral prolongada, nas quais a solução de oligoelementos tenha sido suspensa devido à colestase, devem ser periodicamente monitoradas quanto à concentração sérica de cobre. Se necessário, o cobre deve se fornecido em soluções específicas para uso intravenoso, de acordo com as necessidades individuais dos pacientes.

## Referências bibliográficas

1. Prohaska JR. Impact of copper deficiency in humans. Ann NY Acad Sci. 2014;1314:1-5.

2. Shenkin A. Trace Elements, and Nutritional Assessment. In: Burtis CA, Bruns DE, Sawyer BG (eds.). Tietz Fundamentals of Clinical Chemistry and Molecular Diagnostics. 6.ed. St. Louis: Saunders-Elsevier; 2008. 952p.

3. Stehle P, Stoffel-Wagner B, Kuhn KS. Parenteral trace element provision: recent clinical research and practical conclusions. Eur J Clin Nutr. 2016;70(8):886-93.

4. Fukai T, Ushio-Fukai M, Kaplan JH. Copper transporters and copper chaperones: roles in cardiovascular physiology and disease. Am J Physiol Cell Physiol. 2018;315(2):C186-C201.

5. Lutsenko S. Human copper homeostasis: a network of interconnected pathways. Curr Opin Chem Biol. 2010;14(2):211-7.

6. de Romana DL, Olivares M, Uauy R, Araya M. Risks and benefits of copper in light of new insights of copper homeostasis. J Trace Elem Med Biol. 2011;25(1):3-13.

7. Schneider JM, Fujii ML, Lamp CL, Lonnerdal B, Zidenberg-Cherr S. The prevalence of low serum zinc and copper levels and dietary habits associated with serum zinc and copper in 12- to 36-month-old children from low-income families at risk for iron deficiency. J Am Diet Assoc. 2007;107(11):1924-9.

8. Altarelli M, Ben-Hamouda N, Schneider A, Berger MM. Copper Deficiency: Causes, Manifestations, and Treatment. Nutr Clin Pract. 2019;34(4):504-13.

9. Samman S. Copper. In: Mann J, Truswell AS (eds.). Essentials of Human Nutrition. 2.ed. New York: Oxford University Press; 2002. 662p.

10. Wong T. Parenteral trace elements in children: clinical aspects and dosage recommendations. Curr Opin Clin Nutr Metab Care. 2012;15(6):649-56.

11. Jacob RA, Skala JH, Omaye ST, Turnlund JR. Effect of varying ascorbic acid intakes on copper absorption and ceruloplasmin levels of young men. J Nutr. 1987;117(12):2109-15.

12. Danks DM. Copper deficiency in humans. Annu Rev Nutr. 1988;8:235-57.

13. Chhetri SK, Mills RJ, Shaunak S, Emsley HC. Copper deficiency. BMJ. 2014;348:g3691.

14. Lin CN, Wilson A, Church BB, Ehman S, Roberts WL, McMillin GA. Pediatric reference intervals for serum copper and zinc. Clin Chim Acta. 2012;413(5-6):612-5.

15. Angotti LB. Pancytopenia With Myelodysplasia Due to Copper Deficiency. Pediatr Blood Cancer 2008;51:693-5.

16. Uauy R, Gonzalez M. Essentiality of copper in humans. American Journal of Clinical Nutrition 1998;67:952S-9S.

17. Halfdanarson TR, Kumar N, Li CY, Phyliky RL, Hogan WJ. Hematological manifestations of copper deficiency: a retrospective review. Eur J Haematol. 2008;80(6):523-31.

18. Gabreyes AA, Abbasi HN, Forbes KP, McQuaker G, Duncan A, Morrison I. Hypocupremia associated cytopenia and myelopathy: a national retrospective review. Eur J Haematol. 2013;90(1):1-9.

19. Peled T, Glukhman E, Hasson N, Adi S, Assor H, Yudin D, et al. Chelatable cellular copper modulates differentiation and self-renewal of cord blood-derived hematopoietic progenitor cells. Exp Hematol. 2005;33(10):1092-100.

20. Leite HP, Koch Nogueira PC, Uchoa K, Carvalho de Camargo MF. Copper Deficiency in Children With Intestinal Failure: Risk Factors and Influence on Hematological Cytopenias. JPEN J Parenter Enteral Nutr. 2019;0:1-8. Online ahead of print.

21. Shaw JC. Copper deficiency and non-accidental injury. Arch Dis Child. 1988;63(4):448-55.

22. Jonas J, Burns J, Abel EW, Cresswell MJ, Strain JJ, Paterson CR. Impaired mechanical strength of bone in experimental copper deficiency. Ann Nutr Metab. 1993;37(5):245-52.

23. Marquardt ML, Done SL, Sandrock M, Berdon WE, Feldman KW. Copper deficiency presenting as metabolic bone disease in extremely low birth weight, short-gut infants. Pediatrics. 2012;130(3):e695-8.

24. Jaiser SR, Winston GP. Copper deficiency myelopathy. J Neurol. 2010;257(6):869-81.

25. Spain RI, Leist TP, De Sousa EA. When metals compete: a case of copper-deficiency myeloneuropathy and anemia. Nature Clinical Practice Neurology. 2009;5(2):106-11.

26. Georgieff MK. Nutrition and the developing brain: nutrient priorities and measurement. Am J Clin Nutr. 2007;85(2):614S-20S.

27. Lutsenko S, Washington-Hughes C, Ralle M, Schmidt K. Copper and the brain noradrenergic system. J Biol Inorg Chem. 2019;24(8):1179-88.

28. Vahter M, Lutz E, Lind B, Herin P, Bui TH, Krakau I. Concentrations of copper, zinc and selenium in brain and kidney of second trimester fetuses and infants. J Trace Elem Med Biol. 1997;11(4):215-22.

29. Ubesie AC, Kocoshis SA, Mezoff AG, Henderson CJ, Helmrath MA, Cole CR. Multiple micronutrient deficiencies among patients with intestinal failure during and after transition to enteral nutrition. J Pediatr. 2013;163(6):1692-6.

30. Yang CF, Duro D, Zurakowski D, Lee M, Jaksic T, Duggan C. High prevalence of multiple micronutrient deficiencies in children with intestinal failure: a longitudinal study. J Pediatr. 2011;159(1):39-44.

31. Blaauw R, Osland E, Sriram K, Ali A, Allard JP, Ball P, et al. Parenteral Provision of Micronutrients to Adult Patients: An Expert Consensus Paper. JPEN. 2019;43 Suppl 1:S5-S23.

32. Menkes Syndrome: U.S. National Library of Medicine; 2019. Disponível em: https://ghr.nlm.nih.gov/condition/menkes-syndrome#diagnosis.

33. Czlonkowska A, Litwin T, Dusek P, Ferenci P, Lutsenko S, Medici V, et al. Wilson disease. Nat Rev Dis Primers. 2018;4(1):21.

34. Institute of Medicine. Dietary Reference Intakes: The Essential Guide to Nutrient Requirements. Washington, DC: National Academies Press; 2006.

35. Mechanick JI, Youdim A, Jones DB, Garvey WT, Hurley DL, McMahon MM, et al. Clinical practice guidelines for the perioperative nutritional, metabolic, and nonsurgical support of the bariatric surgery patient – 2013 update: cosponsored by American Association of Clinical Endocrinologists, the Obesity Society, and American Society for Metabolic & Bariatric Surgery. Endocr Pract. 2013;19(2):337-72.

36. Vanek VW, Borum P, Buchman A, Fessler TA, Howard L, Jeejeebhoy K, et al. A.S.P.E.N. position paper: recommendations for changes in commercially available parenteral multivitamin and multi-trace element products. Nutr Clin Pract. 2012;27(4):440-91.

37. Domellof M, Szitanyi P, Simchowitz V, Franz A, Mimouni F. Nutrition EEECwgopp. ESPGHAN/ESPEN/ESPR/CSPEN guidelines on pediatric parenteral nutrition: Iron and trace minerals. Clin Nutr. 2018;37(6 Pt B):2354-9.

38. MacKay M, Mulroy CW, Street J, Stewart C, Johnsen J, Jackson D, et al. Assessing copper status in pediatric patients receiving parenteral nutrition. Nutr Clin Pract. 2015;30(1):117-21.

39. Hurwitz M, Garcia MG, Poole RL, Kerner JA. Copper deficiency during parenteral nutrition: a report of four pediatric cases. Nutr Clin Pract. 2004;19(3):305-8.

40. Badilla-Ohlbaum R, Ginocchio R, Rodriguez PH, Cespedes A, Gonzalez S, Allen HE, et al. Relationship between soil copper content and copper content of selected crop plants in central Chile. Environ Toxicol Chem. 2001;20(12):2749-57.

41. Dror DK, Allen LH. Overview of Nutrients in Human Milk. Adv Nutr. 2018;9(suppl_1):278S-94S.

42. Schmidt MG, Attaway HH, Fairey SE, Howard J, Mohr D, Craig S. Self-Disinfecting Copper Beds Sustain Terminal Cleaning and Disinfection Effects Throughout Patient Care. Appl Environ Microbiol. 2019. 13;86(1):e01886-19.

# 10

# Selênio

EMÍLIO LOPES JUNIOR
CLÁUDIA BEZERRA DE ALMEIDA
HEITOR PONS LEITE

## Introdução

O selênio foi descoberto em 1817 na Suécia, por Jöns Jakob Berzelius e Johan Gottlieb Gahn, durante a investigação de uma substância residual avermelhada, depositada nos fundos de câmaras utilizadas na produção de ácido sulfúrico[1]. A princípio, os pesquisadores acreditaram tratar-se do elemento químico telúrio (do latim *tellus*, que significa terra). No entanto, após observação mais cuidadosa, revelou-se um novo elemento, com propriedades semelhantes às do enxofre, que recebeu o nome de selênio (originado do latim e do grego, que significa lua)[1,2].

O papel do selênio na prevenção de doenças nutricionais em animais começou a ser considerado em 1957 quando, em estudo experimental, Schwarz e Foltz observaram que uma pequena quantidade de selênio na dieta era capaz de proteger contra a necrose hepática em murinos. Esse estudo foi seguido por outros, que relataram doenças em bovinos e ovinos responsivas ao selênio[3].

A deficiência em selênio, como causa primária de doença em humanos, foi sugerida em 1935 a partir da descrição da doença de Keshan, uma cardiomiopatia endêmica resultante da interação entre fatores genéticos e ambientais[4]. Em ensaios clínicos realizados na China em 1966 e 1969, observou-se que a administração de selenito de sódio era capaz de prevenir a doença, e, posteriormente, sua associação com a deficiência de selênio e com o baixo teor de selênio no solo local[5]. Em 1972, a doença de Kashin-

-Beck, uma osteocondropatia deformante, também foi associada à deficiência de selênio em certas regiões da China em que a concentração no solo é extremamente baixa[6]. Ainda na década de 1970, pesquisadores relataram o papel bioquímico do selênio como componente da enzima glutationa peroxidase (GPx)[7-9]. A partir de então, o selênio foi reconhecido como um micronutriente essencial à saúde humana[10]. A Figura 1 mostra a evolução temporal do conhecimento sobre o selênio e sua importância na saúde.

Elemento relativamente raro na natureza, o selênio tem distribuição variável nas diferentes regiões geográficas do planeta. A configuração eletrônica do átomo de selênio é variável (0, -2, +2, +4, +6), permitindo a formação de diversas moléculas inorgânicas (sais, íons e metabólitos), com diferentes potenciais em adquirir elétrons durante uma reação química (potencial de redução). Essa característica é essencial para o funcionamento das vias metabólicas que neutralizam radicais livres, formados durante o metabolismo intracelular dependente do oxigênio ou nitrogênio[1,2]. Sua função antioxidante o torna essencial em processos como imunomodulação da resposta inflamatória, defesa contra o câncer e doença cardiovascular, funções cerebrais, fertilidade e reprodução. Além disso, o selênio atua na síntese e metabolismo dos hormônios tireoidianos e na proteção da tireoide contra lesão oxidativa[11-13].

O selênio exerce suas funções por meio das selenoproteínas, sendo que 25 delas e seus respectivos genes foram identificadas em humanos[12,14]. As principais selenoproteínas catalíticas são as GPx, com suas cinco isoformas (GPx1-4 e GPx6)[15,16], a tiorredoxina redutase, com três isoformas (TRx1-3)[17], e a iodotironina deiodinase, que possui três isoformas (DIO1-3) e catalisa a conversão de T4 em T3. A expressão de selenoproteínas é regulada pela disponibilidade do selênio[18], mas algumas delas podem ter regulação independente do selênio. Assim, diferentemente do que ocorre com a GPx1, a expressão de TRx1 e TRx2 é pouco influenciada pelo selênio da dieta em condições de estresse[19]. O mecanismo de ação das demais selenoproteínas ainda não está totalmente elucidado[20].

## Absorção, transporte, metabolismo e excreção

O selênio presente na dieta encontra-se nas formas orgânica e inorgânica. As principais são as formas orgânicas, representadas por compostos metilados de selênio (selenometilcisteína), selenoaminoácidos, como se-

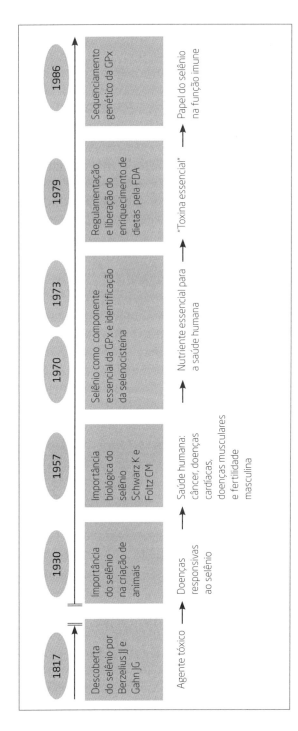

**FIGURA 1** Evolução temporal do conhecimento sobre o selênio e sua importância na saúde.

lenocisteína (SeCys) e selenometionina (SeMet), e selenoproteínas[21,22]. A SeCys é exclusiva de fontes animais e a SeMet é predominante nos alimentos de origem vegetal[23,24]. A forma orgânica SeMet é a maior fonte de selênio da dieta. Mais bem absorvida do que as formas inorgânicas, é incorporada às proteínas no lugar da metionina e constitui um dos *pools* de reserva de selênio no organismo. As formas inorgânicas, como os sais selenito de sódio ($Na_2SeO_3$), selenato de sódio ($Na_2SeO_4$) e seleneto, normalmente não estão presentes nos alimentos, mas na água ingerida, em alimentos enriquecidos com selênio e em suplementos[21-23]. Não apenas a quantidade total de selênio na dieta, mas também as formas ou espécies de selênio ingeridas são importantes à saúde. Considera-se que o conhecimento sobre as formas em que o selênio existe naturalmente nos alimentos ainda é limitado[24].

Em geral, o selênio é bem absorvido (entre 50 e 100% do total ingerido), mas não é possível atribuir valores específicos de biodisponibilidade para as suas diferentes formas devido à complexidade de muitos alimentos. A absorção intestinal de selênio depende do tipo de alimento, da presença de outros nutrientes e de características da dieta, não está sujeita a mecanismos homeostáticos de regulação e não se acredita que seja afetada pelo estado nutricional[16,25,26]. O selênio como selenato ou selenito parece ser muito bem absorvido, mas é menos retido pelo organismo do que formas de selênio orgânico, como a selenometionina e a selenocisteína[26]. O selenito de sódio é absorvido no duodeno por transporte passivo através da borda em escova, e o selenato de sódio de forma ativa, no íleo. A SeMet e a SeCys também são absorvidas no intestino delgado, principalmente no duodeno, por processo ativo dependente do sódio[27,28]. A SeMet compete com a absorção da metionina, assim como a SeCys compete com os aminoácidos cisteína, lisina e arginina[24].

Após ser absorvido no intestino delgado, o selênio atinge a circulação êntero-hepática, é metabolizado no fígado, órgão central na regulação do selênio, e distribuído aos tecidos para a síntese de selenoproteínas, estoque ou excreção[14,21,24,29]. O selênio está distribuído em todos os tecidos do organismo, sendo transportado no plasma principalmente como parte de selenoproteínas ou ligado a proteínas plasmáticas de transporte[23,30]. As principais selenoproteínas envolvidas no transporte do selênio plasmático são a selenoproteína P, que transporta de 50 a 65% e a glutationa peroxidase 3 (GPx3), responsável por 30%. De 6 a 10% do selênio, na forma de

SeMet, estão ligados à albumina e a outras globulinas. O selênio é incorporado às selenoproteínas GPx e selenoproteína P na forma de SeCys[31]. As selenoproteínas plasmáticas fazem parte do estoque de selênio no qual a incorporação de SeCys é específica e regulada. O estoque inespecífico de selênio é formado pela incorporação da SeMet à albumina e a outras proteínas. Esse estoque reflete diretamente a ingestão de SeMet, que é mais efetiva em aumentar o selênio nos tecidos do que o Se inorgânico[24].

No ambiente celular, independentemente da forma (selenito, selenato, SeMet), o selênio absorvido é convertido à sua forma reduzida, o seleneto de hidrogênio[32]. Em condições normais, o seleneto de hidrogênio é convertido a selenofosfato, que serve como fonte de selênio intracelular para a síntese de SeCys a ser incorporada no sítio ativo das selenoproteínas[15,21,33,34]. A Figura 2 mostra a distribuição corporal e o fluxo de selênio a partir de suas fontes naturais até as formas em que é processado na célula.

Quando em excesso, tanto o seleneto de hidrogênio quanto o selenofosfato são sucessivamente metilados até sua eliminação renal[33]. Assim, o excesso de selênio absorvido pela dieta é rapidamente eliminado na urina, ou seja, o débito urinário de selênio reflete o quanto foi ingerido recentemente[34]. A principal forma de eliminação do selênio é renal, havendo também eliminação pelas fezes e por secreções biliar e intestinal[35]. Quando o sistema está saturado, há acúmulo de outros metabólitos durante o processo de metilação do selenofosfato; nesta situação, o dimetilseleneto, que é um metabólito do selênio volátil, pode ser eliminado pela respiração. Essa forma de eliminação responde pela halitose característica durante casos de intoxicação.

### Diagnóstico laboratorial; limites de normalidade

O diagnóstico do estado nutricional relativo ao selênio pode ser avaliado a partir da ingestão, da quantidade presente nos tecidos, da sua excreção e por testes funcionais[36]. Os marcadores teciduais permitem avaliar quanto do selênio ingerido foi absorvido e retido. O selênio plasmático ou sérico é o marcador mais utilizado em indivíduos saudáveis, refletindo alterações em curto período[36,37]. Representando apenas uma pequena parcela (0,2 mg) do selênio corporal (20 a 40 mg), varia de acordo com sexo e idade, e está diminuído em fumantes, pessoas desnutridas ou durante a resposta inflamatória sistêmica[36,38-40].

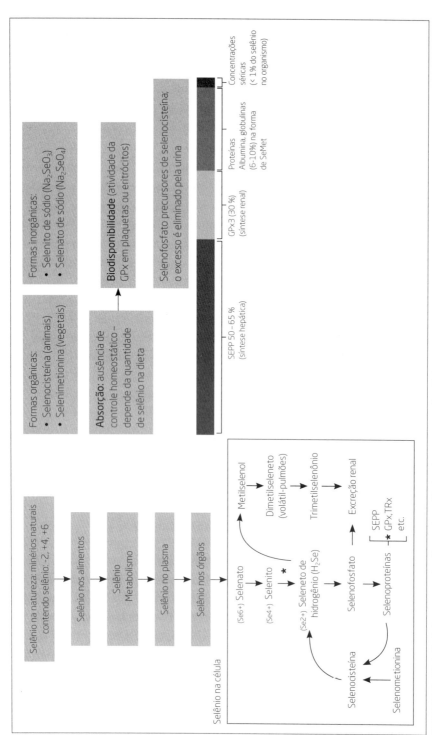

**FIGURA 2** Distribuição corporal e fluxo do selênio: da natureza à célula.

Em crianças saudáveis maiores de 1 ano de vários países da Europa, Estados Unidos, Canadá e Japão foram encontrados valores médios de selênio plasmático que variaram de 48,1 a 126,3 μg/L (0,61 a 1,6 μmol/L). Esta variação dependeu da faixa etária, diminuindo do nascimento até 4 meses e alcançando valores significativamente mais elevados em crianças maiores de 1 ano em relação às menores. Portanto, os valores de referência devem ser ajustados por faixa etária para não se diagnosticar incorretamente a deficiência de selênio, principalmente em lactentes[41].

Não existem valores de referência de selênio plasmático para crianças brasileiras. O limite de normalidade para indivíduos adultos geralmente adotado pelos laboratórios é de 46 a 143 μg/L[42].

Baixas concentrações plasmáticas em pacientes com inflamação sistêmica não indicam necessariamente deficiência de selênio, podendo refletir a intensidade do processo inflamatório[40]. Poderiam ser atribuídas ao aumento da utilização de selênio e, em parte, por aumento da permeabilidade do endotélio capilar, que direciona o fluxo de albumina e selenoproteína P do espaço intravascular para o extravascular. Em crianças gravemente doentes observou-se interação entre os valores de proteína C reativa e a desnutrição sobre a chance de apresentarem selênio plasmático baixo. Essa interação deve ser levada em conta ao se interpretar o resultado do selênio plasmático, de modo a auxiliar na conduta de suplementar ou não[43].

Na vigência de inflamação sistêmica, outros biomarcadores podem ser utilizados para determinar se há ou não deficiência de selênio[40,44-46]. O selênio eritrocitário, por exemplo, sofre menos variações do que o plasmático, sendo uma alternativa para avaliar o estado nutricional prévio, considerando que a meia-vida do eritrócito é relativamente longa e por não sofrer influência da inflamação sistêmica[46,47]. Em estudo realizado com crianças saudáveis na Turquia, onde o solo não é selenífero, o valor de selênio eritrocitário variou de 42 a 87 μg/kg (0,5 a 1,1 μmol/kg)[48].

Ao longo do tempo, o selênio é depositado nas unhas e cabelos, sendo a análise desses biomarcadores eventualmente útil para avaliar intoxicação crônica. Contudo, deve-se ter em mente que as amostras podem estar contaminadas por produtos cosméticos contendo selênio[36,49].

Quanto à excreção, o selênio pode ser mensurado na urina, nas fezes e no ar expirado. O selênio urinário permite avaliar a qualidade da dieta quanto ao selênio ingerido no dia, pois o que for absorvido em excesso é prontamente eliminado[25]. Nas fezes, estão presentes o selênio que não foi absorvido na dieta e que foi eliminado pelas secreções biliar e intestinal. Embora seja possível mensurar o selênio no ar expirado, ainda não há valores de referência[36].

Do ponto de vista funcional, o selênio pode ser avaliado pela concentração ou atividade de selenoproteínas. As mais usadas são a selenoproteína P, a GPx1 intracelular e a GPx3[36]. A selenoproteína P transporta de 20 a 70% do selênio no plasma, e a GPx3, de 10 a 25%, em função dos sítios de SeCys 10 e 4, respectivamente[36,50]. A atividade da selenoproteína intracelular GPx1, nas plaquetas ou nos eritrócitos, é utilizada para definir a biodisponibilidade do selênio, ou seja, a relação entre o selênio absorvido e sua fração biologicamente ativa.

Em indivíduos saudáveis, a concentração de selenoproteína P pode variar de 2,6 a 3,4 mg/L[51]. Estudo realizado com 161 crianças húngaras entre 1 e 15 anos encontrou valores médios de atividade de GPx1 e GPx3, que variaram de 87 ± 19 e de 5,93 ± 1,04, respectivamente[47,52]. A atividade máxima das selenoproteínas é atingida a partir de concentrações plasmáticas de selênio entre 50 e 70 µg/L (0,6 a 0,9 µmol/L), por isso não devem ser utilizadas como marcadores de toxicidade de selênio[46,53].

## Fisiopatologia da deficiência

A expressão clínica típica da deficiência de selênio pode demorar de meses a anos para se manifestar. Com o baixo suprimento, a princípio o organismo lança mão dos estoques até que ocorra a deficiência subclínica[54]. A partir daí podem ocorrer alterações bioquímicas, como danos oxidativos às membranas celulares e ao material genético. Com o evoluir do processo, defeitos funcionais inespecíficos se sucedem, como alterações da função imune, cognitivas e da capacidade de trabalho até finalmente se manifestar um quadro franco de deficiência[54].

As GPx e a tiorredoxina redutase atuam no metabolismo oxidativo. Suas funções diminuem na deficiência de selênio, resultando em aumento dos peróxidos e radicais livres e estresse oxidativo[6,55]. Outra selenoproteína que pode ter sua função prejudicada é a iodotironina deiodinase, que atua na conversão da tiroxina (T4) em triiodotironina (T3), a forma ativa, sendo responsável pela síntese e metabolismo dos hormônios tireoidianos[11,13]. A deficiência de selênio pode ter um quadro de hipotireoidismo semelhante à deficiência de iodo, com comprometimento ósseo e alterações na placa de crescimento[6].

Possivelmente a doença de Keshan está associada à infecção pelo vírus Coxsackie, pois se observou que modelos animais deficientes em selênio desenvolviam doença cardíaca grave quando comparados àqueles sem deficiência, os quais apresentavam apenas um quadro leve. A deficiência de selênio pode afetar a atividade do GPx1, o que levaria a mudanças no genoma viral mudando a sua virulência patogênica[14,56].

Aventa-se a hipótese de que a doença de Kashin-Beck seria consequente à ingestão de grãos contaminados por uma micotoxina associada à deficiência de selênio. As micotoxinas produziriam radicais livres que alterariam a composição de sulfato e colágeno da cartilagem, ao passo que a ação do selênio protegeria contra essa lesão oxidativa por redução dos peróxidos e aumento da atividade da GPx[14,57]. Além disso, a doença de Kashin-Beck poderia estar associada ao hipotireoidismo e a deficiência de iodo seria um fator de risco a mais para o seu desenvolvimento[58]. Em estudo realizado em crianças tibetanas com a doença de Kashin-Beck, observou-se melhora dos sintomas após a suplementação de iodo, e não de selênio[59], embora a suplementação de selênio possa ser efetiva na prevenção dessa morbidade[60].

Nos estados de deficiência, o selênio é preferencialmente captado e retido no cérebro e no sistema endócrino, particularmente na tireoide e nos testículos[13]. Nos testículos, a GPx4 participa da espermatogênese protegendo o espermatozoide contra os danos oxidativos e, posteriormente, atuando na sua estabilidade e motilidade[14,61]. A deficiência de selênio pode causar lesões cerebrais irreversíveis. Em estudo experimental, observou-se que camundongos que não podiam sintetizar a selenoproteína P desenvolveram espasticidade, movimentos alterados e convulsões[12,62]. O papel neuroprotetor da selenoproteína P, responsável pelo transporte de selênio e por sua ligação em receptor específico no cérebro foi sugerido, em estudo *in vitro*, pela melhora da sobrevivência neuronal e prevenção da morte celular apoptótica por estresse oxidativo induzido por amiloide[12].

As selenoproteínas são essenciais à ativação dos linfócitos T: quando deficientes, ocorrem redução dos linfócitos e incapacidade das células T em se multiplicar em resposta à estimulação, prejudicando a resposta imune[12,63]. As propriedades imunomoduladoras e antioxidantes das selenoproteínas têm estimulado pesquisas sobre o papel do selênio na prevenção de vários tipos de câncer, de doenças autoimunes e cardiovasculares[13,14,61].

## Fatores de risco para deficiência em diferentes contextos clínicos e epidemiológicos

A deficiência de selênio pode decorrer da baixa ingestão por longo período ou estar associada a doenças crônicas ou agudas[47]. Algumas condições podem predispor à deficiência de selênio, como síndrome de má absorção, fenilcetonúria em uso de fórmula específica quando não é feita suplementação de selênio, e uso de nutrição parenteral prolongada sem selênio em pacientes com falência intestinal[64-69]. Nos pacientes urêmicos submetidos à hemodiálise, as perdas por proteinúria e ação do selênio junto à peroxidação lipídica, característica desse quadro, também podem levar à deficiência de selênio[70,71]. É possível que nas doenças crônicas, em que o processo inflamatório é recorrente, a concentração de selênio plasmático seja afetada[45,54].

Pacientes gravemente doentes, em particular aqueles com sepse ou grandes queimaduras, podem ter aumento da necessidade de selênio em razão do estresse oxidativo, perdas por drenos, ferimentos ou diálise[72]. As crianças internadas em unidades de cuidados intensivos que recebem volumes insuficientes de nutrição enteral também devem ser consideradas de risco para a deficiência de selênio. Em função do regime de restrição hídrica ou por intolerância do trato gastrointestinal, podem ser necessários vários dias para se atingir os volumes de fórmula láctea ou dieta enteral de que necessitam. Até que isso ocorra elas estarão em risco de deficiência, que aumenta proporcionalmente ao tempo necessário para se atingir as recomendações não apenas de selênio, mas de outros micronutrientes. Aquelas em regime de restrição hídrica, desnutridas ou com idade inferior a 1 ano estão particularmente expostas a esse risco[73]. Essas crianças devem receber suplementação medicamentosa de selênio em dose pelo menos equivalente às recomendações para pessoas saudáveis da mesma faixa etária.

## Manifestações clínicas da deficiência

A deficiência de selênio está associada a duas doenças endêmicas na China, em regiões em que há baixo conteúdo de selênio no solo: doença de Keshan e doença de Kashin-Beck.

A doença de Keshan é uma cardiomiopatia de provável causa epigenética que afeta principalmente crianças, jovens e mulheres em idade fértil que habitam áreas deficientes em selênio na China. Caracteriza-se por lesões necróticas, áreas inflamadas e calcificações em todo o miocárdio, decorrentes de lesão oxidativa[5]. Pode ser classificada em quatro formas clínicas: aguda, subaguda, crônica e latente. Na forma aguda, o quadro se inicia de forma súbita com choque cardiogênico, arritmia grave com alteração ST-T no eletrocardiograma, e edema pulmonar. Na forma subaguda, a insuficiência cardíaca congestiva aparece mais lentamente. A forma crônica se manifesta por cardiomegalia e insuficiência cardíaca congestiva, que pode ter início insidioso ou se desenvolver a partir das formas aguda e subaguda. A forma latente, que cursa com aumento leve da área cardíaca e sem alteração funcional, pode ou não evoluir para um quadro franco da doença de Keshan[4,14,74].

A doença de Kashin-Beck é uma osteocondropatia que atinge principalmente pré-adolescentes e adolescentes na China, estando associada à deficiência de selênio e de iodo no solo[6,16]. Nesta doença, ocorre necrose de condrócitos nas placas de crescimento e na superfície articular, que pode resultar em retardo do crescimento e osteoartrose[6].

Além dessas doenças endêmicas, a nefropatia de Balkan, uma doença tubulointersticial potencialmente fatal, também ocorre em regiões com deficiência de selênio, mas sua etiologia ainda não foi confirmada[75-77].

Outro fator que predispõe à deficiência de selênio é a nutrição parenteral prolongada sem a sua devida suplementação, havendo relatos de hipotireoidismo[66,78] e de encefalopatia possivelmente associada a essa condição[79]. Quadro clínico de mixedema, retardo do crescimento, pseudoalbinismo, disartria, fraqueza muscular e atraso do desenvolvimento neuropsicomotor foi descrito em uma criança que recebeu nutrição parenteral prolongada por 3 anos sem inclusão de selênio[66]. O fato de o selênio ser estocado primariamente na glândula tireoide (que tem a maior concentração de selênio entre todos os tecidos) durante os estados de deficiência explica o longo tempo entre o início da depleção e o hipotireoidismo grave nessa criança[11,13]. O hipotireoidismo decorrente da deficiência de selênio caracteriza-se por concentrações séricas aumentadas de hormônio tireoestimulante (TSH) e tiroxina (T4 livre)[66,80].

## Toxicidade

Na literatura, o primeiro caso hoje reconhecido como de intoxicação por selênio remonta a 1295, quando Marco Polo relatou a ocorrência de perda de cascos dos animais associada ao consumo de plantas das regiões montanhosas do oeste da China[81,82]. Nos séculos XIX e XX, quadro semelhante de intoxicação acometeu cavalos e ovelhas, em Nebraska, no oeste dos EUA[82]. Na década de 1960, houve uma endemia caracterizada por perda de cabelos e unhas, na província de Hubei, na China. Os residentes que foram evacuados recuperavam-se assim que as dietas eram modificadas, com exceção dos que apresentavam sintomas no sistema nervoso. Posteriormente, essa endemia foi associada ao consumo de milho com excesso de selênio[81].

A intoxicação por selênio pode ser aguda ou crônica. A forma aguda pode ocorrer por meio da inalação, contato da pele ou ingestão. A inalação de dióxido de selênio, seleneto de hidrogênio ou vapores de selênio provoca intensa irritação das mucosas oculares e do trato respiratório alto, podendo causar secreção e dor ocular, coriza, tosse, broncoespasmo, traqueobronquite, disfonia, espirros, além de dores de cabeça, dispneia, fadiga, tontura, náuseas, vômitos, gosto amargo e odor de alho proveniente da respiração[83,84]. Por sua vez, a exposição da pele a seleneto de hidrogênio, oxicloreto, dióxido ou hexafluoreto de selênio pode causar intensa irritação local, dor em queimação, eritema e dermatite alérgica[83]. Em relação à ingestão de selênio, na década de 1980 e em 2008, foram distribuídos, nos EUA, suplementos contendo selênio em altas doses devido a erro de manufatura, o que causou intoxicação em 13 pessoas. Os sintomas relatados foram queda de cabelo evoluindo para alopecia, unhas com linhas horizontais esbranquiçadas, sensibilidade e edema na ponta dos dedos e secreção periungueal, que progrediram para a perda das unhas, odor de alho pela expiração, náuseas, vômitos e fadiga progressiva[83]. Foram relatados casos de selenose aguda mais importante, com sintomas gastrointestinais e neurológicos graves, seguidos por insuficiência respiratória aguda, infarto do miocárdio e insuficiência renal[36].

Em longo prazo, a ingestão excessiva de selênio causa intoxicação crônica, que pode afetar os sistemas respiratório, tegumentar, gastrointestinal e nervoso. As manifestações clínicas da selenose são fadiga, depressão, irritabilidade, tonturas, labilidade emocional, dermatite, distúrbios gastrointestinais, odor de alho pela respiração e transpiração, aumento de cáries dentárias e perda de cabelo e unhas[83]. Nos casos mais graves, o sistema nervoso é afetado, havendo anestesia periférica, dor em membros, reflexos tendíneos exacerbados, convulsão, paralisia e hemiplegia[81]. O acometimento pulmonar está associado à exposição ocupacional ao selênio[83].

Deve ser mencionada a evidência de associação não linear entre selênio sérico e mortalidade em uma amostra representativa da população americana. No estudo NHANES III (*The Third National Health and Nutrition Examination Survey*), que seguiu indivíduos adultos por 12 anos, concentrações séricas de selênio < 130 ng/mL associaram-se à redução do risco de mortalidade por todas as causas e por câncer, ao passo que houve um aumento leve e gradual do risco de mortalidade com valores > 150 ng/mL. Não foi observada associação entre selênio sérico e mortalidade por doença cardiovascular[85].

## Tratamento da deficiência

Não existe consenso na literatura quanto à dose mais adequada de tratamento em caso de deficiência de selênio. Em estudo realizado em área de risco para doença de Keshan, na China, a suplementação semanal de 0,5 mg de selenito de sódio, em crianças de 1 a 5 anos, e de 1 mg, de 6 a 9 anos, foi efetiva em reduzir a incidência dessa doença[5]. No caso anteriormente relatado de hipotireoidismo grave por deficiência de selênio em criança de 3 anos que recebia nutrição parenteral prolongada sem reposição foi administrada dose intravenosa de 4 µg/kg/dia de selênio até a normalização do selênio plasmático, e a seguir 2 µg/kg/dia, como dose de manutenção[66], conforme a recomendação da American Society for Parenteral and Enteral Nutrition[86].

Em 2018, novas recomendações das sociedades europeias (ESPGHAN/ESPEN/ESPR) foram publicadas quanto à suplementação de selênio em nutrição parenteral: 7 µg/kg/dia em neonatos prematuros e 2 a 3 µg/kg/dia, nas demais crianças[87].

Pacientes desnutridos devem ser suplementados conforme as *recommended dietary allowances* (ingestão dietética recomendada – RDA) ou *adequate intake* (ingestão adequada – AI) (Tabela 1). A forma de selênio quelato é a mais indicada graças à sua melhor biodisponibilidade e menor interferência com a absorção de outros minerais.

Embora metanálises sugiram que a suplementação com altas doses de selênio possa ter efeito benéfico em pacientes sépticos adultos, as limitações metodológicas, a heterogeneidade dos pacientes e protocolos nos diferentes estudos diminuem a qualidade das evidências[88,89]. Portanto, o benefício da suplementação de selênio em altas doses ainda precisa ser confirmado. Na prática, para prevenir deficiência e melhorar a defesa antioxidante, recomenda-se fornecer selênio conforme as RDA (sem ultrapassar a UL) desde o primeiro dia de suporte nutricional.

## Fontes na dieta, recomendações de ingestão (RDA, EAR, AI, UL)

A quantidade de selênio presente na dieta humana varia em função do tipo de alimento, concentração de selênio nos solos em que o alimento é produzido, métodos de preparo e hábitos alimentares. Além disso, a quantidade de selênio pode variar bastante em um mesmo tipo de alimento[90].

O teor de selênio nos alimentos tem relação direta com a concentração de selênio no solo da região, o que determina um consumo heterogêneo desse elemento ao redor do mundo. As populações de locais em que o solo é pobre em selênio (algumas regiões da China, Nova Zelândia e grande parte da Europa) têm valores médios de selênio plasmático menores, o que implica maior risco de estado nutricional relativo ao selênio sub-ótimo[91]. No Brasil, o teor de selênio no solo tende a ser deficiente, embora variável dependendo da região. Segundo estudo que avaliou o solo de 8 estados, nas regiões Norte, Nordeste, Centro-Oeste e Sul, o Amazonas foi o que apresentou maior concentração de selênio (604 ng/g), enquanto o Mato Grosso do Sul, a menor (113 ng/g)[92]. Concentrações de 100 a 600 ng/g são consideradas deficientes[93]. Baixa ingestão de selênio foi relatada em São Paulo, uma área considerada com solo deficiente em selênio[94,95]. Dados sobre a ingestão de selênio na dieta nas diferentes regiões brasileiras mostram que o consumo variou de 18 a 139 $\mu$g/dia, podendo ser considerado de baixo a adequado conforme a região e a faixa de renda[90].

Considerando as diferenças geográficas do solo em relação às espécies químicas de selênio, assim como entre as técnicas de fertilização regionais, a variação de conteúdo total de selênio em frutas, vegetais, cogumelos e grãos pode ser substancial. No trigo, por exemplo, o conteúdo de selênio, pode variar em até 500 vezes, dependendo da espécie[96]. Em geral, as frutas e os vegetais contêm pouco selênio. Por outro lado, as plantas dos gêneros *Allium* e *Brassica* são acumuladoras desse mineral em condições favoráveis. Pertencem àquele grupo a cebola, o alho-poró, a cebolinha e o alho, e a este, a mostarda, o repolho, o brócolis e a couve-flor[26]. A castanha-do-pará ou castanha-do-brasil (*Bertholletia excelsa*) é o alimento mais rico em selênio, podendo conter até 400 μg de selênio por castanha[97]. O conteúdo médio de selênio na castanha-do-pará pode ser bastante variável[90]. Em estudos de suplementação, duas castanhas-do-pará forneceram 53 μg de selênio (o equivalente aproximado à recomendação diária para adultos), com faixa de variação entre 20 e 84 μg[98]. A variação da quantidade de selênio nas castanhas-do-pará pode ser explicada pelo teor de selênio no solo, mas também pelo processamento, em que o aquecimento a altas temperaturas empregado em alguns métodos resulta em perda parcial desse mineral por volatilização[90].

Outras fontes de selênio são os organismos heterotróficos como os cogumelos e as leveduras, que também são conhecidos pelo acúmulo do mineral[84,99,100]. Os alimentos de origem animal, como as carnes, podem ser boas fontes de selênio dependendo da dieta do animal, principalmente quando recebem ração com suplementação de selênio. O conteúdo médio de selênio em carnes de boi e cordeiro varia entre 0,20 e 0,35 μg/g, e em frangos, entre 10 e 24 μg/g. Vísceras, por sua vez, podem conter de 0,6 a 0,8 μg/g (fígado de aves) a 1 a 3,1 μg/g (rim bovino, suíno ou de cordeiro)[101].

Nos peixes, a variação no conteúdo de selênio é mais ampla, com cerca de 1,2 μg/g em peixes de água doce e mais de 7 μg/g em atuns enlatados. No entanto, a biodisponibilidade do selênio de peixes é menor do que a de outras fontes alimentares[24], podendo ainda ser afetada pela presença de metais pesados, que podem diminuir sua absorção por quelação e precipitação[102].

As recomendações para o consumo de selênio variam de acordo com a idade. No primeiro ano de vida, os valores de AI foram estimados a partir da concentração de selênio no leite materno, e após os 6 meses, somou-se o selênio de uma alimentação complementar adequada para o crescimento e desenvolvimento da criança. A partir do primeiro ano de vida e no decorrer da idade adulta, a necessidade média estimada (EAR) foi calculada a fim de atingir a atividade máxima da GPx e evitar a deficiência de selênio. Na gestação e na lactação, essa necessidade aumenta em decorrência das necessidades do feto e para suprir o leite materno, respectivamente. A RDA é definida como a EAR mais dois desvios-padrão e o limite máximo tolerável de ingestão (UL) corresponde aos valores acima do qual há risco de intoxicação. As recomendações são mostradas na Tabela 1[16].

**TABELA 1** Valores de referência para ingestão de selênio conforme o estágio da vida[16]

| Estágio da vida | EAR (μg/dia) | RDA (μg/dia) | AI (μg/dia) | UL (μg/dia) |
|---|---|---|---|---|
| 0 a 6 meses | | | 15 | 45 |
| 7 a 12 meses | | | 20 | 60 |
| 1 a 3 anos | 17 | 20 | - | 90 |
| 4 a 8 anos | 23 | 30 | - | 150 |
| 9 a 13 anos | 35 | 40 | - | 280 |
| 14 a 18 anos | 45 | 55 | - | 400 |
| > 18 anos | 45 | 55 | - | 400 |
| Gestantes | 49 | 60 | - | 400 |
| Lactantes | 59 | 70 | - | 400 |

## PRINCIPAIS PONTOS DO CAPÍTULO

- O selênio é um micronutriente essencial à saúde, necessário para a resposta imune, a proteção contra o estresse oxidativo e para a biossíntese e o metabolismo do hormônio tireoidiano.

- Suas funções são exercidas pelas selenoproteínas, entre as quais as glutationa peroxidases, as tiorredoxina redutases e a iodotironina deiodinase. As duas primeiras têm função antioxidante e a última catalisa a conversão hormonal de T4 a T3.

- Está presente na dieta nas formas orgânica (selenocisteína e selenometionina) e inorgânica. A selenocisteína é exclusiva das fontes animais e a selenometionina das fontes vegetais. As formas inorgânicas estão presentes na forma de suplementos.

- A absorção de selênio depende do tipo de fonte alimentar e da presença de outros nutrientes, não sendo afetada pelas concentrações de selênio no organismo. O selênio é absorvido no intestino delgado, metabolizado no fígado e distribuído para todos os tecidos. Quando há deficiência é retido principalmente no cérebro e no sistema endócrino, particularmente na tireoide.

- O selênio plasmático ou sérico é o marcador mais utilizado em indivíduos saudáveis. Varia conforme a idade e diminui durante a inflamação sistêmica.

- Pacientes gravemente doentes podem ter aumento da necessidade de selênio por causa de estresse oxidativo e perdas por drenos, ferimentos ou diálise.

- As crianças internadas em unidades de cuidados intensivos e em regime de restrição hídrica, desnutridas ou com idade inferior a 1 ano estão em risco de não ter as necessidades de selênio atendidas. Devem, portanto, receber suplementação medicamentosa de selênio em dose pelo menos equivalente às recomendações para pessoas saudáveis.

- A quantidade de selênio presente na dieta humana é muito variável, dependendo do tipo de alimento, concentração em selênio nos solos em que o alimento é produzido, método de preparo e hábitos alimentares.

- A ingestão excessiva de selênio causa intoxicação crônica, que pode afetar os sistemas respiratório, tegumentar, gastrointestinal e nervoso. Por isso a dose de suplementação de selênio não deve ultrapassar a UL.

## Referências bibliográficas

1. Weeks ME. The discovery of the elements. VI. Tellurium and selenium. J Chem Educ. 1932;9(3):474-85.

2. Reich HJ, Hondal RJ. Why Nature Chose Selenium. ACS Chem Biol. 2016;11(4):821-41.

3. Andrews ED, Hartley WJ, Grant AB. Selenium-responsive diseases of animals in New Zealand. N Z Vet J. 1968;16(1):3-17.

4. Loscalzo J. Keshan disease, selenium deficiency, and the selenoproteome. N Engl J Med. 2014;370(18):1756-60.

5. Chen X, Yang G, Chen J, Chen X, Wen Z, Ge K. Studies on the relations of selenium and Keshan disease. Biol Trace Elem Res. 1980;2:91-107.

6. Yao Y, Pei F, Kang P. Selenium, iodine, and the relation with Kashin-Beck disease. Nutrition 2011;27(11-12):1095-100.

7. Rotruck JT, Pope AL, Ganther HE, Swanson AB, Hafeman DG, Hoekstra WG. Selenium: Biochemical role as a component of glutathione peroxidase. Science. 1973;179(4073):588-90.

8. Flohe L, Gunzler WA, Schock HH. Glutathione Peroxidase: A Selenoenzyme. FEBS Lett. 1973;32(1):32-4.

9. Turner DC, Stadtman TC. Purification of protein components of the clostridial glycine reductase system and characterization of protein A as a selenoprotein. Arch Biochem Biophys. 1973;154(1):366-81.

10. Schrauzer GN, Surai PF. Selenium in human and animal nutrition: resolved and nresolved issues. A partly historical treatise in commemoration of the fiftieth anniversary of the discovery of the biological essentiality of selenium, dedicated to the memory of Klaus Schwarz (1914-1978) on the occasion of the thirtieth anniversary of his death. Crit Rev Biotechnol.2009;29(1):2-9.

11. Schomburg L. Selenium, selenoproteins and the thyroid gland: Interactions in health and disease. Nat Rev Endocrinol [Internet]. 2012;8(3):160-71.

12. Rayman MP. Selenium and human health. Lancet. 2012;379(9822):1256-68.

13. Köhrle J. Selenium and the thyroid. Curr Opin Endocrinol Diabetes Obes. 2013;20(5):441-8.

14. Fairweather-Tait SJ, Bao Y, Broadley MR, Collings R, Ford D, Hesketh JE, et al. Selenium in Human Health and Disease. Antioxid Redox Signal. 2011;14(7):1337-83.

15. Daniels LA. Selenium Metabolism and Bioavailability. 1996;54(1):185-99.

16. Institute of Medicine. Selenium. In: Dietary Reference Intakes for Vitamin C, Vitamin E, Selenium, and Carotenoids. The Nation. Washington, DC: The National Academies Press; 2000. p.284-324.

17. Stoffaneller R, Morse NL. A review of dietary selenium intake and selenium status in Europe and the Middle East. Nutrients. 2015;7(3):1494-537.

18. Roussel AM, Anderson RA, A.E.Favier (eds.). Trace elements in man and animals 10. New York: Springer, 2002.

19. Labunskyy VM, Hatfield DL, Gladyshev VN. Selenoproteins: Molecular pathways and physiological roles. Physiol Rev. 2014;94(3):739-77.

20. Regina BF, Gladyshev VN, Arnér ES, Berry MJ, Bruford EA, Burk RF, et al. Selenoprotein gene nomenclature. J Biol Chem. 2016;291(46):24036-40.

21. Hatfield DL, Schweizer U, Tsuji PA, Gladyshev VN. Selenium: Its Molecular Biology and Role in Human Health. 4.ed. Selenium: Its Molecular Biology and Role in Human Health. New York: Springer; 2016.

22. Ibrahim SAZ, Kerkadi A, Agouni A. Selenium and health: An update on the situation in the middle east and north Africa. Nutrients. 2019;11:1-13.

23. Burk RF, Hill KE. Regulation of Selenium Metabolism and Transport. Annu Rev Nutr. 2015;35(1):109-34.

24. Rayman MP, Infante HG, Sargent M. Food-chain selenium and human health: Spotlight on speciation. Br J Nutr. 2008;100(2):238-53.

25. Shenkin A, Baines M. Vitamins and Trace Elements. In: Burtis CA, Ashwood ER, Bruns DE (eds.). Tietz Fundamentals of Clinical Chemistry. 6.ed. St. Louis: Saunders, Elsevier; 2008. p.503-5.

26. Fairweather-Tait SJ, Collings R, Hurst R. Selenium bioavailability: Current knowledge and future research requirements. Am J Clin Nutr. 2010;91(suppl):1484S-91S.

27. Bügel S, Larsen EH, Sloth JJ, Flytlie K, Overvad K, Steenberg LC, et al. Absorption, excretion, and retention of selenium from a high selenium yeast in men with a high intake of selenium. Food Nutr Res. 2008;52:1-8.

28. Fairweather-Tait SJ. Bioavailability of selenium. Eur J Clin Nutr. 1997;51(Suppl 1):S20-3.

29. Mehdi Y, Hornick JL, Istasse L, Dufrasne I. Selenium in the environment, metabolism and involvement in body functions. Molecules. 2013;18(3):3292-311.

30. Alexander J, Alehagen U, Larsson A, Aaseth J. Selenium in clinical medicine and medical biochemistry. Klin Biokem I Nord. 2019;31(3):12-9.

31. Jitaru P, Goenaga-Infante H, Vaslin-Reimann S, Fisicaro P. A systematic approach to the accurate quantification of selenium in serum selenoalbumin by HPLC-ICP-MS. Anal Chim Acta. 2010;657(2):100-7.

32. Wastney ME, Combs GF, Canfield WK, Taylor PR, Patterson KY, Hill AD, et al. A Human Model of Selenium that Integrates Metabolism from Selenite and Selenomethionine. J Nutr. 2011;141(4):708-17.

33. Shenkin A. Basics in clinical nutrition: Physiological function and deficiency states of trace elements. e-SPEN. 2008;3(6):e255-8.

34. Shenkin A, Baines M. Trace Elements, and Nutritional Assessment. In: Burtis CA, Ashwood EA, Bruns DE, Sawyer BG (eds.). In: Tietz. Fundamentals of Clinical Chemistry. St. Louis, Missouri. Saunders-Elsevier; 2008. 952p.

35. Meuillet E, Stratton S, Cherukuri DP, Goulet AC, Kagey J, Porterfield B, et al. Chemoprevention of prostate cancer with selenium: An update on current clinical trials and preclinical findings. J Cell Biochem. 2004;91(3):443-58.

36. Combs GF. Biomarkers of Selenium Status. Nutrients. 2015;7:2209-36.

37. Forceville X. The effect of selenium therapy on mortality in patients with sepsis syndrome: Simple selenium supplementation or real (5 H2O).Na2SeO3 pharmacological effect? Crit Care Med. 2013;41:1591-2.

38. Lloyd B, Lloyd RS, Clayton BE. Effect of smoking, alcohol, and other factors on the selenium status of a healthy population. J Epidemiol Community Health. 1983;37(3):213-7.

39. Mathias PM, Jackson AA. Selenium Deficiency in Kwashiorkor. Lancet. 1982;1:1312-3.

40. Duncan A, Talwar D, McMillan DC, Stefanowicz F, O'Reilly DSJ. Quantitative data on the magnitude of the systemic inflammatory response and its effect on micronutrient status based on plasma measurements. Am J Clin Nutr. 2012;95:64-71.

41. Muntau AC, Streiter M, Kappler M, Röschinger W, Schmid I, Rehnert A, et al. Age-related reference values for serum selenium concentrations in infants and children. Clin Chem. 2002;48(3):555-60.

42. Iyengar V, Wolttlez J. Trace Elements in Human Clinical Specimens: Evaluation of Literature Data to Identify Reference Values. Clin Chem. 1988;34(3):474-81.

43. Iglesias SB de O, Leite HP, Paes ÂT, de Oliveira S V., Sarni ROS. Low plasma selenium concentrations in critically ill children: The interaction effect between inflammation and selenium deficiency. Crit Care. 2014;18(3):1-8.

44. Salih MAM, Mohamed EFH, Galgan V, Jones B, Hellsing K, Bani IA, et al. Selenium in malnourished sudanese children: Status and interaction with clinical features. Ann Nutr Metab. 1994;38(2):68-74.

45. Seiler WO. Clinical pictures of malnutrition in illl elderly subjects. Nutrition. 2001;17(6):496-8.

46. Stefanowicz FA, Talwar D, O'Reilly DSJ, Dickinson N, Atkinson J, Hursthouse AS, et al. Erythrocyte selenium concentration as a marker of selenium status. Clin Nutr. 2013;32(5):837-42.

47. Vitoux D, Arnaud J, Chappuis P. Are copper, zinc and selenium in erythrocytes valuable biological indexes of nutrition and pathology? J Trace Elem Med Biol [Internet]. 1999;13(3):113-28.

48. Mengübaş K, Diab NA, Gökmen IG, Ataman OY, Çavdar A, Cin Ş. Selenium status of healthy Turkish children. Biol Trace Elem Res. 1996;54(2):163-72.

49. Barrera PB, Alonso MJL, Barrera AB, Juan JAC De, Bermudez JMF. Selenium determination in mother and child's hair by electrothermal atomic absorption spectrometry. Forensic Sci Int. 2000;107:149-56.

50. Harrison I, Littlejohn D, Fell GS. Distribution of selenium in human blood plasma and serum. Analyst. 1996;121(2):189-94.

51. Hollenbach B, Morgenthaler NG, Struck J, Alonso C, Bergmann A, Köhrle J, et al. New assay for the measurement of selenoprotein P as a sepsis biomarker from serum. J Trace Elem Med Biol. 2008;22(1):24-32.

52. Cser MÀ, Sziklai-LáSzló I, Menzel H, Lombeck I. Selenium and glutathione peroxidase activity in Hungarian children. J Trace Elem Med Biol. 1996;10(3):167-73.

53. Xia Y, Hill KE, Li P, Xu J, Zhou D, Motley AK, et al. Optimization of selenoprotein P and other plasma selenium biomarkers for the assessment of the selenium nutritional requirement: a placebo-controlled, double-blind study of selenomethionine supplementation in selenium-deficient Chinese subjects. Am J Clin Nutr. 2010;92:525-31.

54. Shenkin A. The key role of micronutrients. Clin Nutr. 2006;25:1-13.

55. Venardos K, Kaye D. Myocardial Ischemia-Reperfusion Injury, Antioxidant Enzyme Systems, and Selenium: A Review. Curr Med Chem. 2007;14(14):1539-49.

56. Beck MA, Levander OA, Handy J. Oxidative Stress Mediated by Trace Elements Selenium Deficiency and Viral Infection 1. J Nutr. 2003;133(7):1463-7.

57. Suetens C, Moreno-Reyes R, Chasseur C, Mathieu F, Begaux F, Haubruge E, et al. Epidemiological support for a multifactorial aetiology of Kashin-Beck disease in Tibet. Int Orthop. 2001;25(3):180-7.

58. Moreno-Reyes R, Suetens C, Mathieu F, Begaux F, Zhu D, Rivera MT, et al. Kashin-Beck osteoarthropathy in rural Tibet in relation to selenium and iodine status. N Engl J Med. 1998;339(16):1112-20.

59. Moreno-Reyes R, Mathieu F, Boelaert M, Begaux F, Suetens C, Rivera MT, et al. Selenium and iodine supplementation of rural Tibetan children affected by Kashin-Beck osteoarthropathy. Am J Clin Nutr. 2003;78(1):137-44.

60. Zou K, Liu G, Wu T, Du L. Selenium for preventing Kashin-Beck osteoarthropathy in children: a meta-analysis. Osteoarthr Cartil. 2009;17(2):144-51.

61. Rayman MP. The importance of selenium to human health. Lancet. 2000;356(9225):233-41.

62. Burk RF, Hill KE. Selenoprotein P-Expression, functions, and roles in mammals. Biochim Biophys Acta Gen Subj. 2009;1790(11):1441-7.

63. Carlson BA, Yoo M, Shrimali RK, Irons R, Vadim N, Hatfield DL, et al. Role of selenium-containing proteins in T cell and macrophage function. Proc Nutr Soc. 2010;69(3):300-10.

64. Rannem T, Ladefoged K, Hylander E, Hegnhøj J, Jarnum S. Selenium depletion in patients on home parenteral nutrition - The effect of selenium supplementation. Biol Trace Elem Res. 1993;39(1):81-90.

65. Wilke BC, Vidailhet M, Favier A, Guillemin C, Ducros V, Arnaud J, et al. Selenium, glutathione peroxidase (GSH-Px) and lipid peroxidation products before and after selenium supplementation. Clin Chim Acta. 1992;207(1-2):137-42.

66. Uchoa KMCB, Evangelista NM de A, Carvalho de Camargo MF, Leite HP. Severe Hypothyroidism in a Child Receiving Long-Term Home Parenteral Nutrition Without Selenium. JPEN J Parenter Enter Nutr. 2020;44 (5): 944–947.

67. Brown MR, Cohen HJ, Lyons JM, Curtis TW, Thunberg B, Cochran WJ, et al. Proximal muscle weakness and selenium deficiency associated with long term parenteral nutrition. Am J Clin Nutr. 1986;43(4):549-54.

68. Boda M, Németh I. Selenium levels in erythrocytes of children with celiac disease. Orv Hetil. 1989;130(39):4.

69. Dworkin BM. Selenium deficiency in HIV infection and the acquired immunodeficiency syndrome (AIDS). Chem Biol Interact. 1994;91(2-3):181-6.

70. Lin TH, Chen JG, Liaw JM, Juang JG. Trace elements and lipid peroxidation in uremic patients on hemodialysis. Biol Trace Elem Res. 1996;51(3):277-83.

71. Tonelli M, Wiebe N, Hemmelgarn B, Klarenbach S, Field C, Manns B, et al. Trace elements in hemodialysis patients: A systematic review and meta-analysis. BMC Med. 2009;7(25):1-12.

72. Shenkin A. Selenium in Intravenous Nutrition. Gastroenterology. 2009;137(5 Suppl):S61-9.

73. dos Reis Santos M, Leite HP, Luiz Pereira AM, Dell'Acqua Cassão B, de Oliveira Iglesias SB. Factors associated with not meeting the recommendations for micronutrient intake in critically ill children. Nutrition. 2016;32(11-12):1217-22.

74. Li G, Wang F, Kang D, Li C. Keshan disease: An endemic cardiomyopathy in China. Hum Pathol. 1985;16(6):602-9.

75. Karmaus W, Dimitrov P, Simeonov V, Tsolova S, Bonev A, Georgieva R. Metals and kidney markers in adult offspring of endemic nephropathy patients and controls: A two-year follow-up study. Environ Heal A Glob Access Sci Source. 2008;7(1):1-11.

76. Long D, Icopini GA, Ganev V, Chou K. Geochemistry of Bulgarian soils in villages affected and not affected by Balkan endemic nephropathy: A pilot study. Int J Occup Med Environ Health. 2001;14(2):193-6.

77. Maksimović ZJ, Djujić I, Jović V, Ršumović M. Selenium deficiency in Yugoslavia. Biol Trace Elem Res. 1992;33(1-3):187-96.

78. Masumoto K, Nagata K, Higashi M, Nakatsuji T, Uesugi T, Takahashi Y, et al. Clinical features of selenium deficiency in infants receiving long-term nutritional support. Nutrition. 2007;23(11-12):782-7.

79. Hirato J, Nakazato Y, Koyama H, Yamada A, Suzuki N, Kuroiwa M, et al. Encephalopathy in megacystis-microcolon-intestinal hypoperistalsis syndrome patients on long-term total parenteral nutrition possibly due to selenium deficiency. Acta Neuropathol. 2003;106(3):234-42.

80. Kawai M, Shoji Y, Onuma S, Etani Y, Ida S. Thyroid hormone status in patients with severe selenium deficiency. Clin Pediatr Endocrinol. 2018;27(2):67-74.

81. Yang G, Wang S, Zhou R, Sun S. Endemic selenium intoxication of humans in China. Am J Clin Nutr. 1983;37(5):872-81.

82. Krehl WA. Selenium The Maddening Mineral. Nutr Today. 1970;Winter:26-32.

83. Fan AM, Kizer KW. Selenium. Nutritional, toxicologic, and clinical aspects. West J Med. 1990;153(2):160-7.

84. Agency for Toxic Substances and Disease Registry. Toxicological Profile for Selenium. Atlanta; 2003. Disponível em: https://www.atsdr.cdc.gov/ToxProfiles/tp.asp?id=153&tid=28

85. Bleys J, Navas-Acien A, Guallar E. Serum selenium levels and all-cause, cancer, and cardiovascular mortality among US adults. Arch Intern Med. 2008;168(4):404-10.

86. Vanek VW, Borum P, Buchman A, Fessler TA, Howard L, Jeejeebhoy K, et al. A.S.P.E.N. position paper: Recommendations for changes in commercially available parenteral multivitamin and multi-trace element products. Nutr Clin Pract. 2012;27(4):440-91.

87. Domellöf M, Szitanyi P, Simchowitz V, Franz A, Mimouni F, Braegger C, et al. ESPGHAN/ESPEN/ESPR/CSPEN guidelines on pediatric parenteral nutrition: Iron and trace minerals. Clin Nutr. 2018;37(6):2354-9.

88. Wernerman J. Micronutrients against oxidative stress - time for clinical recommendations? Crit Care. 2012;16(3):9-10.

89. Huang TS, Shyu YC, Chen HY, Lin LM, Lo CY, Yuan SS, et al. Effect of Parenteral Selenium Supplementation in Critically Ill Patients: A Systematic Review and Meta-Analysis. PLoS One. 2013;8(1).

90. Donadio JLS, Gonzaga IB, Martens A, Cozzolino SMF. Selênio. In: Cozzolino SMF, editor. Biodisponibilidade de nutrientes. 5.ed. Barueri: Manole; 2016. p. 540-77.

91. Combs GF. Selenium in Global Food Systems. Br J Nutr. 2001;85(5):517-47.

92. Castilho INB, Pereira ÉR, Welz B, Shaltout AA, Carasek E, Gonzaga Martens IB. Determination of selenium in soil samples using high-resolution continuum source graphite furnace atomic absorption spectrometry and direct solid sample analysis. Anal Methods. 2014;6(9):2870-5.

93. Lyons G, Stangoulis J, Graham R. High-selenium wheat: biofortification for better health. Nutr Res Rev. 2003;16:45-60.

94. Karita K, Hamada GS, Tsugane S. Comparison of selenium status between Japanese living in Tokyo and Japanese Brazilians in São Paulo, Brazil. Asia Pac J Clin Nutr. 2001;10(3):197-9.

95. Moraes MF, Welch RM, Nutti MR, Carvalho JL V, Watanabe E. Evidences of selenium deficiency in Brazil: from soil to human nutrition. In: First International Conference on Selenium in the Environment and Human Health. Hefei: University of Science and Techonology of China Press; 2009. p.73-4.

96. Wolf WR, Goldschmidt RJ. Updated estimates of the selenomethionine content of NIST wheat reference materials by GC-IDMS. Anal Bioanal Chem. 2007;387(7):2449-52.

97. Cardoso BR, Duarte GBS, Reis BZ, Cozzolino SMF. Brazil nuts: Nutritional composition, health benefits and safety aspects. Food Res Int. 2017 Oct;100(Pt 2):9-18.

98. Thomson CD, Chisholm A, McLachlan SK, Campbell JM. Brazil nuts: An effective way to improve selenium status. Am J Clin Nutr. 2008;87(2):379-84.

99. Kieliszek M, Błażejak S, Gientka I, Bzducha-Wróbel A. Accumulation and metabolism of selenium by yeast cells. Appl Microbiol Biotechnol. 2015;99(13):5373-82.

100. Roman M, Jitaru P, Barbante C. Selenium biochemistry and its role for human health. Metallomics. 2014;6(1):25-54.

101. Fisinin VI, Papazyan TT, Surai PF. Producing selenium-enriched eggs and meat to improve the selenium status of the general population. Crit Rev Biotechnol. 2009;29(1):18-28.

102. Groff JL, Gropper SS, Hunt SM. Advanced Nutrition and Human Metabolism. 2.ed. Minneapolis: West Publishing Company; 1995.

# Índice remissivo

## A

ácido fólico 121
   absorção 121
   anemia megaloblástica 125
   biomarcadores de folato 123
   complexo B 120
   defeitos do tubo neural 124
   diagnóstico laboratorial 123
   excreção 122
   fatores de risco para deficiência 125
   fisiopatologia da deficiência 124
   folato 120
   fontes na dieta 129
   manifestações clínicas da deficiência 126
   metabolismo 122
   recomendações de ingestão 129
   toxicidade 127
   transporte 122
   tratamento da deficiência 128
   valores de referência 123
ácido retinoico 2
aleitamento materno. 2

## B

betacaroteno 2

## C

calcemia 21
cálcio 21
   aleitamento materno 26
   biodisponibilidade 28
   consumo excessivo 27
   diagnóstico diferencial 38
   diagnóstico laboratorial 34
   fórmula infantil 26
   fortificação de alimentos 27
   hipocalcemia 29
   interações 27
   iogurtes 26
   leite 26
   queijos 26
   tratamento 36
carotenoides 2
cobre 194
   absorção 196
   cuproenzimas 194
   diagnóstico laboratorial da deficiência 197
   erros inatos no metabolismo do cobre 200
   estoque 196
   excreção 196
   fatores de risco para deficiência 200
   fontes na dieta 203
   leite materno 204
   manifestações clínicas da deficiência 198
   metabolismo 196
   neurodesenvolvimento 199
   proteínas ligadas ao cobre 196
   toxicidade 201
   tratamento da deficiência 202

## E

enzimas digestivas 2

## F

ferro 139
   absorção 140
   anemia 144
   biodisponibilidade 158
   captação 142
   diagnóstico laboratorial 144
   excreção 140
   fatores de risco para deficiência 153
   fisiopatologia da deficiência 149
   fontes na dieta 157
   hemograma 145
   limites de normalidade 144
   manifestações clínicas 154
   marcadores laboratoriais 149
   metabolismo 140
   prevenção da anemia 160
   recomendações da OMS 145
   recomendações de ingestão 159
   suplementação 160
   toxicidade 155
   transporte 140
   tratamento da deficiência 155
fibras 3
fígado 3
fósforo 25

## I

ingestão alimentar 1

## L

leite de vaca 51
leite materno 6

## P

privações nutricionais 6

## S

selênio 209
  absorção 210
  diagnóstico laboratorial 213
  excreção 210
  fatores de risco para deficiência 218
  fisiopatologia da deficiência 216
  limites de normalidade 213
  manifestações clínicas da deficiência 218
  metabolismo 210
  toxicidade 219
  transporte 210

## T

tiamina 58
  absorção 59
  aneurina 58
  botulismo 82
  derivados 60
  diagnóstico laboratorial 66
  excreção 59
  fontes na dieta 84
  metabolismo 59
  toxicidade 82
  transporte 59
  tratamento 83
  valores de referência 66
  valores recomendados de ingestão 86
  vitamina B1 58

## V

vitamina A 1
  absorção, 2
  absorção intestinal 6
  baixo consumo 7
  consumo alimentar 5
  deficiência 5
  diagnóstico laboratorial 3
  excreção 2
  fatores de risco para deficiência 5
  fontes na dieta 12
  ingestão diária 11
  manifestações clínicas 7
  metabolismo 2
  normalidade 3
  Programa Nacional de Suplementação de Vitamina A 11
  recomendações de ingestão 12
  suplementação 7
  toxicidade 10
  transporte 2
  tratamento da deficiência 11
  tratamento medicamentoso 12
  xeroftalmia 8
vitamina B12 104
  absorção 105
  anemia macrocítica 107
  causas de deficiência 110
  diagnóstico laboratorial da deficiência 107
  dosagem sérica 108
  fatores de risco para deficiência 110
  fisiopatologia da deficiência 109
  fontes 117
  fontes alimentares 105
  manifestações clínicas 111
  metabolismo celular 106
  necessidades 115
  recomendações de ingestão 115
vitamina C 41
  absorção 42
  ácido ascórbico 41
  diagnóstico laboratorial 45
  escorbuto 41
  escorbuto infantil 51
  excreção 42
  fatores de risco para deficiência 46
  fontes na dieta 49
  funções 46
  hipovitaminose C 45
  manifestações clínicas 47
  metabolismo 42
  recomendações de ingestão 49
  toxicidade 48
  transporte 42
  tratamento da deficiência 48
vitamina D 22
  ação 23
  deficiência 30
  fontes dietéticas 23
  metabolização 23
  necessidades diárias 25
  raquitismo 30
  síntese 23
  transporte 23

## Z

zinco 172
  absorção 172
  diagnóstico laboratorial; 174
  excreção 172
  fatores associados à deficiência 178
  fatores de risco para deficiência 180
  fisiopatologia da deficiência 176
  fontes na dieta 185
  limites de normalidade 174
  manifestações clínicas da deficiência 181
  metabolismo 172
  necessidade média 187
  recomendações de ingestão 185
  toxicidade 183
  transporte 172
  tratamento da deficiência 184